AF705008

Fach-
buch
Klett-Cotta

Pauline Boss

Verlust, Trauma und Resilienz

Die therapeutische Arbeit mit dem »uneindeutigen Verlust«

- Aus dem Amerikanischen von Astrid Hildenbrand
- Mit einem Vorwort für die deutschsprachige Ausgabe von Astrid und Bruno Hildenbrand
- Mit einem Geleitwort von Carlos E. Sluzki

Klett-Cotta

Für Dudley

Klett-Cotta
www.klett-cotta.de
Die Originalausgabe erschien unter dem Titel »Loss, Trauma, and Resilience. Therapeutic Work With Ambiguous Loss« im Verlag W. W. Norton & Company

Printed in Germany
Umschlag: Klett-Cotta Design
unter Verwendung eines Fotos von © Roland Sazinger, Stuttgart
Gesetzt aus der Scala von Eberl & Koesel Studio, Altusried-Krugzell
Gedruckt und gebunden von Esser printSolutions GmbH, Bretten
ISBN 978-3-608-98711-9

Zweite Auflage, 2022

Bibliographische Information der Deutschen Nationalbibliothek
Die Deutsche Nationalbibliothek verzeichnet diese Publikation in der Deutschen Nationalbibliographie; detaillierte bibliographische Daten sind im Internet über <http://dnb.d-nb.de> abrufbar.

Inhalt

Vorwort für die deutschsprachige Ausgabe von Astrid und Bruno Hildenbrand

Im März 2008 vermeldet der Suchdienst des Deutschen Roten Kreuzes (DRK) auf seiner Internetplattform: »60 Jahre nach dem Ende des Zweiten Weltkriegs sind 1,3 Millionen Vermisstenschicksale noch immer nicht geklärt. Pro Jahr gehen weiterhin bis zu 2000 völlig neue Anfragen nach dem Verbleib von Angehörigen oder Freunden aus der Zeit des Zweiten Weltkriegs (...) ein.« Im Mai 2007 ist in einer großen Tageszeitung zu lesen: »Am 1. April dieses Jahres galten 1653 Kinder und Jugendliche in Deutschland als vermisst. So steht es in der Bund-Länder-Datei des Bundeskriminalamts. Jeden Tag werden dort bis zu 300 Fahndungen neu erfasst oder gelöscht« (Frankfurter Allgemeine Zeitung 26.05.07). Im Juni 2007 lautet eine Überschrift in einer Lokalzeitung: »Koma-Patient wacht nach 19 Jahren wieder auf: Die Ehefrau des 65-Jährigen glaubte bis zuletzt an die Genesung ihres Mannes« (Oberhessische Presse 05.06.07). Im Oktober 2007 wird ebenfalls in der Tagespresse über den Umgang mit dem seelischen Leiden vieler der rund einer Million derzeit in Deutschland lebender Flüchtlinge berichtet: »Viele Flüchtlinge haben in ihrer Heimat Unaussprechliches erdulden müssen (...) Ist es schon heikel genug, zu diesen hierzulande schwer vorstellbaren Gewaltszenarien Zugang zu finden, so tritt in der Therapie der Flüchtlingsopfer als weitere Schwierigkeit ihr zum Teil gänzlich anderer kultureller und politischer Hintergrund hinzu (...) Wenn etwa eine Frau aus dem Kosovo von den abendlichen ‚Besuchen' des vor ihren Augen getöteten Bruders erzählt, verleitet dies womöglich dazu, an eine Schizophrenie zu denken (...) Beim Umgang mit Patienten aus diesem Kulturkreis (...) erfährt man indes, dass es sich dort um einen typischen Topos im Rahmen eines noch nicht abgeschlossenen Trauerprozesses handelt« (Frankfurter Allgemeine Zeitung 31.10.07).

Mit diesen Themen befasst Pauline Boss sich in ihrem Buch »Verlust, Trauma und Resilienz«. Dieses Werk ist eine Etappe auf einem langen Weg, der Anfang der 1970er Jahre mit einer Untersuchung von Familien begann, deren Angehörige als Soldaten im Vietnamkrieg vermisst wurden und die unter diesem »uneindeutigen Verlust« litten, und dann weitergeführt wurde mit einer Übertragung dieses Konzepts auf die Situation von Familien, die demenz-

und alzheimerkranke Angehörige haben und eine andere Art von Uneindeutigkeit erfahren. Erweitert wird dieses Konzept nun um eine neue Perspektive: die der Resilienz nämlich.

Pauline Boss hat nicht nur mit geschultem soziologischem Blick das Konzept des »uneindeutigen Verlusts« entwickelt und das Verbindende dieses Ansatzes über unterschiedliche Ereignisse, Bevölkerungsgruppen und Kulturen hinweg erkannt, sondern auch als Therapeutin daraus ein wirksames, interkulturell angelegtes Behandlungskonzept gemacht. In der therapeutischen Arbeit mit Hinterbliebenen der Opfer von Ereignissen wie den Bombenattentaten in Oklahoma City, den Anschlägen auf das World Trade Center in New York und der Tsunamikatastrophe in Südostasien sowie mit Betroffenen von Kriegen und ethnischen Säuberungen wie etwa im früheren Jugoslawien, d. h. mit Menschen, die zutiefst traumatisiert waren und ihr weiteres Leben nicht mehr zufrieden stellend gestalten konnten, hat sich erwiesen, wie fruchtbar das Konzept des »uneindeutigen Verlusts« ist. Pauline Boss suchte konsequent nach einer Antwort auf die Frage, weshalb solchermaßen traumatisierte Menschen über ihren Verlust nicht »hinwegkommen«, und fand sie in dem in allen Fällen gleichen Phänomen: dass nämlich die Betroffenen an einem unaufgeklärten und häufig nie aufzuklärenden Verlust litten. Die Hinterbliebenen hatten keinen »Beweis« dafür, dass der geliebte Mensch tatsächlich tot war. Sie klammerten sich an den früheren Status quo und konnten deshalb nicht nach vorne schauen. Allerdings ist Pauline Boss in ihrer therapeutischen Praxis auch unzähligen Menschen begegnet, die Angehörige durch eher »alltägliche« Geschehnisse wie Scheidung, Adoption, Tod oder Krankheit verloren haben und diesen Verlust nicht verarbeiten konnten.

Doch, so die Beobachtung der Autorin, es gab unter den Betroffen auch immer Menschen, die nach Verlust und Trauma ihrem Leben wieder einen Sinn geben und hoffnungsvoll in die Zukunft blicken konnten. Solche Menschen nennt Pauline Boss »resilient«. Sie übernimmt damit einen Begriff, der von der Psychologin Emmy Werner entwickelt wurde, die über 30 Jahre hinweg einen Jahrgang (den von 1955) von Kindern beobachtet hat, die auf der hawaiischen Insel Kauai aufwuchsen und unter äußerst belastenden Lebensbedingungen zu leiden hatten. Ein Drittel dieser Kinder entwickelte sich zu kompetenten und selbstbewussten Erwachsenen, und Emmy Werner stellte sich die Frage, was es war, das diesen Kindern trotz anfänglich widriger Lebensumstände half, einen guten Weg ins Leben zu finden. Die schützenden Momente, die Emmy Werner sowohl im Kind selbst, in seiner Familie und im Verwandtschaftssystem wie auch in seinem Umfeld identifizierte, bezeichnet sie als Faktoren der Resilienz – und aufgrund ihrer Resilienz waren diese Kinder in der Lage, flexibel und elastisch mit ihren Belastungen fertig zu werden. Es kommt aber noch etwas hinzu: Emmy Werner konnte zeigen, dass Menschen, die einmal kritische Lebenssituationen bewältigt haben, sich mit weiteren belastenden Ereignissen besser auseinandersetzen und mit diesen angemessener umgehen können. Demnach wachsen und lernen Individuen und Familien, möglicherweise auch Gemeinschaften, durch die Krisenbewältigung und gedeihen nicht nur trotz, sondern gerade wegen widriger Umstände.

Wenn Pauline Boss ihr Konzept des »uneindeutigen Verlusts« um die Perspektive der Resilienz erweitert, lenkt sie den Blick auch auf die Stärken und Ressourcen, auf die Individuen, Paare und Familien zurückgreifen oder die sie entwickeln können, wenn sie mit uneindeutigen und nicht aufzuklärenden Verlusten, wie sie eingangs erwähnt werden, konfrontiert sind. Ihr Umgang mit dem Resilienzbegriff ist kritisch (»echte Resilienz ist mehr als stoisches Durchhalten und endloses Anpassen«, S. 100) und ebenso differenziert, wie Emmy Werner und Kolleginnen ihn angelegt haben. Der Autorin geht es nicht einfach darum, erlittenen Traumatisierungen verbliebene Autonomiepotenziale entgegenzusetzen; denn Resilienz ist nicht additiv zu sehen, sondern interaktionistisch: Menschliche Entwicklung geht im Wechselspiel von Stärken und Schwächen vonstatten. Und Pauline Boss weist auf einen weiteren wichtigen Aspekt hin: »Resilient sein heißt lernen, mit unbeantworteten Fragen zu leben« (S. 85). Damit gibt sie den Anstoß zu einem grundlegenden Perspektivenwechsel sowohl bei der Analyse von Verlust- und Traumaerfahrungen als auch im Rahmen der therapeutischen Praxis.

Pauline Boss gibt ihre Erkenntnisse erfolgreich in der Aus- und Weiterbildung von Therapeuten und Therapeutinnen weiter und überprüft sie stets an ihrer eigenen facettenreichen therapeutischen Arbeit. Die Prinzipien ihres Konzepts sieht sie jedoch nicht nur als hilfreiches Instrument in der therapeutischen Arbeit mit traumatisierten Menschen, sondern auch als Schlüssel zum Aufspüren uneindeutiger Verluste und von Resilienzpotenzialen im eigenen Leben von Therapeutinnen und Therapeuten.

Die zentrale Botschaft dieses Buches lautet: Man sollte Uneindeutigkeit nicht zu beseitigen versuchen (da sie sich meistens nicht beseitigen lässt), sondern lernen, sie zu akzeptieren und aus ihr Stärke zu beziehen. In einer Welt, in der Uneindeutigkeiten und Ambivalenzen zunehmend zum Alltagsleben gehören, behandelt Pauline Boss in diesem Buch ein Thema, das alle angeht.

CARLOS E. SLUZKI gehörte zum Umfeld der Palo-Alto-Gruppe (Bateson, Jackson, Jaley, Watzlawick, Weakland, Fisch), die am Mental Research Institute (MRI) in den 1960er Jahren die systemische Familientherapie begründete und praktizierte. Später setzte er sich mit dem Konzept eines kausalen Zusammenhangs zwischen Doublebind-Kommunikation und Entwicklung einer schizophrenen Erkrankung auseinander. Als Psychiater, Psychoanalytiker und Familientherapeut arbeitet er mit systemischen und narrativen Ansätzen zur Lösung von Konflikten in Familien und Organisationen. In seinen zahlreichen Veröffentlichungen befasst er sich mit Themen wie Viktimisierung, Flüchtlingsproblematik, Migration, der Kulturrelativität psychischer Symptome und der Wiederherstellung von Gesundheit nach katastrophalen Ereignissen. Hier liegt die Verbindung zur theoretischen und praktischen Arbeit von Pauline Boss.

Geleitwort von Carlos E. Sluzki

Das Leben ist voller Freuden und voller Schmerzen, voller Gewinne und voller Verluste, die sowohl situativ bedingt als auch normativer Natur sein können. Gewinne werden nach und nach assimiliert, bis sie auf irgendeine Weise Bestandteil unseres Selbst geworden sind. Dagegen werden die Teile unseres Selbst, die mit jedem Verlust verloren gehen, zunehmend weniger affektiv besetzt und schließlich so weit absorbiert, dass sie vielleicht nur noch an der Peripherie unseres Bewusstseins vorhanden sind. Wir können zwar aus jedem Gewinn etwas reicher und aus jedem Verlust etwas ärmer hervorgehen, aber unsere Kernidentität bleibt in diesem niemals endenden Prozess der Transformation von Glück und Leid nicht nur für uns selbst und für andere Menschen erkennbar, sondern sie behält auch ihre Resilienz und die Fähigkeit, sich anzupassen, sich zu verändern, zu wachsen und sich zu entwickeln. Dieser Prozess nimmt seinen Lauf – *es sei denn*, ein Gewinn oder ein Verlust ereignet sich in der Grauzone der Ambiguität. Unter diesen Bedingungen und in diesen Grauzonen bleibt die Zeit stehen, und die Entwicklung hört auf.

Ambiguität in Sozialbeziehungen und Ambivalenz des Individuums sind im menschlichen Leben allgegenwärtig. In doppeldeutigen Situationen werden wir, wie die Etymologie des Wortes besagt, in »zwei Richtungen« getrieben, sodass wir keinen klaren Kurs einschlagen können. Im Falle von Ambivalenz (der Begriff wurde von Eugen Bleuler zu Beginn des 20. Jahrhunderts geprägt) erleben wir gleichzeitig zwei gegensätzliche und scheinbar nicht integrierbare Gefühle. Begrüßen wir den Beginn des neuen Lebensjahres, oder bedauern wir, dass die Zeit vergeht? Feiern wir den ersten Schultag unseres Kindes, oder trauern wir darüber, dass in seinem Leben nun nicht mehr die Familie und das Zuhause das Wichtigste sind? Gratulieren wir jemandem zum Abschluss seines Studiums, oder bemitleiden wir ihn, weil für ihn nun das Berufsleben beginnt? Wünschen wir den Neuvermählten Glück und Segen und werfen Reiskörner und Konfetti über sie, oder überschütten wir sie mit pessimistischen Ratschlägen für eine sichere Navigation durch das unkartierte und vielleicht gefährliche Terrain, das vor ihnen liegt? Die Reihe könnte fortgesetzt werden – und reicht vom Erhabenen bis zum Lächerlichen; jedes Ereignis, das Licht in unser Leben bringt, wirft auch dunkle Schatten, und jedes negative Ereignis hat auch eine positive Seite. Gut einstudierte und tief verwurzelte Möglichkeiten der emotionalen Verarbeitung, ganz zu schweigen von gesellschaftlichen Regeln und Sitten, geben uns normative Verhaltensweisen und sogar Anleitungen an die Hand, was wir fühlen und wann wir diese Gefühle haben sollen. Diese kulturell vorgegebenen Leitlinien tragen uns durch Zeiten des Übergangs und sogar durch solche Zeiten, in denen wir »in zwei Richtungen getrieben« werden, und sie helfen uns – *es sei denn,* die situativ bedingten Unklarheiten sind dergestalt, dass alle zuvor gültigen Normen und Leitlinien in sich zusammenfallen oder nicht mehr anwendbar sind.

Gesellschaftliche Rituale sind so etwas wie Gefäße für Wertvorstellungen und erleichtern uns mit ihren Zeremonien schwere Übergänge. Eine Geburtstagsfeier, Bar-Mizwa oder erste heilige Kommunion, ein Hochzeitsfest, eine Schulabschlussfeier, Preisverleihung, Totenwache, ein Begräbnis – alle diese Rituale erinnern uns und die Menschen um uns herum daran, dass ein Übergang (mit seinen Gewinnen und Verlusten) stattgefunden hat. Rituale schaffen gleichzeitig einen sozialen Raum, in dem Emotionen ungehindert (aber kulturell eingebunden) ausgedrückt werden und die Verbindung mit dem persönlichen Umfeld aktiv gestaltet wird, das den sozialen Rückhalt erhöht und freudige Momente nachhallen lässt, das Schmerzen lindert, an Hoffnungen teilhat und die Zerstörung von Träumen betrauert. Rituale sind hilfreich – *es sei denn,* sie können nicht vollzogen werden, wenn etwa ein Ritual aufgrund der Unklarheit der situativen Umstände gesellschaftlich unangemessen und das Zeigen von Emotionen fragwürdig ist. Unter diesen Bedingungen und in diesen Grauzonen bleibt die Zeit stehen, und die Entwicklung geht nicht weiter.

Eine solche Grauzone innerhalb des an sich schon grauen Territoriums der Ambiguität ist der Gegenstand, dem Pauline Boss sich in ihren wegbereitenden Forschungen widmet. Sie hat sich vor etwa dreißig Jahren in das Abenteuer gestürzt, das bis dahin unkartierte Gelände des *uneindeutigen Verlusts* (ambiguous loss) zu untersuchen und es Schritt für Schritt auszuleuchten, indem sie seine zahlreichen Ecken und Winkel, seine vielfältigen Erscheinungsformen, seine Ausbreitung, die kulturell unterschiedlichen Wege, sich mit dieser Art von Verlust auseinanderzusetzen, und die labyrinthischen Pfade heraus aus dem Sumpf eines uneindeutigen Verlusts beschreibt. Ausgestattet mit einem neugierigen Geist und verwurzelt in einer Wissenschaftstradition, die auf Sozialpsychologie, kulturübergreifender Psychologie und Familiendynamik basiert, hat Pauline Boss eine Intensität des Forschungsmaterials und einen Umfang an weltweit erworbener therapeutischer Erfahrung erreicht, wie es in diesem Feld nicht zu übertreffen ist.

Nun legt sie uns ihr Werk – *Verlust, Trauma und Resilienz* – eine großartige Synthese – vor. Konzeptuelle Leitlinien, hochkarätige Forschung, multikulturelle Untersuchungen und reiche klinische Erfahrung verschmelzen hier zu einem Werk, das weit über den Horizont ihrer früheren Bücher und Artikel hinausreicht. Das Buch thematisiert die konzeptuelle Linse, durch die der uneindeutige Verlust im größeren Rahmen von Verlust und Trauer, von Resilienz und Gesundheit und therapeutischer Interventionen in den unterschiedlichsten Kontexten identifiziert werden kann. Die von Pauline Boss verwendete konzeptuelle Linse ist in Theorie und Praxis geschliffen und bietet klare therapeutische Orientierungen und entscheidende Leitlinien für die klinische Praxis.

Das vorliegende Buch gibt auch Aufschluss über aktuelle wissenschaftliche Erkenntnisse und stellt neue Fragen, die sich aus diesen Erkenntnissen ergeben (ein Kennzeichen guter Forschung). Die Autorin entwirft therapeutische Einstellungen und Varianten für eine multikulturelle Praxis und bereichert dadurch auf breiter Front das praktische Handeln von Therapeuten und Therapeutinnen, Beratern und Beraterinnen – und zwar unabhängig davon, ob sie auf internationaler Ebene mit Opfern politischer Gewalt arbeiten, sich in gemeindenahen Einrichtungen auf die Notlage der Armen konzentrieren, es in ihrer Praxis mit älteren Menschen und ihren Familien zu tun haben oder ob sie Generalisten sind, die tagtäglich Menschen bei der Bewältigung der vielen unauflösbaren uneindeutigen Verluste helfen, die das Leben in einer manchmal schrecklichen Welt begleiten. Pauline Boss hebt nicht zuletzt die Menschlichkeit hervor, die der Sicht auf den uneindeutigen Verlust zugrunde liegt. Damit ermutigt sie auch uns mit sanfter Hand und klugen Worten, genauso mit unseren eigenen uneindeutigen Verlusten umzugehen, und hilft uns, von dieser Reise neue Klarheiten, neue Stärken und neue Freuden mitzubringen.

Pauline Boss, mit der ich mich freundschaftlich sehr verbunden fühle und die ich als Kollegin bewundere, gilt meine tiefe Anerkennung für ihre Klugheit und Klarheit. Und ich hoffe, dass die Leserinnen und Leser das gleiche Gefühl der beruflichen und persönlichen Bereicherung erleben dürfen, wie ich es bei der Lektüre dieses Buches hatte.

Carlos E. Sluzki, M.D.
Research Professor, College of Health and Human Services and Institute for Conflict Analysis and Resolution, George Mason University
Clinical Professor of Psychiatry, George Washington University

Vorbemerkung

Vor fünf Jahren habe ich das Konzept des uneindeutigen Verlusts *(ambiguous loss)* – eines Verlusts, der nicht eindeutig ist und nicht abgeschlossen werden kann – der Allgemeinheit vorgestellt (Boss 2000). Heute befasse ich mich mit der praktischen Anwendung dieses Konzepts.

Ich gehe von der theoretischen Prämisse aus, dass der uneindeutige Verlust die zermürbendste Art von Verlust ist, die Menschen erleben können. Er kann nicht aufgelöst werden und führt bei den Betroffenen langfristig zur Verunsicherung darüber, ob die vermisste Person überhaupt noch Teil der Paarbeziehung ist oder zur Familie gehört. Wenn ein Mensch stirbt, wird der Verlust offiziell bestätigt, und mit Trauerritualen kann man sich von dem Verstorbenen verabschieden. Bei einem uneindeutigen Verlust gibt es diese Markierungspunkte nicht. Die fortbestehende Ambiguität blockiert die kognitive Verarbeitung des Verlusts, den Umgang mit ihm und die Suche nach seinem tieferen Sinn, und sie bringt den Trauerprozess zum Stillstand (Boss 2000, 2004a).

Das Konzept des uneindeutigen Verlusts gründet auf jahrzehntelanger Forschung und der Arbeit von Therapeuten und Therapeutinnen*, die durch Krieg, Terrorismus, Naturkatastrophen, chronische Krankheiten und Behinderungen traumatisierte Familien behandelt haben. Es ist durch meine eigene jahrzehntelange klinische Arbeit mit Paaren und Familien sowie durch meine persönlichen Erfahrungen mit uneindeutigen Verlusten verfeinert worden. In den frühen 1970er Jahren führte ich im Auftrag des Center for Prisoner of War Studies am Naval Health Research Institute in San Diego Interviews mit Ehefrauen von Piloten durch, die im Vietnamkrieg und im Krieg in Südostasien vermisst waren. 1989 kam ich in Kontakt mit Psychologen, die von ihrer Arbeit mit Opfern des schweren Erdbebens in Armenien und dem angrenzenden Aserbaidschan ausgelaugt waren. Nach den Überschwemmungen im Red River Val-

* Zur besseren Lesbarkeit des Textes wird überwiegend die männliche Form von Personengruppen (Therapeuten, Berater, Klienten usw.) benutzt. Das jeweils andere Geschlecht ist sinngemäß immer mitgemeint – Anm. d. Übers.

ley im oberen Teil des Mittleren Westens der USA im Jahr 1997 sprach ich mit Therapeuten und Verantwortlichen in den dortigen Gemeinden und hatte zahlreiche Gelegenheiten, mich mit Familien von Armeebediensteten, Rehabilitationsberatern, Seelsorgern und medizinischen Fachleuten über das Phänomen des uneindeutigen Verlusts und über Traumatisierung zu unterhalten. Nach den Terroranschlägen vom 11. September 2001 in New York arbeitete ich auf Bitte von Gewerkschaftsführern mit New Yorker Therapeuten und Therapeutinnen zusammen, um gemeinsam Interventionen für Familien von Vermissten zu entwickeln. Bis heute bilde ich Therapeuten für diese Art von Arbeit aus. Auf Bitte des Internationalen Komitees vom Roten Kreuz (IKRK) bereitete ich Therapeuten und Gemeindeverantwortliche im Kosovo auf ihre Arbeit mit den fast 4000 Familien vor, die seit der ethnischen Säuberung in den späten 1990er Jahren immer noch Angehörige vermissten. In meiner eigenen Praxis arbeite ich seit 1974 mit Einzelpersonen, Paaren und Familien, von denen die meisten mit uneindeutigen Verlusten konfrontiert waren: weil sie eine/n depressive/n Partner/in, eine/n an Alzheimer-Krankheit leidende/n Mutter/Vater, ein geistig behindertes Kind, einen suchtkranken oder chronisch psychisch kranken Angehörigen hatten. In all den Jahren meiner therapeutischen Tätigkeit habe ich großen Respekt vor den vielen Menschen entwickelt, die mit einem uneindeutigen Verlust leben, für den es keine Lösung gibt. Sie haben mir beigebracht, was Resilienz bedeutet.

Insgesamt ist mir klar geworden, dass das Leiden an einem uneindeutigen Verlust eine Beziehungsstörung darstellt und keine individuelle Pathologie ist. Daraus folgt die Erkenntnis, dass familienbezogene und gemeinschaftsbasierte Interventionen bei den Betroffenen auf weniger Widerstand stoßen und von daher wirksamer sind als Einzeltherapien. Es sollte nicht überraschen, dass Familien in einer Situation, in der Angehörige verschwinden, sich nach Zusammengehörigkeit sehnen. Sie wehren sich gegen eine Therapie, die mit einer weiteren Trennung von geliebten Menschen verbunden ist. Wenn nämlich die Mitglieder einer Familie zwecks Einzeltherapie voneinander getrennt werden, kann dies das Trauma eines uneindeutigen Verlusts noch verstärken.

Das vorliegende Buch wendet sich an Ärzte, Therapeuten und Berater und möchte sie mit dem Konzept des uneindeutigen Verlusts, mit den Auswirkungen des Verlusts auf Resilienz und Gesundheit und mit den Leitlinien für entsprechende Interventionen vertraut machen. Konkrete Handlungsanweisungen werden nicht gegeben, dafür aber Gedankenspiele und therapeutische Grundsätze für die unterschiedlichsten Anforderungen dargelegt. Auf dieser

Basis ist es möglich, Interventionen individuell zu gestalten und sie der kulturellen Vielfalt der heutigen Klientenschaft anzupassen.

In diesem Buch verschmelze ich familienzentrierte Ansätze, wie sie von den Wegbereitern der Familientherapie (Framo 1972) vertreten werden, und gemeinschaftsbasierte Ansätze (Landau & Saul 2004; Speck & Attneave 1973) mit soziologischen, psychologischen und familientherapeutischen Modellen. Soziologische und systemische Ansätze, die auf den Beziehungsaspekt fokussieren, sind hilfreich in Fällen, in denen Hinterbliebene bzw. Betroffene mit der durch eine Katastrophe eingetretenen physischen Abwesenheit von Angehörigen oder mit der durch einen chronischen Zustand – z. B. traumatische Kopfverletzung, Alzheimer-Krankheit, psychische Krankheit und Suchterkrankung – bedingten mentalen Abwesenheit geliebter Menschen konfrontiert sind. Familienzentrierte und gemeinschaftsbasierte Interventionen können ferner die Resilienz von Paaren und Familien stärken, die aufgrund von Einwanderung, Migration oder Ausgrenzung sowie aufgrund von Scheidung, Wiederverheiratung, Adoption oder aufgrund der Unterbringung von Angehörigen in Heimen einen uneindeutigen Verlust erleiden. Wenn der uneindeutige Verlust zu einem behandlungsbedürftigen Trauma wird, versagt die Einzeltherapie. Familientherapeutische und gemeinschaftsbasierte Interventionen sind prinzipiell keine neuen Ansätze, aber in den Bereichen Traumabehandlung und Resilienzsteigerung haben sie sich noch nicht etabliert.

Es ist zwar bekannt, dass durch das Trauma eines uneindeutigen Verlusts oftmals die zwischenmenschlichen Beziehungen beeinträchtigt sind, aber erst allmählich wird in der Fachliteratur und im Ausbildungsfeld dieser beispiellose Verlusttypus diskutiert. Den Blick für dieses Thema sucht man vielleicht sogar bei erfahrenen Therapeuten vergebens. Aus eigener Erfahrung weiß ich, dass man das Leiden an einem uneindeutigen Verlust bei anderen Menschen nicht erkennen kann, solange man seine eigenen uneindeutigen Verluste nicht durchschaut hat. In meinem Fall waren die uneindeutigen Verluste bedingt durch Einwanderung, Suchtkrankheit, Scheidung und alternde Eltern. Manche Familien erleiden uneindeutige Verluste aufgrund weitaus katastrophalerer Ereignisse wie z. B. durch Genozid, Sklaverei, Holocaust, mysteriöses Verschwinden von Angehörigen, Alzheimer-Krankheit oder psychische Erkrankungen. Verluste, die nicht geklärt oder bestätigt werden können und voller Mehrdeutigkeiten sind, werden zu einem Trauma; doch Betroffene können in der Gemeinschaft mit anderen über ihr Trauma sprechen und auf diesem Wege einen Sinn darin finden und neue Hoffnung schöpfen. Ein Kollege sagte, nachdem er über seine persönlichen Erfahrungen nachgedacht hatte: »Es ist zwar nicht leicht, aber eine unhaltbare Situation *kann* auf unbestimmte Zeit beibehalten werden. Ich *kann* das Nichtwissen aushalten.«

Der Aufbau des Buches

Das Buch ist in drei Teile gegliedert. Im ersten Teil wird beschrieben, wie sich das Konzept des uneindeutigen Verlusts entwickelt hat. Im zweiten Teil werden therapeutische Ziele und Leitlinien für den therapeutischen Umgang mit dem Trauma eines uneindeutigen Verlusts vorgestellt. Im Epilog finden sich Informationen und stützende Ratschläge für Therapeuten, die auf persönlicher oder beruflicher Ebene eigene Erfahrungen mit uneindeutigen Verlusten gemacht haben. Um von der Lektüre dieses Buches profitieren zu können, muss man erkannt haben, welche uneindeutigen Verluste man selbst erlitten hat.

Teil I: Das Konzept des uneindeutigen Verlusts

In diesem Teil stelle ich zusammenfassend dar, wie sich das Konzept des uneindeutigen Verlusts entwickelt hat. Kapitel 1 befasst sich mit dem Thema Wahlfamilie *(psychological family)*, Kapitel 2 mit Trauma und Stress, und in Kapitel 3 geht es um Resilienz und Gesundheit. Dieser erste Teil bildet die Grundlage für ein stressbasiertes Therapiemodell, in dem Resilienz und Gesundheit einen höheren Stellenwert haben als das Pathologische. Was heißt das? Stress ist in lebenszyklischen Übergängen einer Familie zwar erwartbar, aber es gibt auch Zeiten, in denen Menschen Belastungen und Veränderungen erleben, die weit über das Maß der normalen menschlichen Erfahrung und Erwartung hinausgehen. Ein Beispiel dafür ist das Erleiden uneindeutiger Verluste, die sich im Leben nicht vermeiden lassen. Wenn mit dem Verlust des Freundes, Ehepartners, Lebensgefährten, Mitarbeiters, Teamkollegen oder eines Verwandten Unklarheit verbunden ist, kann dies zu einem Trauma werden und den Bewältigungsprozess des betroffenen Individuums, Paares und der gesamten Familie zum Stillstand bringen. Durch Ambiguitäten können Menschen in einem Leidenszustand erstarren, in dem es keine Resilienz gibt (Boss 2000).

Teil II: Therapeutische Ziele im Umgang mit uneindeutigen Verlusten

Im zweiten Teil des Buches werden Ziele und Leitlinien für den therapeutischen Umgang mit uneindeutigen Verlusten und für die Prävention von Traumata entwickelt. Im Zentrum steht dabei die Überlegung, wie sich Resilienz dadurch erwerben oder bewahren lässt, dass dem Verlust ein Sinn zugeschrieben (Kap. 4), das Gefühl der Beherrschbarkeit relativiert (Kap. 5), die Identität neu definiert (Kap. 6), Ambivalenz als etwas Normales begriffen (Kap. 7), Bindung revidiert wird (Kap. 8) und der Klient Hoffnung für sich entdeckt (Kap. 9). Das erste Kapitel des zweiten Teils (Kap. 4) bildet den Auftakt für den zirkulären Prozess der Resilienzentwicklung, d. h., dass dem Verlust ein Sinn zugeschrieben wird, und damit sind die nächsten Schritte vorgegeben. Der Entwicklungsprozess verläuft systemisch, zirkulär und ist manchmal – widersprüchlichen Gefühlen und Handlungen vergleichbar – eine Mischung aus beiden Qualitäten. Für die Klienten ist dieser Vorgang zwar anstrengend, aber letztlich doch mit weniger Belastung verbunden, als wenn sie auf den erlittenen uneindeutigen Verlust überhaupt nicht reagieren würden. In diesem Teil des Buches geht es im Grunde um die Frage, wie Menschen resilient werden können, obwohl sie mit einem unauflösbaren Verlust und einem ausweglosen Problem konfrontiert sind.

Epilog: Das Selbst des Therapeuten

In diesem Teil des Buches wird das Selbst des Therapeuten thematisiert. Der Schluss des Buches führt – paradoxerweise – wieder zum Ausgangspunkt zurück. Nachdem Sie erfahren haben, wie Sie Klienten behandeln können, die unter dem Trauma eines uneindeutigen Verlusts leiden, sind Sie nun darauf vorbereitet, *sich selbst zu ergründen*. Das heißt, dass Sie uneindeutige Verluste im eigenen Leben erkennen und ein gewisses Verständnis für sich selbst entwickeln, bevor Sie anderen Menschen zu helfen versuchen. Durch die Arbeit am eigenen Selbst steigern Sie Ihre Ambiguitätstoleranz und Ihre Resilienz in der therapeutischen Arbeit.

Da ich die Selbstreflexion für sehr wichtig halte, habe ich in diesem Buch immer wieder Beispiele meiner eigenen Selbstreflexion eingeflochten. Denken Sie während der Lektüre des Buches auch über Ihr eigenes Leben nach, und reflektieren Sie Ihre Erfahrungen und Gefühle vor dem Hintergrund didaktischer Erkenntnisse. Reflexive und kognitive Prozesse sind schließlich untrennbar ineinander verwoben.

Der Kreis schließt sich

Durch meine therapeutische Arbeit in New York, im Kosovo und mit Menschen, die 2004 von dem Tsunami in Südostasien betroffen waren, hat sich meine Auffassung verfestigt, dass in der Behandlung von Klienten, die unter Verlust und Trauma leiden, familien- und resilienzbasierte Ansätze eine wichtige Rolle spielen. Die im therapeutischen Umgang mit Verlust und Trauma übliche Fokussierung auf Einzeltherapie und pathologische Symptome muss aufgegeben werden zugunsten einer Perspektive, die die natürlichen Stärken der Familie und der Gemeinschaft würdigt und auf die Entwicklung von Resilienz gerichtet ist. Diese Auffassung prägt das vorliegende Buch.

Die therapeutische Arbeit in New York nach 9/11 hat mich aus dem Elfenbeinturm herausgerissen und in die Gemeinschaft hineingeführt. Ich war mit meinem Denken und Fühlen am Rande. Meine Erfahrungen mit den Familien von Angestellten, die an diesem entsetzlichen Tag unter den Trümmern der Türme verschwunden waren, stellten meine Hypothesen – und mich als Person – unbarmherziger auf die Probe, als jede wissenschaftliche Prüfung dies hätte tun können. Die Herausforderung bestand darin, dass ich mein Konzept in dieser katastrophalen Situation umsetzen und diesen kulturell unendlich vielfältigen Familiengruppen helfen musste. Die Arbeit war in den ersten Wochen extrem schwierig und forderte häufige Pausen, um nachdenken zu können. An einem dieser ersten Tage schaute ich aus dem Fenster im 21. Stock des Union Building, wo wir mit den Familien therapeutisch arbeiteten, und ich sah, dass immer noch Rauch von Ground Zero aufstieg. Ich sehnte mich nach einem anderen, tröstlicheren Ausblick, den ich aber erst später fand. Von der in Lower Manhattan gelegenen Hochhauswohnung einer Freundin aus sah ich in der tief stehenden Nachmittagsonne die Freiheitsstatue – die Statue, die vor langer Zeit meinen Vater und meine Großeltern mütterlicherseits bei ihrer Ankunft im New Yorker Hafen begrüßt hatte. Da erkannte ich, dass sich der Kreis geschlossen hatte und ich an den Punkt zurückgekehrt war, an dem meine Familie ihr Leben in den USA begonnen hatte. Ich spürte eine tiefe Ruhe in mir aufsteigen. Hoffnung und Verlust waren für sie damals – und nun auch für mich – miteinander verschmolzen. Aus dieser Erkenntnis schöpfte ich neue Kraft.

Viele der Familien, mit denen wir therapeutisch arbeiteten, waren – wie meine Vorfahren – in der Hoffnung auf ein besseres Leben hier in New York an Land gegangen. Auch sie hatten ihre Heimat verlassen und den Kontakt zu ihren Eltern und Geschwistern verloren. Nach 9/11 waren sie mit einem noch entsetzlicheren uneindeutigen Verlust konfrontiert. Würden sie ihre Resilienz und Stärke ohne die Verbindung zu ihren Angehörigen auf fernen Inseln und in fernen Länden wiedergewinnen können? Viele dieser Menschen haben genau dies dank familienzentrierter und gemeinschaftsbasierter Interventionen geschafft.

Einführung: Verlust und Ambiguität

Abwesenheit und Anwesenheit sind keine absoluten Daseinszustände[1]. Menschen, denen wir uns nahe fühlen, verschwinden physisch oder welken psychisch dahin, ohne dass ihr Tod bestätigt wird oder sie tatsächlich sterben. Der Mensch mit Alzheimer-Krankheit, der geistig Behinderte und das Schlaganfallopfer sind genauso wenig erreichbar wie der Entführte oder der Gefangene. Durch diese Nichtentscheidbarkeit von Abwesenheit und Anwesenheit ist eine ganz spezifische Art von Verlust gegeben, der sowohl psychische als auch physische Auswirkungen auf die Betroffenen hat.

Das Verschmelzen der Vorstellungen von Verlust und Ambiguität war schon immer – und ist immer noch – der Stoff für gute Literatur. Bayley (2000) verfasst eine Elegie für seine geliebte, aber wahnsinnige Iris; Albom (1998) erzählt von den Dienstagen mit seinem sterbenden Lehrer, Fadiman (2000) beschwört den Geist, der die unfreiwillig Eingewanderten in ihrem neuen Land heimsucht, und Styron (1991) schildert seine eigene Depression. Doch erst in den letzten 30 Jahren hat der Gedanke, dass ein uneindeutiger Verlust traumatisch sein kann, auch therapeutische Kreise erreicht, und erst seitdem gibt uns die Forschung dafür eine erste theoretische Grundlage (Boss 1972, 1975, 1977, 1980c, 1986, 1987, 1992, 1993b 1993c, 1993d, 2000, 2002a, 2002b, 2004a, 2004b, 2005; Boss et al. 2003; Boss, Caron & Horbal 1988; Boss & Couden 2002; Boss & Kaplan 2004). Die Prämisse ist hierbei, dass die Unklarheit in Verbindung mit einem *Verlust* den Bewältigungs- und Trauerprozess enorm behindert und zu Symptomen wie etwa Depressionen und zum Beziehungskonflikt führt, was letztlich die zwischenmenschlichen Beziehungen zerstört. In dem vorliegenden Buch erweitere ich diese Annahme dahingehend, dass ich die Überlegungen zum Phänomen des uneindeutigen Verlusts mit einem Resilienzmodell kombiniere, das vielfältige Interpretationen und Interventionsformen erlaubt.

Verlust bedeutet nicht immer nur Tod oder physische Abwesenheit von leiblichen Angehörigen. Zwischenmenschliche Beziehungen sind weitaus komplexer. Viele Menschen räumen der in ihrem Kopf wohnenden Wahlfamilie *(psychological family)* den gleichen Stellenwert ein wie ihrer leiblichen Familie, was dann besonders deutlich wird, wenn sie über ihre Belastungen nachdenken und Resilienz entwickeln sollen. Wir lösen uns nicht unbedingt von Menschen, die uns etwas bedeuten, nur weil sie physisch nicht mehr da sind, und wir fühlen uns auch nicht immer mit Menschen verbunden, nur weil sie zur Familie gehören oder in unserem Alltag körperlich präsent sind. Derlei Unklarheiten können Segen und Fluch zugleich sein. In belastenden und traumatischen Zeiten wenden wir uns, um resilient bleiben und weiterleben zu können, oftmals geliebten Menschen zu, die uns seelisch und geistig nahe sind, und nicht nur den Familienangehörigen. Andererseits kann die Unkenntnis darüber, ob ein von uns geschätzter Mensch abwesend oder anwesend ist, tot ist oder noch lebt, zu einer solchen Unklarheit führen, dass dadurch traumatisierender und lähmender Stress erzeugt wird. Bei der hier präsentierten neuen Perspektive auf Verlust, Trauma und Resilienz wird genau diese Wahlfamilie anvisiert und versucht, der uneindeutigen Abwesenheit bzw. Anwesenheit einen Sinn zu verleihen.

Die kontextuelle Perspektive

Viele Menschen können sich nie ganz von der vermissten Person lösen, wie es im Sinne der westlich geprägten Psychotherapie nach dem normalen Trauerprozess der Fall sein sollte. Doch die Unfähigkeit, einen Verlust abzuschließen, ist nicht immer ein Zeichen individueller oder familialer Schwäche.

Die Kräfte, aufgrund derer ein Verlust über Jahrzehnte hinweg unverarbeitet bleibt und die deshalb als pathologisch bezeichnet werden, sind oftmals im *äußeren* Kontext der leidenden Person angesiedelt und gar nicht im Individuum oder in der Familie selbst. Wenn ein Individuum oder eine Familie einen uneindeutigen Verlust erleidet und die Ambiguität im externen Kontext liegt, dann hat diese Situation ein hohes Potenzial, Symptome ungelösten Leids zu verursachen. Aus dieser kontextorientierten Perspektive werden pathologische Symptome den situativen Umständen des Klienten und seinem Umfeld zugeschrieben und nicht seiner Psyche oder seiner Familie. Wenn das therapeutische Blickfeld breiter ist, vermag der Klient die Behandlung besser anzunehmen, und der Therapeut kann seine Klienten im Kontext ihrer spezifischen Verlusterfahrungen, die von der bloßen Belastung bis zum Trauma reichen können, effizienter behandeln.

Wenn wir unsere Klienten durch eine größere Linse betrachten, werden wir auch sensibler für ihre vielfältigen kulturellen Eigenheiten und können besser unterscheiden zwischen *Fehlanpassungen* an das Trauma eines uneindeutigen Verlusts, die Behandlung und Veränderung erfordern, und *gesunden Anpassungen*, hinter denen vielleicht kreative Bewältigung und Resilienz stehen. Wir können Wahrnehmungen, Gefühle, Verhaltensweisen, Beziehungen und Symptome der Klienten auf einer breiteren Basis beurteilen, wenn wir ihnen beispielsweise folgende Fragen stellen: Welche Verluste haben Sie bis jetzt erlitten? Haben Sie zuvor schon einmal *uneindeutige* Verluste erfahren? Wie schätzen Sie Ihre Situation ein? Was haben Sie verloren? Was ist Ihnen geblieben? Wie empfinden Sie die Unklarheit im Moment? Damit fokussieren wir nicht nur auf die problematischen Symptome, sondern wir sehen auch, auf welch einzigartige Weisen Individuen, Paare und Familien es in den verschiedenen Lebenskontexten schaffen, trotz der Belastung durch einen uneindeutigen Verlust weiterzuleben.

Wenn die Betroffenen ihre Kontextbedingungen nicht kontrollieren können, muss der Therapeut dazu beitragen, dass sie zwischen dem, was sie ändern können, und dem, was sich nicht ändern lässt, *unterscheiden* können. Hierbei sind vor allem die externen Faktoren zu berücksichtigen, etwa der kulturelle Hintergrund, die persönliche Geschichte, wirtschaftliche Verhältnisse, individuelle Entwicklung und konstitutionelle Bedingtheit des Klienten (Boss 2002b). Alle diese Faktoren haben Einfluss darauf, wie Individuen, Paare, Familien und auch Gemeinschaften Verlust und Ambiguität wahrnehmen und damit umgehen. Die Resilienz eines Menschen hängt von ganz unterschiedlichen Umständen ab, z. B. davon, in welcher Kultur er aufgewachsen ist, ob er in Kriegs- oder Friedenszeiten geboren wurde, in Wohlhabenheit oder Armut groß geworden ist, ob er alt oder jung ist, in seiner Familie bestimmte Stärken oder Schwächen vorherrschen, ob er diskriminiert wurde oder Privilegien genossen hat usw.

Die Forschung, in der Resilienz und Familienstress aus der kontextuellen Perspektive untersucht werden, ist noch relativ jung. Zu den Wegbereitern in diesem Bereich zählen Reiss und Oliveri (1991), die den Blick auf den Kontext erweitern, indem sie die Gemeinschaft als die eigentliche Quelle der Sinngebung betonen und ihr somit einen großen Einfluss darauf zuschreiben, wie Familien auf Stress reagieren. Conger, Rueter und Elder (1999) untersuchen die Resilienz von Paaren, die wirtschaftlich schwere Zeiten durchzustehen hatten. Murry et al. (2001) gehen der Frage nach, inwieweit afroamerikanische Familien trotz der durch Diskriminierung verursachten Belastung resilient sein und ihre familiale Kompetenz aufrechterhalten können. Harriette McAdoo (1995) untersucht ebenfalls afroamerikanische Familien, konzentriert sich dabei aber auf Stressniveau, familiale Hilfemuster und Religiosität bei allein erziehenden Müttern aus der Mittel- und Arbeiterschicht. Auf dem Gebiet der transkulturellen Psychiatrie folgen dieser Forschungslinie auch Kirmayer et al. (2000): Sie beschreiben kulturell bedingte Faktoren, die den Stamm der Cree in Nordkanada vor psychischem Stress schützen. Ferner werden die unterschiedlichsten Kontexte untersucht, um die gewonnenen Erkenntnisse zum Nutzen chronisch kranker Menschen anzuwenden. Wood, Klebba und Miller (2000) beispielsweise stellen einen Zusammenhang zwischen der Hoffnungslosigkeit von Eltern chronisch kranker Kinder und elterlichen Bindungsproblemen her. Lorraine Wright (1997) fasst ihre Gedanken über Leiden und Spiritualität in einer Abhandlung zusammen und beruft sich dabei auf eine Untersuchung zum Thema Heilung und Gläubigkeit der Familie (Wright, Watson & Bell 1996). Aus einer weniger geistlichen Sicht stützen die schwedischen Wissenschaftler Strang und Strang (2001) die Auffassung, dass eher diesseitsbezogene Werte wie Optimismus die Heilung befördern. Alle diese Untersuchungen untermauern die Behauptung, dass der Kontext zur Vielschichtigkeit von Verlust, Trauma und Resilienz beiträgt. Als Therapeut muss man diesen breiten Blickwinkel kennen, damit man Menschen aus unterschiedlichen Kulturen nach dem Trauma eines von Unklarheit geprägten Verlusts helfen kann (Boss 2002b; Boss & Mulligan 2003). In der Konsequenz heißt das, dass jedes Paar und jede Familie in seinem bzw. ihrem einzigartigen Lebenszusammenhang betrachtet werden muss, sodass die Interventionen auf die besonderen Bedürfnisse der Klienten zugeschnitten werden können.

Die kontextuelle Perspektive macht das aus der Forschung entwickelte Konzept des uneindeutigen Verlusts zu einem Instrument, mit dem therapeutische Interventionen in unterschiedlichen Situationen für vielfältige Populationen entwickelt werden können. Mit diesem weniger auf das Pathologische gerichteten Instrument lässt sich der ungelöste Verlust und die damit verbundenen Ängste, somatischen Symptome und Beziehungsprobleme unabhängig von Schichtzugehörigkeit, ethnischer Zugehörigkeit, kulturellem Hintergrund, Generations- und Geschlechtszugehörigkeit und sexueller Orientierung der Betroffenen betrachten.

Uneindeutiger Verlust und traumatischer Stress

Ein uneindeutiger Verlust ist von Natur aus traumatisch, weil er nicht aufzulösen ist, und das verursacht Schmerz, Verunsicherung, Entsetzen, Leiden und oft auch Erstarrung. Da das Trauma dieses beispiellosen Verlusttypus nicht zum Abschluss gebracht werden kann, wird es häufig zu einem chronischen

Zustand. Um das mit uneindeutigen Verlusten verbundene Trauma verstehen zu können, muss man das mit einem lebensüblicheren Verlusttypus verbundene Leiden begreifen. In heutigen Kulturen ist es heikel, das Thema Verlust anzusprechen, weil Betroffene wie Therapeuten dabei auf die Idee kommen, dass etwas nicht korrigiert oder geheilt werden könnte. Das Gefühl, sich in einer unkontrollierbaren Situation zu befinden, können die meisten Menschen nicht allzu lange ertragen. Ein Todesfall in der Familie wird möglicherweise als Versagen empfunden – Versagen in dem Sinne, dass man keine Heilung oder Besserung erreicht hat. In Kulturen, in denen der Wert der Beherrschbarkeit *(mastery)* eine große Rolle spielt, verfolgen viele Menschen das Ziel zu gewinnen – und keinesfalls zu verlieren. Weil eben dieser Wert in unserer Kultur so viel zählt, besteht die Tendenz, den Verlust zu leugnen. Der Trauerprozess wird zwar akzeptiert, aber man muss ihn auch abschließen und zur Tagesordnung zurückkehren können. Da es schon bei den üblichen Arten von Verlusten schwierig ist, einen Abschluss zu finden, ist dies bei einem uneindeutigen Verlust erst recht unmöglich, weil es keine amtliche Bestätigung dafür gibt, dass es sich überhaupt um einen echten Verlust handelt.

Freud (1917) bezeichnet das über längere Zeit anhaltende Vertieftsein in Gedanken über die vermisste Person als *komplizierte Trauer* oder *Melancholie*. Erich Lindemann (1985), der die Angehörigen der 1942 durch den Brand im Nachtclub »Coconut Grove« in Boston getöteten Besucher behandelte, betrachtet das Nicht-Abschließen-Können eines Verlusts als individuelle Pathologie. Seiner Auffassung nach hängen Trauerreaktionen davon ab, wie gut der Hinterbliebene seine *Trauerarbeit* durchführt. In aktuellen diagnostischen Handbüchern wird die Unfähigkeit eines Menschen, seine Trauerarbeit aufzulösen und zu einem Abschluss zu bringen, als *ungelöstes Leid* bezeichnet und als pathologische Unfähigkeit dargestellt. Ungelöstes Leid, so der Tenor solcher Manuale, könne eine Reihe von Emotionen umfassen, und laut Freud (1917) entstehen diese Emotionen im Allgemeinen aus der Weigerung des Patienten, das »Objekt seiner Liebe« loszulassen. Doch für uns hier stellt sich die Frage: Was geschieht, wenn Menschen mit einem uneindeutigen Verlust konfrontiert sind, der allein schon von seiner Natur her unauflösbar ist? Was geschieht, wenn der Betroffene aufgrund der äußeren Situation und nicht aufgrund seiner psychischen Disposition unfähig ist, das verlorene Objekt loszulassen?

Die Psychoanalytikerin Carolyn Feigelson (1993) schildert eine solche Situation ausführlich. Ihr Ehemann, ebenfalls Psychoanalytiker, hatte sich durch einen Sturz in den Aufzugsschacht ihres Wohnhauses eine massive Hirnverletzung zugezogen. Sie erlebt den Zustand ihres Mannes als einen »unheimlichen« Verlust aufgrund des »Todes der Persönlichkeit« (S. 331). Mit ihrer Erkenntnis aus dieser persönlichen Erfahrung eines uneindeutigen Verlusts bestätigt sie Freuds mittelbare Vorstellungen von »einer ›unheimlichen‹ Vereinigung von Gegensätzen.« (S. 331) Feigelson schreibt: »Etwas Unbekanntes verschmilzt mit etwas Bekanntem und ruft eine unheimliche Empfindung hervor. Die Angst vor dem Unheimlichen hat etwas auf der Grenze dessen an sich, was wir beide wissen und auch nicht wissen, was kognitiv unscharf und zugleich affektiv beunruhigend ist.« (S. 331)

Aus psychoanalytischer Sicht ist der uneindeutige Verlust tatsächlich eine unheimliche Situation traumatischer Angst, die aus einem Gemisch von Bekanntem und Unbekanntem entsteht (eine Person ist physisch anwesend, aber mental abwesend – oder körperlich abwesend und im Kopf der Hinterbliebenen präsent). Die auf der Bewusstseins- und Beziehungsebene bestehende Ungewissheit im Zusammenleben mit einem Menschen, der anwesend und zugleich abwesend ist, erzeugt eine schreckliche Angst vor dieser absonderlichen menschlichen Erfahrung. Terr (1985) schreibt dazu: »Es liegt mir fern, den verdrängten inneren Konflikt als mögliche Ursache für sonderbare menschliche Erfahrungen zu verneinen; ich möchte aber die sehr kurze Liste von Gründen, die dem ›Unheimlichen‹ zugrunde liegen, um das von außen herangetragene psychische Trauma *ergänzen*. Wenn das Ich von äußeren Geschehnissen überwältigt wird, kann einem Menschen alles gruselig, gespenstisch und überdeterminiert vorkommen.« (S. 495 f.) Das ist vielleicht der Grund, weshalb Frauen, deren Ehemänner im Vietnamkrieg, durch die Anschläge von 9/11 oder sonstige Katastrophen vermisst sind, berichten, dass sie mit ihren Männern nach deren Verschwinden gesprochen hätten (Boss 1975, 2000; Boss et al. 2003). Ähnliche Phänomene werden auch von anderen Therapeuten und Therapeutinnen beschrieben (Becvar 2001; Falicov 1998). In solchen Fällen spielt die Wahlfamilie eine ganz handfeste Rolle und ist oftmals eine Hilfe für die Hinterbliebenen, sich auf den plötzlichen Verlust einzustellen.

Doch was geschieht in Situationen, in denen Geist und Seele des Angehörigen verschwunden sind und sein Körper noch lebt? Diese Situation hat mit der anderen Art von uneindeutigem Verlust (körperlich vermisste Person) die traumatische Angst gemein, die »man spürt, wenn sich die übliche, zuverlässige Art und Weise, wie die Dinge im Alltag laufen, urplötzlich ändert und in ungewöhnliche und absonderliche Verzerrungen übergeht, die eintreten, wenn die vertraute Person von Grund auf verändert ist« (Feigelson 1993, S. 332). Unter der seelisch-geistigen Abwesenheit eines Menschen, der physisch noch anwesend ist, leiden auch gesunde und resiliente Familienmitglieder. Systemisch betrachtet, gilt dies vor allem für solche Angehörigen, die sich mit dem Kranken psychisch verbunden fühlen, denn die Beziehung zum Kranken ist beendet, und die Gesunden haben noch keine neue Identität entwickelt. Die Veränderungen im Erinnerungs- und Denkvermögen des Kranken werden von den Angehörigen als Verlust erlebt, aber aus Feigelsons Sicht »übertreffen die Wesensveränderungen bei weitem die schlimmsten intellektuellen Verluste. Umfassende Abhängigkeit, Ichbezogenheit, verschrobene Gewohnheiten der Körperhygiene und starre Kleidungsideen setzen ein. Interessen und Hobbys werden aufgegeben. Taktloses und ungehobeltes Sprachverhalten, Lust zum Streiten wegen Banalitäten, fehlende Spontaneität, Ruhelosigkeit, Reizbarkeit, Wutanfälle, Panik, Angst, Depressionen, Apathie, Rückzug und Verlust des empathischen Empfindens für andere machen viele Menschen mit einer Hirnverletzung zu kompletten sozialen Außenseitern.« (Feigelson 1993, S. 333 f.) In solchen Fällen ändert sich das Leben für die/den Partner/in, für die Kinder und die gesamte Familie dramatisch. Und niemand schickt eine Beileidskarte oder hält die Schiwa* ab. Stattdessen läuft ein einsamer und oft falsch verstandener Trauerprozess ab, dessen Anfang ebenso unbestimmt ist wie sein Ende. Feigelson stellt schmerzliche Fragen: »Wie ist es möglich, die Hälfte eines Menschen zu verlieren? Die eine Hälfte ist tot, die andere Hälfte lebt (...) Im Gegensatz zum Märchen, das auf einer poetischen Wirklichkeit beruht, in der den Leser nichts überraschen kann, zerstört die unheimliche Geschichte das Vertrauen des Beobachters in die Wirklichkeit. Das Leben kann dann dadurch trügerisch werden, dass es Substanzialität verspricht und Geister schickt. Der *Doppelgänger* sitzt mit am Esstisch.« (Feigelson 1993, S. 335) Bei diesen Worten muss ich an meine eigenen Erfahrungen denken, die ich vor langer Zeit mit einer anderen Art von Doppelgänger am Esstisch gemacht habe.

Die meisten Therapeuten und Therapeutinnen haben ähnliche persönliche Erfahrungen mit uneindeutigen Verlusten und behandeln bestimmt Klienten, die solch unheimliche Verluste erlitten haben. Was den therapeutischen Umgang mit einem sich in die Länge ziehenden, zur Erschöpfung führenden Trauerprozess anbelangt, bietet das Konzept des uneindeutigen Verlusts eine neue Perspektive auf das gegenwärtige Herangehen an das durch Verlust und Trauma ausgelöste Leiden. Unabhängig davon, ob wir uns auf die Behandlung von Leid oder Verlust spezialisieren, ob wir mit Einzelpersonen, Paaren, Familien oder größeren Gemeinschaften arbeiten – das Vertrautsein mit uneindeu-

* wörtlich: »die sieben Tage«, die Trauerwoche im jüdischen Glauben – Anm. d. Übers.

tigen Verlusten trägt dazu bei, dass wir effizienter arbeiten. Die Gründe dafür sind folgende:

1. Im Leben eines *jeden Menschen* gibt es Personen, die vermisst sind. Selten zeichnen sich zwischenmenschliche Beziehungen durch absolute Anwesenheit bzw. Abwesenheit der Beteiligten aus. Wir alle sind zu einem bestimmten Zeitpunkt oder an einem bestimmten Ort persönlich oder beruflich schon mit Situationen uneindeutiger Verluste konfrontiert worden. Von daher ist dies keine Situation, mit der sich nur unsere Klienten auseinandersetzen müssen.
2. Der Verlust eines geliebten Menschen verursacht allgemein in allen Kulturen und Religionen Leiden und Trauma. Um Zeuge dieses Schmerzes zu werden, muss man nur die Nachrichtensendungen im Fernsehen anschauen. Die Unklarheit eines Verlusts fügt dem Schmerz eine weitere Dimension hinzu. Zu dem universellen Schmerz über den Verlust *tritt* die oftmals traumatisierende Mehrdeutigkeit *hinzu*. Wenn wir unser therapeutisches Repertoire vergrößern und Menschen helfen wollen, in Situationen lebensüblicher wie auch katastrophaler Verluste resilient zu werden, müssen wir zunächst verstehen, wie traumatisierend Ambiguität sein kann.
3. Therapeuten brauchen unabhängig von ihrer Spezialisierung oder Ausbildungsrichtung ein größeres therapeutisches Blickfeld. Mit dem Konzept des uneindeutigen Verlusts können wir auf verschiedenen Ebenen der menschlichen Interaktion systemisch und kontextorientiert arbeiten, ohne dabei die individuellen Symptome zu ignorieren. So können wir, wenn wir Menschen mit unterschiedlichem Hintergrund in den verschiedensten Situationen einschätzen und behandeln, *sowohl* ihre Vielfalt *als auch* ihre Ähnlichkeit erkennen.
4. Weil der uneindeutige Verlust meistens durch äußere Kräfte oder durch Krankheiten verursacht ist, kann ein Therapiemodell von Vorteil sein, das nicht nur die präsentierten Symptome berücksichtigt, sondern auch die Stärken und die Resilienz im Umgang mit solchen Kräften. Es liegt nicht an den Klienten, wenn sie einen uneindeutigen Verlust nicht abschließen können. Es ist schwer, in Situationen, die ein Mensch nicht verstehen und nicht auflösen kann – und von denen es viele gibt –, einen Sinn zu finden, aber es ist möglich, wenn wir die Resilienz suchen und nicht das Pathologische.
5. Wenn Klienten unter den Folgen von Katastrophen leiden und traumatisiert sind, weil sie Angehörige verloren haben, reichen PTBS-Behandlungen (Posttraumatische Belastungsstörung) oder die klassischen Trauertherapien

nicht aus; hier braucht es ein Behandlungsmodell, das der Arbeit mit Paaren, Familien und Gemeinschaften Orientierung gibt. Gegenüber den gängigen einzeltherapeutischen und medizinischen Modellen der PTBS-Behandlung und der Trauerverarbeitung sind die auf die Familie und Gemeinschaft gerichteten Ansätze von Landau (1981), Landau und Saul (2004), Rolland (1994) und Walsh (1999) erwähnenswerte Ausnahmen. Ich begrüße diese Ansätze, möchte aber hinzufügen, dass herkömmliche PTBS-Behandlungen und der therapeutische Umgang mit katastrophenbedingten Verlusten einen wesentlichen Aspekt vermissen lassen: das Trauma des uneindeutigen Verlusts (Boss 2002a, 2002b, 2004a, 2004b, 2005). Der uneindeutige Verlust erzeugt zwar auch traumatischen Stress, der zentrale Punkt ist jedoch das ungelöste Leid und die fortbestehende Ambiguität, die einen unablässigen Schmerz verursachen. Die Qual besteht darin, dass die Betroffenen im Dunkeln gelassen werden. Das Konzept des uneindeutigen Verlusts gibt Therapeuten einen Leitfaden an die Hand, wie sie mit solchermaßen betroffenen Kindern, Jugendlichen und Erwachsenen arbeiten können.

6. Das Konzept des uneindeutigen Verlusts ist leicht zu vermitteln und wird auch von Klienten verstanden, sodass in Katastrophensituationen und bei besonderen Herausforderungen auch geschulte Laien und Gemeindemitglieder die professionellen Helfer unterstützen können. Die psychoedukative Qualität des Konzepts (obwohl es an sich psychodynamischer Natur ist) hat den Vorteil, dass wir in Situationen unerwarteter uneindeutiger Verluste wie auch in Situationen erwartbarer lebenszyklischer Übergänge einer größeren Anzahl von Menschen helfen können.

Unabhängig von der Richtung unserer klinischen Arbeit stellt das Konzept des uneindeutigen Verlusts eine Bereicherung für unsere therapeutische Analyse und für die Suche nach effektiveren Interventionen dar, wenn Mitmenschen sich bis zur Unkenntlichkeit verändern oder einfach verschwinden. Wie können wir dazu beitragen, dass Individuen, Paare, Familien und Gemeinschaften, die mit der Grausamkeit eines uneindeutigen Verlustes leben müssen, gesund und resilient bleiben? Als Antwort auf diese zentrale Frage fasse ich das Konzept des uneindeutigen Verlusts zusammen und erkläre, was es bedeutet, weshalb es wichtig ist und wie man es für Interventionen nutzt. Wenn ich angehende Therapeuten und Therapeutinnen auf diese Arbeit vorbereite, vertrete ich eine kontextuelle Perspektive auf den mit einem uneindeutigen Verlust verbundenen Stress und fokussiere dabei auf Gesundheit und Resilienz.

Das Konzept des uneindeutigen Verlusts

Zu Beginn der Behandlung stellen wir zunächst fest, welche Personen die Klienten als zu ihrer Familie gehörig wahrnehmen. Auf diesem Wege bringen wir ihre Wahlfamilie in den Therapieraum. Wenn Angehörige von Klienten physisch abwesend, aber in der Familie mental präsent sind bzw. wenn sie physisch präsent, aber seelisch-geistig nicht anwesend sind, dann definieren wir diesen Verlust als einen uneindeutigen – als den aufgrund seiner Unklarheit äußerst belastenden Verlusttypus. Wenn Klienten wissen, dass ihre Angst externe Ursachen hat, mobilisiert das tendenziell ihre Resilienz, weil sie erkennen, dass das Pathologische nicht in ihnen zu suchen ist, sondern in der äußeren Situation.

Es gibt zwei Arten des uneindeutigen Verlusts: wenn ein Mensch körperlich abwesend, für die Hinterbliebenen aber psychisch präsent ist; und wenn ein Mensch physisch anwesend, seelisch-geistig aber abwesend ist (siehe Abb. 1.1). Durch beide Verlustarten können Beziehungsgrenzen und systemische Prozesse gestört und Hinterbliebene traumatisiert werden.

Beim ersten Typus von uneindeutigem Verlust ist der nahe stehende Mensch physisch vermisst – sein Körper ist verschwunden. Derlei Verluste treten ein, wenn Menschen durch verheerende Ereignisse physisch verschwinden, z. B. im Krieg, durch Terrorismus, ethnische Säuberung, Genozid oder aufgrund von Naturkatastrophen wie Erdbeben und Tsunami. In solchen Fällen ist der Mensch körperlich verschwunden, wird aber von den Hinterbliebenen mental am Leben erhalten, weil sie nicht wissen, ob er tatsächlich tot ist oder noch lebt. Solange der Tod des Vermissten nicht bestätigt ist, wissen die Hinterbliebenen nicht, ob sie die Tür hinter ihm schließen oder für seine Rückkehr offen lassen sollen. Die Dynamik der Familie kommt zum Erliegen, und familiale Grenzen werden undeutlich. Die Hinterbliebenen beschäftigen sich intensiv mit der vermissten Person und können vielleicht an nichts anderes mehr denken. Die Folge davon ist, dass sie ihre bis dahin üblichen Rollen und Beziehungen nicht mehr ausfüllen. Häufiger kommt dieser Verlusttypus in anderen Lebenssituationen vor, z. B. dann, wenn in Scheidungsfamilien der Vater oder die Mutter einfach verschwindet, die leiblichen Eltern für die Adoptivfamilie unauffindbar sind, wenn Säuglinge verloren gehen oder nach der Geburt weggegeben werden.

Beim zweiten Typus von uneindeutigem Verlust ist der nahe stehende Mensch mental nicht mehr anwesend – das heißt, er ist auf der emotionalen oder kognitiven Ebene vermisst. Diese Art von Verlust tritt ein bei Alzheimer-

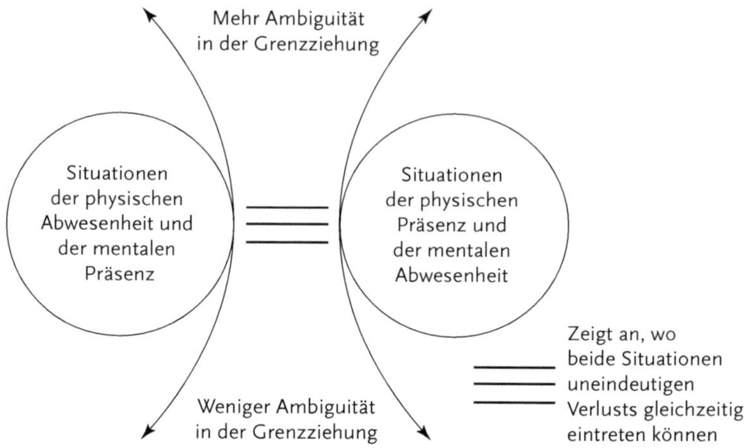

Katastrophenbedingte und unerwartete Situationen:

- Krieg (Soldaten vermisst)
- Naturkatastrophen (Menschen verschollen)
- Entführung, Geiselnahme, Terrorismus
- Inhaftierung
- Flucht, mysteriöses Verschwinden
- Vermisster Körper (Mord, Flugzeugabsturz usw.)

- Alzheimer-Krankheit und Demenzen
- Chronische psychische Krankheit
- Suchtkrankheiten (Alkoholismus, Drogenabhängigkeit, Spielsucht usw.)
- Depression
- Traumatische Kopfverletzung, geistige Behinderung
- Koma, Bewusstlosigkeit

Eher lebensübliche Situationen

- Immigration, Migration
- Adoption
- Scheidung, Wiederverheiratung
- Arbeitsplatzwechsel
- Militäreinsatz
- Ablösung junger Erwachsener von der Familie
- Umzug älterer Menschen ins Pflegeheim

- Heimweh (Immigration/Migration)
- Adoption
- Scheidung, Wiederverheiratung
- Vertieftsein in die Arbeit
- Obsessive Beschäftigung mit Computerspielen, Internet, Fernsehen

Abbildung 1.1: *Katastrophenbedingte und unerwartete Arten von uneindeutigen Verlusten, die unterschiedliche Grade der Ambiguität in der Grenzziehung verursachen (nach Boss 2004b). Übernommen mit Erlaubnis des Journal of Marriage and Family, 66 (2004), 551–566. Copyright 2002 beim National Council on Family Relations, 3989 Central Ave. NE, Suite 550 Minneapolis, MN 55421.*

Krankheit, Demenz, geistiger Behinderung, Aidserkrankung, Autismus, Depression, Suchtkrankheit oder bei chronischen psychischen oder körperlichen Krankheiten, die einem Menschen das Gedächtnis oder Gefühlsleben rauben. Häufiger kommt dieser Verlusttypus in Fällen vor, in denen ein Mensch sich zu sehr in seine Arbeit stürzt oder unter Heimweh leidet (was oft eine Folge der Emigration ist). Auch bei dieser Art von uneindeutigem Verlust erstarren Beziehungs- und Gefühlsprozesse; alltägliche Arbeiten und Aufgaben werden nicht mehr erledigt. Rollen und Positionen der damit konfrontierten Menschen verwischen. Oftmals wissen die Betroffenen nicht, wie sie vorgehen oder was sie tun sollen.

Nicht selten überschneiden sich beide Arten von uneindeutigem Verlust in einer Familie oder bei einem Paar. Eine Frau beispielsweise, die ich nach 9/11 in New York City therapeutisch betreute, hatte ihren Ehemann in den Trümmern verloren und gleichzeitig eine Mutter mit Alzheimer-Krankheit zu betreuen. Diese Klientin erzählte, dass sie sich in zweifacher Hinsicht verlassen fühle. Auch Kinder können beide Arten von uneindeutigem Verlust erleben, wenn sie einen Elternteil durch eine Katastrophe, einen Unfall oder eine Krankheit verlieren und der hinterbliebene Elternteil demzufolge depressiv wird und sich nur noch mit der vermissten Person beschäftigt. Mehrere Jugendliche berichteten nach den Anschlägen von 9/11, dass sie das Gefühl hätten, sowohl den Vater als auch die Mutter verloren zu haben, obwohl ein Elternteil noch bei ihnen war. Dieselbe Dynamik habe ich beobachtet, wenn ein Elternteil sich für die Pflege des behinderten oder kranken Partners einsetzt. Am Schluss hat das Kind beide Elternteile verloren, aber niemand bemerkt das, weil beide in der Familie physisch noch präsent sind.

Die Geschichte der Konzeptentwicklung

Meine erste Untersuchung eines Typus von uneindeutigem Verlust, in dem potenziell eine enorme Ambiguität in der Grenzziehung entstehen konnte, führte ich 1971 mit US-amerikanischen Familien von Soldaten durch, die im Vietnamkrieg und in den kriegerischen Auseinandersetzungen in Laos vermisst waren (Boss 1975, 1977, 1980a, 1980c). Später untersuchte ich mit anderen Forschern Familien, deren Kinder vermisst waren (Fravel & Boss 1992), Familien von jungen Erwachsenen, die das Elternhaus verlassen hatten (Boss, Pearce-McCall & Greenberg 1987), sowie Familien von Immigranten, die sich entwurzelt fühlten (Boss 1993c, 1996; Gates et al. 2000). Ich untersuchte auch den anderen Typus von uneindeutigem Verlust, bei dem eine Person mental vermisst ist. Auf diesem Gebiet konzentrierten sich die Studien auf Familien, in denen ein Angehöriger aufgrund von Alzheimer-Krankheit oder chronischen psychischen und körperlichen Krankheiten mental nicht mehr erreichbar war (Boss 1993d; Boss, Caron & Horbal 1988; Boss et al. 1990; Boss & Couden 2002; Caron, Boss & Mortimer 1999; Garwick, Detzner & Boss 1994; Kaplan & Boss 1999). Die Entwicklung des Konzepts (Blackburn, Greenberg & Boss 1987; Boss 1992, 2000, 2004b; Boss & Greenberg 1984; Boss & Kaplan 2004) ging einher mit Arbeiten zur Bewertung (Boss, Greenberg & Pearce-McCall 1990; Mortimer et al. 1992) und Anwendung des Konzepts auf spezifische Populationen (Boss 1983a, 1983b, 1993a, 1993d; Wiens & Boss 2006). Andere Forscher überprüften das Konzept im Bereich Adoption (Fravel, McRoy & Grotevant 2000) und in Fällen, in denen es um Scheidung, Suchtkrankheit, Autismus, Fehlgeburten, Unfruchtbarkeit, Totgeburten, Pflegefamilien, Inhaftierung, Aidserkrankung, geistige Behinderung, Immigration und Kulturverlust ging. Der zweite Typus von uneindeutigem Verlust wird auch von homosexuellen Frauen und Männern erlebt, die mit einem nicht aufzulösenden Verlust ihrer Herkunftsfamilie konfrontiert sind. Ein Überblick über alle diese Studien findet sich in Carroll, Boss und Buckmiller (2003).

Als ich 1973 mit der Behandlung von Familien vermisster Angehöriger anfing, war ich der Auffassung, dass das therapeutische Ziel darin bestünde, die Ambiguität der Situation zu beseitigen. Rasch musste ich erkennen, dass dies unmöglich ist. Ich veränderte mein Ziel und versuchte zu verstehen, wie Menschen mit der Unklarheit leben können. Den damit verbundenen Forschungsprozess sowie die Entwicklung und Anwendung des Konzepts des uneindeutigen Verlusts habe ich ausführlich beschrieben (Boss 2000, 2004b).[2] Im Folgenden zeichne ich diesen Prozess kurz nach.

Während ich 1972 an der psychiatrischen Klinik der University of Wisconsin-Madison bei Carl Whitaker meine Ausbildung machte, beobachtete ich ein durchgängiges Muster bei den behandelten Familien. Diese waren zwar intakt, aber die Väter wirkten reserviert und abwesend. Sie waren da und doch nicht da. Immer wieder fragten sie, weshalb sie an den Therapiesitzungen teilnehmen sollten, wo »Kinder doch Sache der Mutter« seien. In den frühen 1970er Jahren wurde tatsächlich nicht erwartet, dass Väter sich an der Kindererziehung beteiligen; aber die Kinder spürten das und litten unter der uneindeutigen Situation. Motiviert durch diese klinische Arbeit, thematisierte ich zunächst die psychische Abwesenheit des Vaters in intakten Familien. Später dehnte ich die Überlegungen auf eine allgemeine Ebene aus, sodass sie sich auf jedes Familienmitglied oder auf jede Person anwenden ließen, das bzw. die »anwesend und doch nicht anwesend ist«. Seit 1975 bezeichne ich dieses Phänomen als *uneindeutigen Verlust* (ambiguous loss).

Durch diese vergrößerte Linse sah ich nun die Wahlfamilie eines Menschen und folglich auch die feinen strukturellen und perzeptiven Prozesse in zwischenmenschlichen Beziehungen und lebenszyklischen Übergängen. Ich richtete meinen Blick auch auf die Frage, welche Personen die Familie verlassen bzw. hinzukommen und inwieweit solche Übergänge des Kommens und Gehens von Natur aus belastend sind (Boss 1980b). Die Grenzen ehelicher und familialer Systeme werden durch Unklarheit verwischt und sind deshalb in Zeiten, in denen sich die Familie mit Geburt, Tod, Trennung, Militärdienst oder sogar Wiedervereinigung beschäftigen muss, schwerer aufrechtzuerhalten. Um zu verstehen, wie Familien trotz erhöhter Ambiguität während normativer und unerwarteter Übergänge resilient bleiben, untersuchte ich, wie die Anwesenheit bzw. Abwesenheit eines Familienmitglieds individuell und kollektiv wahrgenommen wird. Die Untersuchungen wiesen darauf hin, dass auf Situationen uneindeutiger Verluste, etwa aufgrund von Demenz oder Kriegsgeschehen, Symptome der Depression, Ängste und Familienkonflikt folgten (Boss 1977, 1980c; Boss et al. 1990; Caron, Boss & Mortimer 1999; Garwick, Detzner & Boss 1994). Es entwickelte sich ein auf der Forschung beruhendes klinisches Konzept, das den uneindeutigen Verlust mit ungelöstem Leid, Ambivalenz, Beherrschbarkeit, Sinn und Hoffnung in Verbindung brachte (Boss 2000, 2004b). In meiner weiteren therapeutischen Arbeit mit Familien von – physisch und mental – Vermissten erkannte ich, dass mein eigenes Gewahrwerden der psychologisch relevanten Wahlfamilie meiner Klienten entscheidend zum Erfolg einer Therapie beiträgt. Seit 9/11 hat sich diese Auffassung in mir weiter verfestigt.

Die konzeptuelle Basis: Stress und Resilienz

Das Konzept des uneindeutigen Verlusts beruht auf der oben diskutierten Perspektive, die auf kontextabhängigen Stress gerichtet ist, und zielt schwerpunktmäßig auf die Resilienz. Das bedeutet Folgendes: Wenn Klienten sich in einer Situation befinden, die nicht korrigiert werden kann, oder wenn sie mit einer Krankheit konfrontiert sind, die nicht heilbar ist, dann besteht das therapeutische Ziel darin, ihnen zu helfen, mit der dazu gehörenden Belastung und Angst zu leben und ihre Resilienz zu steigern. Wir können der Situation ihre Unklarheit nicht nehmen, aber wir können die Ambiguitätstoleranz erhöhen. Also arbeiten wir nicht darauf hin, dass die Klienten ihre uneindeutige Situation zum Abschluss bringen können, wie es das Ziel der klassischen Trauertherapien ist; denn ungelöstes Leid ist nach unserem Konzept – im Gegensatz zum medizinischen Modell – keine persönliche Pathologie.

Wenn wir auf den durch Ambiguität hervorgerufenen Stress fokussieren, können wir über die Behandlung von Symptomen hinausgehen und auf die persönlichen Stärken der Klienten bauen. Auf diesem Wege entdecken und verstärken wir (wo es geht) die Fähigkeiten der Klienten, in schweren Zeiten wieder auf die Beine zu kommen. Wenn man die Quelle der Symptome in dem durch den Lebenskontext hervorgerufenen Stress sucht und nicht in einer schwachen Psyche des Individuums oder einer dysfunktionalen Familie, dann gibt das den Klienten Hoffnung auf ein einigermaßen annehmbares Resultat. Ich möchte jedoch klarstellen, dass meine Empfehlung an Therapeuten und Therapeutinnen nicht dahin geht, die pathologischen Symptome der Klienten zu ignorieren. Auch wenn man nach einem Modell arbeitet, das auf die Resilienz und Stärke der Klienten gerichtet ist, muss man auf ihre persönliche Pathologie achten. Physische und psychische Symptome bedürfen der Behandlung, vor allem dann, wenn sie lebensbedrohlich sind. So ist bei Suizidgedanken, Morddrohungen, Gewalt und Suchtkrankheiten sofortige ärztliche Hilfe notwendig. Persönliche Pathologie kann die Folge eines uneindeutigen Verlusts sein, diese aber auch zusätzlich verschärfen.

Das Konzept des uneindeutigen Verlusts gründet in der Familienstresstheorie (Boss 1987, 2002b; Boss & Mulligan 2003). Ein uneindeutiger Verlust ist ein besonderer Stressor, der unheimliche Angst und endlose Belastung hervorruft und den Bewältigungs- und Verstehensprozess blockiert. Er lässt den Trauerprozess erstarren und entzieht sich einer Lösung. Er ermutigt natürlich zur Leugnung des Verlusts. Er kann zur Bewegungslosigkeit und zu weiteren Krisen führen. Die Klarheit, die (im soziologischen Sinn) für die Erhaltung von Grenzen oder (im psychologischen Sinn) für den Abschluss einer Situation notwendig ist, wird nicht erreicht. Symptome, die bei Individuen, Paaren oder Familien auf etwas Pathologisches hinweisen, sind nicht selten die Auswirkungen einer unerbittlichen, von Ambiguität geprägten Stresssituation. Solche Symptome sind nicht unbedingt ein Zeichen psychischer Schwäche. Die stressbezogene Perspektive mit ihrem Schwerpunkt auf Kontext und Resilienz bietet Therapeuten, die sich von ihrer Ausbildung her am medizinischen Modell orientieren, sich aber mit unbeantworteten Fragen auseinandersetzen müssen, ein breiteres Blickfeld.

Abbildung 1.2 zeigt, wie die beiden Typen von uneindeutigem Verlust zu Erstarrung, aber auch zu Resilienz führen können. Teil A des Diagramms steht

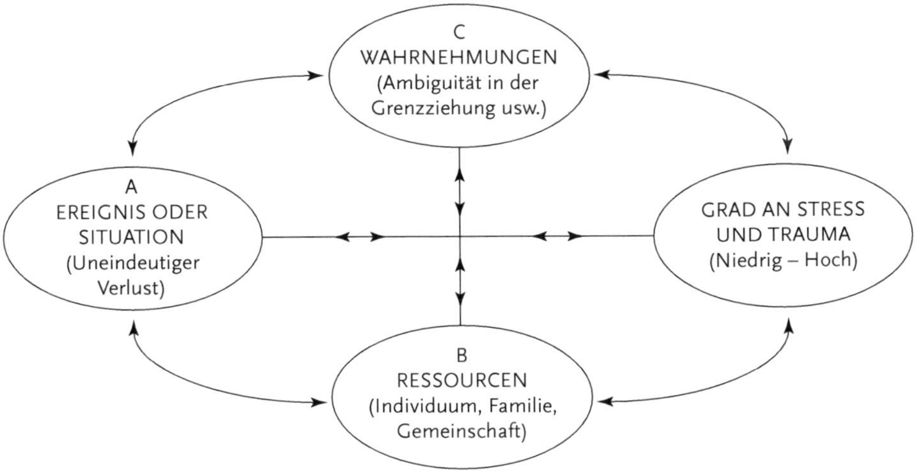

Abbildung 1.2: *Wo sich uneindeutiger Verlust und Grenzziehungs-Ambiguität in die Familienstresstheorie einpassen (nach Boss 2004b). Mit Abdruckgenehmigung aus Journal of Marriage and Familiy, 66 (2004), 551–566. Copyright 2002 beim National Council on Family Relations, 3989 Central Ave. NE, Suite 550 Minneapolis, MN 55421.*

für den *uneindeutigen Verlust*, der als Situation eines mehrdeutigen Verlusts definiert wird, in der nicht bekannt ist, ob die vermisste Person tot ist oder noch lebt, ob ein Mensch abwesend oder anwesend ist (Boss 2000). Wie die Familienmitglieder (individuell und kollektiv) die Situation des uneindeutigen Verlusts wahrnehmen, hängt vom Grad der *Ambiguität in der Grenzziehung* ab, d. h. davon, dass sie nicht wissen, wer zu ihrer Familie bzw. ihrem Beziehungsnetz gehört (Teil C). Ein hohes Maß an Unklarheit in der Grenzziehung wird zu einem Risikofaktor, der zu Depression, somatischen Symptomen und Familienkonflikt führt.

Je höher die Inkongruenz zwischen Wahlfamilie und leiblicher Familie ist, desto höher ist im familialen System die Ambiguität in der Grenzziehung. Ein hohes Maß an Unklarheit in der Grenzziehung stellt für das Wohl des Individuums und des Beziehungsgefüges eine Gefährdung bzw. einen Risikofaktor dar; aufgrund dieser Barriere kann die Familie mit dem Stress, den der Verlust ausgelöst hat, nicht fertig werden. Wenn Menschen nicht wissen, wer zum vertrauten Kreis gehört und wer nicht, führt das zur Unbeweglichkeit und unterhöhlt die Resilienz (Boss 2002b). Aus soziologischer Sicht würde man sagen, dass die Familiengrenzen nicht mehr aufrechterhalten werden, die Rollen verschwimmen, Aufgaben nicht mehr erfüllt werden und die Familie schließlich erstarrt. Aus psychologischer Sicht würde man sagen, dass aufgrund der Unklarheit und des Informationsmangels die Erkenntnisfähigkeit blockiert ist, Entscheidungen auf Eis gelegt werden und Bewältigungs- und Trauerprozesse eingefroren sind (Boss 1993a, 2000; Boss et al. 2003). Allerdings führen nicht alle Situationen eines uneindeutigen Verlusts zu einem hohen Maß an Ambiguität in der Grenzziehung.

Ich muss hinzufügen, dass Stress aufgrund von Ambiguität in der Grenzziehung sowohl objektiver als auch subjektiver Natur sein kann. So würde niemand bestreiten, dass manche Ereignisse – z. B., wenn die Tochter entführt oder der Sohn drogenabhängig ist – objektiv belastend sind; doch es gibt auch subjektive Momente, die über den Grad der erlebten Belastung und des Traumas bestimmen. Dazu können der kulturelle Hintergrund oder die psychische Gesundheit eines Menschen zählen. Wie Betroffene die Unklarheit in der Grenzziehung wahrnehmen, hängt auch von der Gemeinschaft ab, an der sie teilhaben oder in der sie leben (Goffman 1977; Reiss & Oliveri 1991). Alle diese Momente – ob subjektiver oder objektiver Natur – haben Einfluss auf die Resilienz der Betroffenen. Stress ist sowohl eine Tatsache als auch subjektives Erleben, doch das subjektive Moment entscheidet signifikanter darüber, ob jemand innerlich zerbricht oder resilient wird. Das Ausmaß, in dem ein Ereignis Leiden in einem Menschen auslöst, hängt stark davon ab, wie er die Situation wahrnimmt (Boss 1987, 1992, 2002b).

Manche Familien haben trotz des Umstands, dass ein Angehöriger physisch oder mental vermisst ist, klare Vorstellungen von den Grenzen des familialen Systems, auch wenn dies ihren Therapeuten manchmal nicht so vorkommt. In den Familien, die durch 9/11 Mutter oder Vater verloren hatten, wurden z. B. oftmals Tanten und Onkel als Elternfiguren wahrgenommen. Einen solchen Ersatz, der durch die Ausdehnung der familialen Grenzen geschaffen wird, findet man auch häufig in Situationen, in denen ein Elternteil aufgrund von Drogenabhängigkeit oder psychischer Krankheit seine Aufgaben nicht mehr erfüllen kann. Dann übernimmt nicht selten die Großmutter die Rolle der Mutter. Wie flexibel Menschen solche Familiengrenzen definieren, wird in weiten Teilen von ihrem kulturellen Hintergrund und ihrer ethnischen Zugehörigkeit bestimmt. Afroamerikanische Familien z. B. haben relativ elastische Grenzen (McAdoo 1995) und richten ihre Aufmerksamkeit recht stark auf die Gemeinschaft zu Hause und in der Familie (Burton et al. 2004).

Die therapeutische Ausbildung

Welcher Weg führt von der Theorie zur Praxis? Therapeuten wird während der Ausbildung meistens die Vorstellung vermittelt, dass sie ihre Arbeit dann ordentlich ausführen, wenn die Klienten über ihr Leid hinwegkommen – und das relativ rasch. Denn gesunde Menschen, so die Vorstellung, können eine Leidsituation abschließen. Doch die Auflösung eines Verlusts ist selten in dieser Absolutheit möglich, und schon gar nicht, wenn ein von uns geschätzter Mensch spurlos verschwindet. Wenn es keinen Körper zum Bestatten gibt, kann der Verlust nicht abgeschlossen werden, und dann entwickeln hinterbliebene Individuen und Familien Symptome. Bei uns werden Therapeuten und Therapeutinnen dahingehend ausgebildet, dass sie das größere Bild und den externen Stressor eines uneindeutigen Verlusts erkennen können.

Damit nun der Therapeut wirksame Interventionen entwickeln kann, muss er einschätzen, inwieweit sich bei den Familienmitgliedern, insbesondere bei Eltern und Kindern, die Vorstellungen von ihrer Wahlfamilie und der leiblichen Familie decken. Statt also eine einzige optimale Behandlung für ein Paar oder eine Familie zu entwerfen, werden die Interventionen auf die Struktur der Wahlfamilie bzw. leiblichen Familie der Klienten zugeschnitten. Auf diesen Überlegungen beruhen die folgenden zentralen Prinzipien der Ausbildung für die professionelle Arbeit mit Menschen, die darunter leiden, dass von ihnen geschätzte Menschen physisch vermisst oder geistig-seelisch abwesend sind; die womöglich gar mit beiden Arten von Verlust fertig werden müssen. Im Folgenden wird der Ablauf eines Ausbildungsworkshops mit seinen Zielen, den zu behandelnden Fragen und seinen Ergebnissen skizziert.

Ziele und Ergebnisse eines Ausbildungsworkshops

Das *übergeordnete Ziel* eines Ausbildungsworkshops, der für Psychotherapeuten, Psychiater, Seelsorger, Ärzte, Anwälte und Erzieher gedacht ist, besteht darin, über einen neu identifizierten Typus von Verlust zu informieren, der nicht abgeschlossen werden kann und dessen Auswirkungen sich am besten auf systemischer Ebene mit familien- und gemeinschaftsorientierten Ansätzen angehen lassen.

Dieses Ziel und das Konzept des uneindeutigen Verlusts sind die Basis unserer Ausbildung, in der die folgenden Themen und Fragstellungen behandelt (und nachstehend diskutiert) werden:

- Die Wahlfamilie.
- Was ist ein uneindeutiger Verlust, und worin unterscheidet er sich von einem lebensüblichen Verlust?
- Welche beiden Typen von uneindeutigem Verlust gibt es; überschneiden sie sich an einer Stelle?
- Woher wissen wir, ob und wann ein Verlust ein Problem ist?
- Worin unterscheiden sich die Ursachen und Auswirkungen eines uneindeutigen Verlusts von denjenigen einer Posttraumatischen Belastungsstörung (PTBS)?
- Auf welche Weise wirken sich kulturell geprägte Wertvorstellungen und Überzeugungen darauf aus, wie Menschen mit einem uneindeutigen Verlust umgehen? Gibt es in dieser Hinsicht religiöse, schichtbezogene, ethnische und geschlechtsbezogene Unterschiede?
- Um die Resilienz von Klienten, die unter einem uneindeutigen Verlust leiden, stärken zu können, müssen die Ziele und Leitlinien im Hinblick auf folgende Aspekte formuliert werden: dem Verlust einen Sinn zuschreiben, das Gefühl der Beherrschbarkeit relativieren, die Identität neu definieren, Ambivalenz als etwas Normales begreifen, Bindung revidieren und Hoffnung entwickeln.
- Das Selbst des Therapeuten.

Zu beachten ist, dass diese Themen und Fragestellungen jeweils so angepasst werden, dass sie den an die professionellen Helfer gestellten Anforderungen entsprechen. In Tokio lag der Fokus des Workshops beispielsweise auf dem uneindeutigen Verlust in Drei-Generationen-Familien und dem Verlust, den ältere Menschen aufgrund der Tatsache empfinden, dass mit dem Eintritt der Frauen in die Arbeitswelt die jungen Generationen ihren Eltern immer weniger Aufmerksamkeit schenken. In Toronto war der Workshop auf professionelle Helfer ausgelegt, die mit zweifach betroffenen Paaren arbeiteten: Diese Klienten waren viktimisiert durch den uneindeutigen Verlust, den die Alzheimer-Krankheit des Angehörigen verursacht, und zugleich durch das Trauma des Holocaust im Zweiten Weltkrieg. In Duluth (Minnesota) war der Workshop auf das Thema Suchtkrankheit gerichtet, am Albert Einstein College of Medicine in New York auf das Thema psychische Krankheit, und am Texas Tech in Lubbock (Texas) auf das Thema Migration und Immigration. In New Jersey hielt ich einen Workshop ab für die Geistlichen, die die Stahlarbeiter und die Helfer in Uniform betreuten, welche auf Ground Zero Aufräumarbeit leisteten. In Australien führte ich kürzlich einen Workshop durch für professionelle Helfer, die

Klienten betreuten, welche aufgrund chronischer psychischer oder körperlicher Erkrankungen von Angehörigen einen uneindeutigen Verlust erfahren mussten; sowie für Therapeuten und Ärzte, die Tsunamiopfer behandelten.

Am Ende eines Workshops erwarte ich – gemäß gesetztem Ziel und Konzeptualisierung – zwei Ergebnisse. Erstens: Die Teilnehmer sind in der Lage, einen uneindeutigen Verlust zu erkennen, seine Auswirkungen zu verstehen und für die entsprechenden Klienten, die Symptome ungelösten Leids manifestieren, Interventionen und Therapien zu entwickeln. Zweitens: Die Teilnehmer sind in der Lage, eigene uneindeutige Verluste, ihre Auswirkungen und ihren Sinn zu erkennen und zu verstehen. Paradoxerweise kommt das zweite Ergebnis bei professionellen Helfern, die sich theoretisch mit dem uneindeutigen Verlust auseinandersetzen, meistens vor dem ersten zustande. Beide Erkenntnis- und Verstehensstränge entwickeln sich in einem parallel laufenden Prozess, in dem das persönliche Erleben zur Grundlage für die konzeptuelle und therapeutische Arbeit wird. Wenn es um die Erfahrung eines uneindeutigen Verlusts geht, lässt sich berufliche Effizienz nicht von persönlichem Wachstum trennen.

Mithilfe eines integrierten Modells der klinischen Ausbildung können professionelle Helfer aus unterschiedlichen Disziplinen relativ reibungslos in einem heilenden Team zusammenarbeiten. Je nach Situation und Anforderung kann ein solches Team Paar- und Familientherapeuten, Sozialarbeiter, Psychiater, Psychologen, Traumatherapeuten, Pflegekräfte, Journalisten, Erzieher und Seelsorger umfassen. Sie alle haben unterschiedliche Ansätze und Fertigkeiten und verfolgen ein gemeinsames Ziel: starke Familien und starke Individuen. Ein multidisziplinäres und mehrsprachiges Team ist vielleicht kompliziert zu leiten, aber heutzutage ist Teamarbeit besonders wichtig, um die konzeptuelle Komplexität von Multikulturalismus und Vielfalt in die Paar- und Familienbeziehungen – und in die Fachkenntnis – integrieren zu können.

Differenzierungen innerhalb des Modells

Zur Beschreibung des Ausbildungsworkshops gehören auch die Differenzierungen innerhalb des Konzepts des uneindeutigen Verlusts.

Erstens: Ein uneindeutiger Verlust ist für eine Familie oder ihre einzelnen Mitglieder nicht grundsätzlich problematisch. Woher wissen wir, wenn er zum Problem wird? Diese Frage kann sowohl im Rahmen der Familienstruktur als auch psychologisch beantwortet werden. Familienstrukturell gesehen, wird ein uneindeutiger Verlust zum Problem, wenn die elterlichen Rollen ignoriert, Entscheidungen auf Eis gelegt, Aufgaben des täglichen Lebens nicht mehr erfüllt und Angehörige ignoriert oder geschnitten werden. Psychologisch gesehen, wird ein uneindeutiger Verlust zum Problem, wenn Hoffnungslosigkeit entsteht, die zu Depression und Passivität führt, und Ambivalenz aufkommt, die Schuldgefühle, Ängste und Unbeweglichkeit erzeugt.

Manche Menschen können tatsächlich ohne negative Auswirkungen damit leben, dass Angehörige vermisst sind (Bonanno 2004). Diesbezüglich sind zwar weitere Untersuchungen nötig, aber bis jetzt lässt sich festhalten, dass der Umgang mit uneindeutigen Verlusten von Zuschreibungen und Überzeugungen – die vom Individuum, von der Familie und vor allem von der Gemeinschaft vorgenommen werden – abzuhängen scheint (Reiss & Oliveri 1991). Der alte Spruch »Was werden die Nachbarn denken?« hat schon etwas zu besagen, wenn es zu ermitteln gilt, ob ein Verlust sich auf eine Person oder Familie negativ oder positiv auswirkt. Wenn die Gemeinschaft der Ansicht ist, dass der Verlust auf unmoralisches Handeln oder Fehler zurückgeht, entwickelt der Hinterbliebene stärkere Schuldgefühle und weniger Resilienz. Einige der Hinterbliebenen von 9/11 glaubten beispielsweise daran, dass der Aufenthalt ihrer Angehörigen zum Zeitpunkt des Terrorangriffs in den Twin Towers vorherbestimmt war; andere fühlten sich für den Aufenthalt ihrer Angehörigen im World Trade Center verantwortlich. In Fällen von Alzheimer-Krankheit und geistiger Behinderung beobachte ich ähnliche Varianten. Manche Menschen sehen im Verlust von Angehörigen eine Strafe Gottes oder Allahs, während andere einen solchen Verlust als Mahnung verstehen, mehr Liebe in die Welt zu bringen.

Manche Gläubige vertrauen trotz uneindeutiger Verluste weiterhin darauf, dass Gott sie durch ihr tägliches Leben begleiten wird. Andere Gläubige sehen das Verlustereignis vielleicht nicht als vorherbestimmt, haben aber immer noch großes Vertrauen darauf, dass Gott oder Allah sie durch die momentane Unklarheit führen wird. Wenn die Gemeinschaft, in der diese Menschen leben, dies ebenfalls glaubt, können sie trotz fehlender Informationen und fortbestehender Ambiguität relativ gut weiterleben. Ferner scheinen bestimmte Persönlichkeitsmerkmale für eine gesteigerte Ambiguitätstoleranz zu sprechen. Ungeachtet solcher Faktoren ist der wichtigste Prädiktor für Resilienz in Fällen uneindeutiger Verluste die Fähigkeit des Individuums, gleichzeitig zwei gegensätzliche Vorstellungen in sich beherbergen zu können. Wenn ein Mensch mit der Unklarheit leben kann, hat er gelernt, mit gegensätzlichen Gedanken zu leben. Der Vater eines vermissten Soldaten sagte einmal: »Er ist zwar tot, aber vielleicht lebt er doch noch und kommt eines Tages wieder.« Eine Frau, deren Mutter eine Hirnverletzung hatte, sagte einmal: »Meine Mutter ist zwar noch hier, aber sie ist auch gegangen.« Dies sind beängstigende Wahrheiten. Doch aus unterschiedlichen Gründen können viele Menschen mit dieser unheimlichen Spannung leben.

Zweitens: Wenn die Unklarheit einer äußeren Ursache zugeschrieben wird, verringert sich der Grad der Selbstbeschuldigung. Manche Menschen machen sich nach einem traumatischen oder schmerzlichen Verlust Selbstvorwürfe. Sie grübeln über Gedanken nach wie etwa: »Wenn ich doch nur dieses oder jenes getan hätte, dann wäre sie heute noch am Leben.« In solchen Fällen muss der Therapeut die Schuld externalisieren, wie es die Familientherapeuten Michael White und David Epston (1990) empfehlen. Uneindeutige Verluste aufgrund von Demenz, Hirnverletzungen, Geburtsschäden, psychischer Krankheit und sonstigen Ursachen zerstören zwar Träume und sind ein Angriff auf die Familie und ihre Mitglieder, aber an der Situation ist niemand schuld. Man würde meinen, dass ein solcher Gedanke nach den Terrorangriffen von 9/11 auf der Hand lag, aber trotzdem waren viele Hinterbliebene durch Schuld- und Schamgefühle oder Wut über sich selbst erstarrt. »Wir hatten am letzten Abend, an dem er bei mir war, noch Streit.« »Ich war nicht zu Hause und konnte das Telefon nicht abnehmen, und alles, was er hörte, war mein Anrufbeantworter.« Wenn das Problem externalisiert ist, wird im nächsten Schritt die Toleranz (die der Klienten wie auch unsere eigene) gegenüber der Tatsache erhöht, dass es keine definitive Antwort gibt. Wie schon erwähnt, schließe ich die Möglichkeit pathologischer Momente nicht aus. Ich möchte sie einfach in den Kontext einer Situation stellen, die über das Maß an normaler menschlicher Erwartung weit hinausgeht. Auch wenn manchmal individuelle Symptome auftauchen, die beachtet werden müssen, liegt die Wurzel des Pathologischen – die Ambiguität, die mit ihrem beharrlichen Gewirr Menschen zermürbt – im Kontext außerhalb des Betroffenen.

Der dritte Punkt betrifft uns als Therapeuten und die Kultur der Psychotherapie ganz allgemein: Im therapeutischen Feld ist man häufig der Auffassung, dass Menschen, die eine abwesende Person als anwesend bzw. eine anwesende Person als abwesend wahrnehmen, irrational, wenn nicht sogar krank sind. Während meiner therapeutischen Arbeit mit Familien, die einen demenzkranken Angehörigen hatten, und durch meine Erfahrung mit Familien, die von 9/11 unmittelbar betroffen waren, habe ich einmal mehr gelernt, dass der Abschluss eines uneindeutigen Verlusts ein *Mythos* ist. Dieser Mythos wird leider von vielen, die das Abschließen-Können eines Verlusts als Kriterium der Normalität betrachten, intensiv propagiert. Auch wenn wir vielleicht eine traditionelle Ausbildung genossen haben, müssen wir uns neue Sichtweisen auf den Verlust zulegen und die Wahlfamilie der Klienten berücksichtigen. In der Trauertherapie wird dies stellenweise schon praktiziert, indem man den Blick auf offene Systeme richtet (Rando 1993; True & Kaplan 1993; White 1995).

Der Grund, weshalb wir so viel über den Abschluss einer Situation reden, ist vielleicht der, dass wir den Schmerz über den Verlust nicht aushalten können. Wir gehen davon aus, dass der Schmerz etwas Schlimmes ist und beseitigt werden muss. Doch wenn ein Verlust, insbesondere ein uneindeutiger Verlust eintritt, hat der Schmerz häufig eine Funktion (Cousins 1981; Frankl 1977). Er führt zur Veränderung, was im Falle eines uneindeutigen Verlusts eine weitere Herausforderung sein kann. Der Schmerz über den Verlust kann lähmen – oder zu Veränderung antreiben. Meiner Erfahrung nach sind Menschen der Veränderung gegenüber offener, wenn sie die Tür anlehnen können.

Wir müssen die allzu bequeme Vorstellung, eine Situation abschließen zu können, noch aus einem anderen Blickwinkel betrachten. Eine Situation kann unmöglich zu einem Abschluss gebracht werden, wenn ein Angehöriger mental oder körperlich vermisst ist. Wenn der Tod des Vermissten nicht bestätigt wird oder es keine Lebenszeichen von dem verschwundenen Menschen gibt, bleibt die Grenze des Familiensystems natürlich offen; unter solchen Bedingungen ist es normal, dass die Betroffenen keinen Abschluss finden und den Verlust nicht auflösen können. Auch wenn die jeweiligen Kontexte der Verluste unterschiedlich sind, sollten wir von den Klienten nicht erwarten oder verlangen, dass sie im Falle eines vermissten Angehörigen die Situation zum Abschluss bringen. Schließung ist *niemals* wirklich möglich, nicht einmal dann, wenn der Tod des Angehörigen eindeutig festgestellt ist. Dies wird jeder bestätigen, der einen Angehörigen unter völlig normalen Umständen verloren hat. Unsere Sehnsucht nach Schließung ist ein Nebenprodukt einer Kultur, in der es belohnt wird, wenn man Antworten weiß, Probleme beseitigt und dann zur Tagesordnung übergeht. Von diesen Vorstellungen müssen wir uns verabschieden.

Der Mythos, dass ein uneindeutiger Verlust abgeschlossen werden kann, ist begleitet von einer Reihe von Normvorstellungen, wie man Schließung zustande bringt. Leider wird tendenziell kritisiert und sogar darüber gerichtet, wie Familien ihre Verluste betrauern, es wird etwa danach gefragt, wie lange sie brauchen, bis sie zur »Normalität« zurückfinden, und ob sie »richtig« oder »falsch« trauern. In diesem Zusammenhang fällt mir die Gedenkfeier für Senator Paul Wellstone im Jahr 2002 ein, die wegen ihres politischen Charakters heftig kritisiert wurde; de facto war aber nur ein Teil der Feier der Politik gewidmet. Doch die politischen Reden waren alles, worüber die Außenstehenden berichteten, die die Familie des Verstorbenen wegen ihrer Art zu trauern lautstark kritisierten. Hätte jemand überrascht sein sollen, dass ein Teil der Feier politischen Charakter hatte? Die Familie Wellstone war schließlich eine politische Familie. Politik gehörte zur Kultur dieser Familie. Die beiden Söhne zeigten ihre Trauer in der Weise, dass sie erklärten, die politische Arbeit ihres Vaters fortsetzen zu wollen. Viele Bürger in Minnesota trauerten noch lange um ihren Senator, und dies war meines Erachtens unter anderem darauf zurückzuführen, dass ihr Trauerprozess durch Scham- und Schuldgefühle unterbrochen und besudelt wurde, die mit ihrer Gedenkfeier zusammenhingen. Ich vermutete, dass eine Veranstaltung auf lokaler Ebene notwendig sein würde, damit die Gemeinschaft zur Heilung finden könnte. Dies geschah spontan ein Jahr später am Jahrestag des tödlichen Flugzeugabsturzes, als alle Theater- und Konzerthäuser in Minneapolis und St. Paul, den so genannten Twin Cities, ihre Vorführungen explizit der Familie Wellstone widmeten. Diesen Abend hätten der Senator und seine Frau bestimmt genossen.

Als Therapeuten können wir unsere Gemeinden dahin führen, dass sie solchen Haltungen gegenüber geduldig werden, die vielleicht wie eine unorthodoxe Art oder eine ungewöhnlich lange Zeit der Trauer aussehen. Folgendes Paradoxon gilt es zu verstehen: Je kritischer Außenstehende sind, desto mehr ziehen sich die Betroffenen zurück und verteidigen ihr Recht auf ihre eigene Art des Trauerns. Wenn ein eigentümlicher Trauerprozess ungesunde Züge annimmt oder lebensbedrohlich wird, ist eine klinische Intervention notwendig. Der Therapeut muss Individuen, Paare, Familien und Gemeinschaften so trauern lassen, wie sie es für richtig halten, und doch auch ihrem Trauerprozess eine andere Richtung geben, wenn die Art des Trauerns ihrer Gesundheit schadet.

Viertens: Es scheint so etwas wie ein universales menschliches Bedürfnis zu geben, die Toten zu würdigen und zu begraben, insbesondere die Menschen, die man liebt und verehrt. Die Geschichten, wie Hinterbliebene nach den sterblichen Überresten der von ihnen geliebten Menschen suchen, reichen von Sophokles' Antigone, die sich König Kreons Gebot widersetzt, um ihren Bruder zu begraben, über neuere Berichte von Müttern, die im Kosovo über verlassene Schlachtfelder streifen und nach ihren toten Angehörigen suchen, bis hin zu Berichten über Kinder, die in Südostasien nach den Körpern ihrer Väter suchen, deren Flugzeuge vor Jahrzehnten abgeschossen wurden. Ein Verlust kann nicht abgeschlossen werden, wenn es keinen Körper zu beerdigen gibt. Bestenfalls finden die Hinterbliebenen eine hinreichende Lösung und können statt des Körpers etwas anderes bestatten. So beerdigte eine Familie die Gitarre des Vermissten als Symbol für seinen Körper. Das war eine fantasievolle Lösung und hat den Hinterbliebenen hoffentlich zur Zufriedenheit gereicht. Doch viele Familien sind sich uneins in der Frage, ob und wie sie das Gedenken an die vermisste Person gestalten sollen. Ohne den Körper des Vermissten wissen sie einfach nicht, was sie tun sollen, welche Rituale sie vollziehen oder erfinden oder welche Worte sie wählen sollen.

Tröstlich ist, dass viele Menschen in einer solchen Situation zu einer Lösung gelangen, obwohl sie den vermissten Angehörigen niemals finden. Als Therapeut muss man geduldig sein. Wir sollten Klienten nie zum Abschluss einer Leidsituation drängen, wenn der Verlust uneindeutig ist. In dem menschlichen Bedürfnis, den Körper des vermissten Angehörigen zu finden und zu begraben, zeigt sich der Schnittpunkt von kognitiven und emotionalen Prozessen in vertrauten Beziehungen – ein unheimlicher Kreislauf von Bindung und Loslassen. Wir brauchen Geduld und müssen hellwach sein, wenn wir es mit diesen lähmenden und komplexen Vorgängen zu tun haben.

Immer wieder verschwinden Menschen oder welken dahin. Fähren gehen unter, Flugzeuge stürzen ab, Erdbeben begraben Tausende unter sich, Kinder werden entführt, und Soldaten werden im Krieg vermisst. Weniger dramatisch, aber nicht weniger traumatisch ist es, wenn ein Angehöriger im Koma liegt, aufgrund von Alzheimer-Krankheit entschwindet oder durch Drogenabhängigkeit mental abgetreten ist. Und Familienmitglieder nehmen weiterhin viele Mühen auf sich, um die sterblichen Überreste ihrer Angehörigen zu finden oder Zugang zu ihrem verflüchtigten Geist zu erhalten. Aus meiner therapeutischen Arbeit mit betroffenen Familien weiß ich, dass die Gründe für eine solche Beharrlichkeit unterschiedlich sind.

Der Grund der Suche nach Klarheit kann kulturell bedingt sein. In der US-amerikanischen Kultur wird es geschätzt und erwartet, dass die Dinge repariert, geheilt, gewonnen und gelöst werden. Das Leben mit einem Verlust wird als entmutigend empfunden. Man sollte vielmehr über Leid hinwegkommen – und das rasch. Wenn Beckers (1981) Einschätzung, dass der Tod in unserer Kultur geleugnet wird, zutrifft, dann wird der uneindeutige Verlust umso heftiger zurückgewiesen. Wir alle müssen uns stärker für Anstrengungen in der Gemeinschaft engagieren, damit wir die weit verbreitete Ungeduld mit Verlusten, die uneindeutig sind, überwinden können.

Ein weiterer Grund, Klarheit zu erlangen, hat mit der Kognition und Rationalität des Menschen zu tun. Wenn es keinen Körper zu beerdigen gibt, entsteht bei den Hinterbliebenen Verunsicherung über ihre physischen bzw. psychischen Verluste. Die Erkenntnisfähigkeit ist aufgrund der mangelnden

Vertrautheit mit der Situation blockiert. Der Bewältigungs- oder Trauerprozess kann nicht einsetzen; Entscheidungen können nicht getroffen werden. Die Vorstellung von einer gerechten, verstehbaren und handhabbaren Welt ist durch das entsetzliche Geheimnis über den Zustand des vermissten Angehörigen erschüttert.

Ein dritter Grund für die Sehnsucht nach Klarheit über einen Verlust ist der, dass ohne Bestätigung des Todes keine stützenden Rituale vollzogen werden. Familien von physisch vermissten und mental abwesenden Angehörigen sind also auf sich allein gestellt. Nach 9/11 konnten einige Familien mit offizieller Erlaubnis von Geistlichen einen leeren Sarg oder persönliche Objekte wie z. B. Musikinstrumente, Bowlingkugeln oder Fotografien der vermissten Person beerdigen, doch die betroffenen Familien waren größtenteils auf sich gestellt und mussten überlegen, was sie tun sollten. Das wäre nicht nötig gewesen. Denn genauso wie den Familien von Angehörigen, die aufgrund von geistiger Behinderung, Demenz, chronischer psychischer Erkrankung oder Drogenabhängigkeit emotional oder kognitiv verschwunden sind, hätten auch diesen Familien Stützgruppen aus Menschen mit ähnlichen Schicksalen und Mehrfamiliengruppen geholfen.

Zahlreiche Hinterbliebene erzählten mir, dass sie für sich selbst entschieden hätten, einen Gottesdienst ohne den toten Körper der vermissten Person abzuhalten, doch derlei Veränderungen in der Ritualpraxis seien meistens mit Unterstützung offizieller Stellen – das heißt von Geistlichen, Bürgermeistern, Therapeuten, Pflegekräften, Ärzten und Gemeindeältesten – angeregt worden. Von ihnen geschätzte Personen hätten ihnen Wahlmöglichkeiten, Geduld und Symbole als Hilfe angeboten. Viele Familien verwendeten beispielsweise eine Urne mit Asche von Ground Zero, um für die vermissten Angehörigen ein Beerdigungsritual zu vollziehen. Doch gab es bei dieser Vorgehensweise unterschiedliche Wahrnehmungen, durch die die behelfsmäßigen Beisetzungsrituale verkompliziert wurden. Ein junger Mann sagte: »Ich will für mich persönlich glauben, dass ein Teil des Körpers meines Bruders in dieser Asche ist.« Die Ehefrau dieses vermissten Mannes aber glaubte so etwas nicht. Die unterschiedlichen Auffassungen der beiden hinterbliebenen Personen führten zum Konflikt, der schließlich in Familiensitzungen entschärft werden konnte, in denen über solche Unstimmigkeiten gesprochen und sie als etwas ganz Normales begreiflich gemacht wurden.

Ein vierter Grund, weshalb Menschen einen Verlust geklärt haben möchten, ist ihre Verbundenheit mit dem abwesenden Menschen. Das Ziel der Trauer besteht darin, sich von dem verlorenen Menschen zu lösen. Laut Freud (1917) und Bowlby (1983) gibt der Hinterbliebene seine emotionale Bindung an die verstorbene Person auf, um neue Beziehungen zu den Lebenden aufzunehmen. Ohne toten Körper, der das Ende einer engen Verbindung bestätigt, kann man nur schwer loslassen und neue Verbindungen eingehen. Wie lange ein Mensch ausharrt, bis er den Verlust akzeptiert und die Bindung an die verlorene Person lockert, indem er sein Leben ohne diese weiterlebt, kann auch davon abhängen, ob der vermisste Erwachsene oder das verschwundene Kind zur Familie oder zum Bekanntenkreis gehört hat. Sich emotional von dem vermissten Menschen lösen heißt nicht, dass man ihn vergisst.

Weiterer Forschungsbedarf

Meine therapeutischen Teams und Forschungsgruppen haben zwar immer wieder neue Wege entdeckt, wie in unterschiedlichen Situationen und bei verschiedenen Populationen die traumatisierenden Auswirkungen eines uneindeutigen Verlusts überwunden werden können, doch weitere Forschungen sind in diesem Feld notwendig. Dieses Buch trägt hoffentlich dazu bei, dass das Konzept des uneindeutigen Verlusts an der Praxis überprüft wird. Der Prozess der Konzeptbildung ist letztlich nie abgeschlossen und wird am besten in Kooperation von Wissenschaft und Praxis vollzogen. Mein Buch *Leben mit ungelöstem Leid* (2000) gibt eine Zusammenfassung meiner Arbeit zwischen 1975 und 1999 und war der erste Schritt zur Bekanntmachung meines Konzepts, sodass es von anderen ausprobiert und überprüft werden kann. Das vorliegende Buch ist nun der zweite Schritt in der Konzeptentwicklung und führt detailliert aus, wie das Konzept des uneindeutigen Verlusts anzuwenden ist. Unter dem Strich bleibt der Ruf nach weiteren diesbezüglichen Studien und klinischer Anwendung des Konzepts.

Der Forschungsbedarf ist meiner Ansicht nach dreifacher Art. Erstens müssen die langfristigen Auswirkungen uneindeutiger Verluste untersucht werden, und man muss der Frage nachgehen, wie Resilienz erhalten werden kann. Bei den Hinterbliebenen physisch vermisster Angehöriger gibt es anekdotisch klinische Belege dafür, dass Familien – egal aus welchem Kulturkreis – nach uneindeutigen Verlusten eine bemerkenswert ähnliche Dynamik zu entfalten scheinen (Sluzki 1990). Ähnlich den durch 9/11 betroffenen Familien waren argentinische Familien von Vermissten dadurch geprägt, dass die familialen Grenzen und Rollen verwischt waren, die Tatsachen geleugnet wurden und Schuldgefühle aufkamen, wenn jemand die Hoffnung auf eine Rückkehr zum früheren Status quo aufzugeben wagte (Boss et al. 2003). Die inzwischen erwachsenen Kinder von vermissten Piloten, die in den 1970er Jahren in Kriegen in Südostasien abgeschossen wurden, zeigen nach über 30 Jahren noch Symptome ungelösten Leids. Den Familien der Piloten hatte man damals Stillschweigen über die Vorgänge auferlegt, was vielleicht erklärt, weshalb der Trauerprozess dieser Menschen einfror. Cathy Campbell und Alice Demi (2000) stellen in ihrer Studie fest, dass viele Söhne und Töchter vermisster Piloten noch häufig von intrusiven Gedanken an ihre verschwundenen Väter heimgesucht würden. Viele dieser Nachkommen seien emotional stehen geblieben, doch einige hätten einen Weg zum Weiterleben gefunden. Cathy Campbell selbst, deren Vater vermisst ist, fand nach dem Tod ihrer Mutter Trost darin, diesen Gegenstand zu erforschen und darüber zu schreiben.

Auch Familien mit einem mental abwesenden Angehörigen und die Frage nach ihrer Resilienz müssen intensiver untersucht werden. Die vorliegenden Studien zu Themen wie Suchterkrankung, Alzheimer-Krankheit und Hirnschädigung fokussieren größtenteils auf negative langfristige Auswirkungen solcher Zustände. So weiß man z. B., dass die Gesundheit pflegender Angehöriger von Demenzkranken gefährdet ist. Die US-amerikanische Alzheimer Association berichtet, dass die Sterberate pflegender Partner und Partnerinnen von Alzheimerpatienten 63 % höher liegt als diejenige gleichaltriger Kohorten (Schulz & Beach 1999). Therapeuten und Familien müssen aber auch die Erfolgsgeschichten kennen, um mit einem optimistischeren Blick gemeinsam Interventionen gestalten zu können, die auf Resilienz und Symptomprävention beim gesunden Partner gerichtet sind.

Zweitens müssen Situationen untersucht werden, in denen beide Arten von uneindeutigem Verlust gleichzeitig vorliegen. Nicht selten habe ich Klienten, die mit doppelter Ambiguität konfrontiert sind, wenn z. B. ein Angehöriger süchtig oder chronisch krank ist und ein anderes Familienmitglied aufgrund von Scheidung oder Adoption fehlt. In weiteren Untersuchungen muss auch der Frage nachgegangen werden, wie ungewollte Kindesvernachlässigung verhindert werden kann, wenn der Partner oder die Partnerin eines Elternteils physisch oder mental abwesend ist.

Drittens sind weitere kulturübergreifende Studien notwendig, in denen es Ähnlichkeiten und Unterschiede in den Reaktionen auf uneindeutige Verluste herauszufinden gilt. Kulturelle Vielfalt wird zwar hervorgehoben, und individuelle Reaktionen und Bewältigungsstrategien sind gut dokumentiert, doch die üblichen Reaktionen auf übliche Stressoren wie den des uneindeutigen Verlusts müssen ebenfalls identifiziert werden. Unsere Vermutungen auf der Basis unserer klinischen Arbeit gehen bis jetzt dahin, dass sich nach einem uneindeutigen Verlust kulturübergreifend gefährliche Familiengeheimnisse entwickeln, wenn über Verluste nicht gesprochen werden darf und es keine Interventionen gibt, die zum Austausch persönlicher Wahrnehmungen ermuntern (Boss et al. 2003; Imber-Black 1995).

Unter allen Bedingungen und in allen Kulturen scheint die Ambiguität, die mit dem Vermisstsein eines Angehörigen verbunden ist, den Trauerprozess der Hinterbliebenen zu blockieren, Ambivalenz hervorzurufen, Schuldgefühle und Beziehungskonflikte zu schüren und die familialen Grenzen und Abläufe zu verwischen. Wie auf Knopfdruck laufen in den Familien von Vermissten bestimmte Muster ab: Die Mitglieder streiten darüber, was zu tun ist; sie nehmen den Zustand der vermissten Person unterschiedlich wahr; sie heben Familienrituale auf und halten sich nicht mehr an Routineabläufe; und häufig beschäftigen sie sich so sehr mit der verschwundenen Person, dass sie die Anwesenden – meistens Kinder und Jugendliche – vernachlässigen. Doch dank der bisherigen – wenn auch noch nicht ausreichenden – Forschungen und des neuen Verlustkonzepts achten jüngere Therapeutenteams bei den Klienten inzwischen stärker auf Signale von Resilienz. Dabei lassen sie Symptome, die der sofortigen Behandlung bedürfen, nicht außer Acht; aber aufgrund ihres größeren Blickfeldes können sie mehr dazu beitragen, dass Klienten ihre Resilienz wiedergewinnen und mit dem ungelösten Verlust leben können.

Seit 9/11 bin ich mehr denn je davon überzeugt, dass unsere klinische Arbeit theoretisch untermauert sein muss, wenn wir Familien wirklich helfen wollen, in schweren Zeiten stark zu bleiben. Ohne forschungsbasierte Konzepte können wir die komplexen familialen Prozesse und Verknüpfungen, die in Zeiten der Bedrohung und der Ungewissheit umso schwieriger sind, nicht verstehen. Mithilfe des Konzepts des uneindeutigen Verlusts konnten wir nach 9/11 den beispiellosen und entsetzlichen Stress, dem Familien von Vermissten ausgesetzt waren, besser erkennen und verstehen. Nach diesem Modell behandelten wir Hinterbliebene von Vermissten zunächst auf der Ebene von Familiengesprächen und danach im Rahmen von Gemeinschaftssitzungen mit Mehrfamiliengruppen. Ohne theoretischen Leitfaden hätten wir unsere therapeutische Arbeit nicht auf eine solche integrierte Weise durchführen können. Aufgrund dieser und anderer Erfahrungen, die ich mit Familien von Demenzkranken oder Hirnverletzten gemacht habe, bin ich zu der Überzeugung gelangt, dass man als Therapeut mehr theoretisches Wissen und weniger spezifische Strategien braucht. Das Konzept des uneindeutigen Verlusts weist zwar nicht den Königsweg zur therapeutischen Arbeit, gibt aber einen größeren Rahmen vor, der Therapeuten und Therapeutinnen sowohl bei spezifischen Aufgaben in ihrer normalen Alltagspraxis als auch in katastrophenbedingten Notfällen Orientierung gibt.

Fazit

Der uneindeutige Verlust ist der Verlusttypus, der mit dem meisten Stress verbunden ist, weil durch die Unbegreiflichkeit der Situation die Gesundheit und Resilienz der Hinterbliebenen bedroht sind. Wenn Menschen verschwinden, weil sie Terroranschlägen oder Naturkatastrophen zum Opfer gefallen oder durch Krankheiten oder Unfälle gezeichnet sind, können die Hinterbliebenen bzw. Betroffenen aus Angst, keine klare Lösung zu haben, erstarren. Ich weiß aber, dass Menschen *mit* einem uneindeutigen Verlust weiterleben können.

Teil I
Das Konzept des uneindeutigen Verlusts

Kapitel 1
Die Wahlfamilie

Im Sommer 2000 räumte ich das Haus meiner Eltern aus. Mein Vater war zehn Jahre zuvor gestorben, und meine Mutter, die inzwischen in eine kleine Wohnung gezogen war, hatte dort alles gelassen, wie es war. Als ich die Kommode meines Vaters leerte, fand ich seine Brieftasche. Sie enthielt einen Führerschein, die Sozialversicherungskarte, die Karte der Krankenversicherung, die Mitgliedskarte des Lion Club und eine echte Überraschung: In einem Geheimfach steckte eine abgegriffene Fotografie seines Heimatortes Burgdorf in der Schweiz. Ich erkannte die Kirche, in der er konfirmiert worden war, die Felsen, von denen er mir oft erzählt und auf denen er mit seinem Bruder gespielt hatte, und darunter das Haus, in dem er aufgewachsen war. Mein Vater hatte 1929 diesen beschaulichen Ort und seine ganze Familie verlassen, um nach Amerika auszuwandern. Erst 1950, kurz vor dem Tod seiner Mutter, war er noch einmal in die Schweiz zurückgekehrt. Ich drehte die alte Fotografie um und stellte fest, dass es eigentlich eine auf Brieftaschengröße zugeschnittene Postkarte war. Der älteste Bruder meines Vaters hatte sie in eleganter Sütterlinschrift adressiert an »Paul Grossenbacher, Brooklyn Wiskonsin, USA« – seine Adresse im Jahr 1931. Offensichtlich hatte mein Vater dieses Andenken an seine Heimat und Familie 59 Jahre lang bis zu seinem Tod 1990 in seiner Brieftasche mit sich herumgetragen. Seine Sehnsucht nach der Heimat und einer anderen Familie hatte ich immer gespürt; aber dieser Schatz, den er in seiner Brieftasche versteckt und immer bei sich hatte, erinnerte mich daran, dass seine Wahlfamilie *(psychological family)*, die in seiner Seele wohnte, die ihm fehlte und nach der er sich sehnte, bis zu seinem Todestag bei ihm gewesen war.

Nach 30 Jahren therapeutischer und wissenschaftlicher Arbeit mit Familien, die unterschiedliche Arten uneindeutiger Verluste erfahren haben, weiß ich nun, dass die Situation meines Vaters nicht ungewöhnlich war. Das Phänomen des uneindeutigen Verlusts ist ubiquitär. Es gehört zu den Erfahrungen der Migration, aber auch zu den lebenszyklischen Übergängen und zu den unerwarteten, traumatisierenden Katastrophen. In meiner therapeutischen Arbeit mit New Yorker Familien nach 9/11 sah ich das bestätigt, was ich früher schon bei Familien vermisster Soldaten beobachtet und was mich bewogen hatte, eine

Antwort auf die Frage zu suchen, wie den Menschen, die traumatische Verluste erlebt haben, geholfen werden kann.

Damit wir unseren Klienten helfen können, einen uneindeutigen Verlust zu bewältigen, müssen wir zuerst etwas über ihre Wahlfamilie wissen. Ich konnte meinen Vater erst verstehen, als mir klar wurde, dass er zwei Familien hatte: die eine, mit der er lebte, und die andere, die in seiner Seele wohnte. Um die von 9/11 betroffenen Familien in Manhattan verstehen zu können, musste ich wissen, dass der vermisste Mensch ohne Bestätigung seines Todes weiterhin in ihren Köpfen präsent sein würde. Außerdem hatten die meisten der betroffenen Familien noch in anderen Ländern Verwandte, nach denen sie sich in dieser entsetzlichen Zeit sehnten. Trotzdem behandelte man nach 9/11 die Hinterbliebenen primär nach klassischen Trauertherapien und auf PTBS (Posttraumatische Belastungsstörung). Obwohl Tausende von Familien mit der beispiellosen Situation, einen Angehörigen zu vermissen, konfrontiert waren, behandelte man sie nicht nach dem Konzept des uneindeutigen Verlusts.

Die Wahlfamilie ist ein wichtiger Bestandteil der menschlichen Seele. Sie gleicht die mit der menschlichen Erfahrung untrennbar verbundenen Verluste aus. Dabei besteht sie nicht nur aus einer Sammlung erinnerter Verbundenheiten, sie ist vielmehr ein aktives und affektives Band, das in einem von Verlust und Trauma geprägten Leben in der Gegenwart Hilfe bietet. Wenn ein Mensch von einer für ihn wichtigen Person physisch oder mental getrennt wird, bewältigt er diese Situation dadurch, dass er sich an seine individuelle Vorstellung von Heimat und Familie klammert. Diese psychologische Konstruktion von Familie muss nicht identisch sein mit dem Familienstammbuch und der leiblichen Familie, in der man lebt; doch die Frage, wer als zur Familie gehörend betrachtet wird, ist therapeutisch relevant. Unabhängig davon, ob wir Einzelpersonen, Paare oder Familien behandeln, müssen wir flexibel sein, wenn wir Familie definieren und über die Anwesenheit bzw. Abwesenheit von Angehörigen mutmaßen. Der Mythos der absoluten Anwesenheit bzw. Abwesenheit fällt in sich zusammen, wenn wir fragen: »Wer gehört für Sie zur Familie?« Aus der Antwort des Klienten auf diese Frage erhalten wir entscheidende Informationen, auf deren Grundlage therapeutische Beurteilungen und Prozesse entwickelt werden. Wenn man nicht weiß, welche Vorstellungen unsere Klienten von ihrer Familie haben und welche Personen sie als zu ihrer Familie gehörend wahrnehmen, können selbst erfahrene Therapeuten die Quelle der Symptome ungelösten Leids verfehlen. Dies gilt insbesondere in solchen Fällen, in denen der Tod der vermissten Person nie bestätigt wird.

Die Wahlfamilie als Stress- und Resilienzfaktor

Die Behandlung von Klienten, die einen nicht abschließbaren Verlust erleben, stellt besondere Anforderungen an den Therapeuten. Wie helfen wir den Klienten, dass sie sich verändern und weiterleben können, obwohl sie mit einem uneindeutigen Verlust konfrontiert sind? Wie helfen wir ihnen, dass sie mit dem Trauma leben können, das durch den uneindeutigen Verlust perpetuiert wird? Wie helfen wir ihnen, Klarheit zu finden, wenn es keine gibt? Der erste Schritt in diesem Prozess ist, dass wir herausfinden, wer zur Wahlfamilie des Klienten gehört, und diese bestätigen. Der zweite Schritt besteht darin, dass wir ein Konzept anwenden, in dem theoretische Überlegungen zu Verlust, Trauma, Stress und Resilienz zusammenlaufen. Damit dies in den unterschiedlichsten Situationen gelingt, müssen wir verstehen, wie durch Ambiguität der Verlust verkompliziert, das Trauma verlängert und die Resilienz gefährdet wird. Im dritten Schritt verknüpfen wir die theoretischen Überlegungen zu Verlust, Trauma und Stress miteinander und entwickeln daraus Interventionen, die unsere Klienten, die ohne eigene Schuld mit der Unklarheit ihres Verlusts leben müssen, stärken (und nicht pathologisieren). Wenn der Verlust des Klienten nicht aufgelöst werden kann, besteht das therapeutische Ziel darin, ihm für ein Leben mit der Last, niemals zu erfahren, wo sich der von ihm geschätzte Mensch befindet – oder ob dieser abwesend oder anwesend ist –, die nötige Resilienz mitzugeben.

Hinterbliebene halten ihre Wahlfamilie lebendig, wenn die einzige Möglichkeit, mit der vermissten Person verbunden zu bleiben, die Verbindung im Geist ist. Dieser Zustand kann negative Auswirkungen haben, wenn sie ihr eigenes Leben nicht weiterleben. Die intensive Beschäftigung mit der – aufgrund einer Katastrophe oder Krankheit – vermissten oder mental abwesenden Person kann die Hinterbliebenen beziehungsweise Betroffenen vor allem dann erstarren lassen, wenn sie ungebrochen auf die Rückkehr des Vermissten oder auf die Genesung des Kranken hoffen. Wenn Menschen zu sehr auf die seelisch-geistige Konstruktion von engen Beziehungen bauen, sind sie am Ende möglicherweise völlig blockiert, weil innere und äußere Realität nicht mehr zur Deckung zu bringen sind. Eine solche Dissonanz ruft Stress hervor und schwächt die Resilienz. Menschen, die sich von mental abwesenden oder körperlich vermissten Angehörigen getrennt fühlen und auch keine Beziehung zu Freunden und Nachbarn haben, hängen sozusagen in der Luft – sie sind vom Bewältigungs- und Trauerprozess ausgeschlossen, in der persönlichen Entwicklung eingefroren und folglich verwundbar. Die Resilienz bröckelt.

Resilienz ist ein Persönlichkeitsmerkmal, das sich kontinuierlich und auf bejahende Weise immer neuen Gegebenheiten anpasst. Sie ist ein Grundbaustein einer gesunden psychischen Ausstattung und wird das ganze Leben lang benötigt – vor allem in Fällen uneindeutiger Verluste. Da das Thema Resilienz in Kapitel 3 ausführlich behandelt wird, möchte ich vorab nur eine Kurzdefinition geben: Resilienz ist die Fähigkeit, seine Kraft und Energie zurückzugewinnen, nachdem diese aufgrund widriger Lebensumstände geschwunden sind. Resilient sein impliziert nicht nur, dass ein Mensch in seinen früheren Zustand zurückfindet, sondern auch, dass er über traumatische und uneindeutige Verluste hinauswächst und sich nicht von diesen unterkriegen lässt, sondern sein Leben weiterlebt. Resilienz impliziert sowohl Flexibilität, also das Gegenteil von Unbeweglichkeit, als auch Bewegung, also das Gegenteil von Erstarrung.

Wenn Angehörige physisch vermisst oder seelisch-geistig unerreichbar sind, ist die Überlebensfähigkeit der Betroffenen oftmals aufgrund einer Verunsicherung reduziert, die allzu häufig in die zäh aufrechterhaltene Hoffnung gegossen wird, dass die vermisste bzw. entschwundene Person zurückkommt bzw. wieder gesund wird. Wenn diese Beharrlichkeit zur Obsession wird und die Betroffenen sich nur noch mit der abwesenden Person beschäftigen, haben sie keine Resilienz mehr. An diesem Punkt zeigt sich die Schattenseite des Phänomens Wahlfamilie.

Doch das Phänomen Wahlfamilie hat auch eine Sonnenseite, und auf sie fokussiert die Therapie. Genau die psychischen Vorgänge, die zu Obsession und Erstarrung führen können, werden auch zum Motor für Veränderung und Entwicklung. »Was hätte Ihre Mutter von Ihnen erwartet?« »Hätte Ihr Bruder gewollt, dass Sie dieses oder jenes tun?« Hat man die Wahlfamilie identifiziert, kann den Klienten die Motivation und Resilienz vermittelt werden, die sie zur Bewältigung eines scheinbar aussichtslosen Verlusts brauchen. Wie mein aus der Schweiz eingewanderter Vater, der sein Bild von der weit entfernten Familie sein ganzes Leben lang so nahe bei sich getragen hatte, bewahren viele Menschen das Bild von ihrer Familie in ihrer Seele und schöpfen daraus – wenn auch nur fantasiert oder in der Erinnerung – emotionale Wärme und Unterstützung. Die Familie, die in Seele und Geist bei einem ist, kann über schwere Zeiten hinweghelfen. Wenn wir an diese Familie denken, fühlen wir uns nicht mehr so allein, auch wenn wir ihr physisch ferne sind. Aus therapeutischer, seelsorgerischer und ärztlicher Sicht stellt die Wahlfamilie eine Ressource dar, die zum Weiterleben motivieren und zur Veränderung befähigen kann – beides elementare Merkmale der Resilienz.

Wahlfamilie und kulturelle Vielfalt

Die Dissonanz, die dadurch entsteht, dass Anwesenheit und Abwesenheit eines Angehörigen verschwimmen, hat je nach kulturell bedingten Überzeugungen, religiösen Wertvorstellungen und individueller Ambiguitätstoleranz ganz unterschiedliche Auswirkungen. In Kulturen, in denen die Beherrschbarkeit der Natur (Kluckhohn & Strodtbeck 1961) und die Kontrolle über das menschliche Leben (Zarit, Pearlin & Schaie 2003) einen hohen Stellenwert haben, ist der Stress bei den Betroffenen aufgrund der Tatsache, dass sie nie wissen, ob die vermisste bzw. mental entschwundene Person abwesend oder anwesend ist, besonders hoch und manchmal sogar traumatisierend. Anders ausgedrückt: Je mehr Bedeutung der Kontrolle und der Beherrschbarkeit *(mastery)* beigemessen wird, desto stärker geraten Menschen unter Druck, wenn sie mit einem Verlust konfrontiert sind, der unklar ist und nicht abgeschlossen werden kann.

Damit wir begreifen, welchen Stellenwert ein Paar oder eine Familie der Beherrschbarkeit zuschreibt, müssen wir sehr allgemeine Fragen stellen, die Menschen aus allen Kulturen und religiösen Kontexten verstehen können: »Wie beurteilen Sie Ihre Situation (des uneindeutigen Verlusts)?« »Wie nehmen Sie die Geschehnisse wahr, und weshalb so und nicht anders?« »Was müssen Sie aus Ihrer Sicht nun tun, wie müssen Sie Ihrer Meinung nach vorgehen?« Viel später, vielleicht Wochen oder Monate nach solchen ersten Fragen, erkundige ich mich bei den einzelnen Klienten: »Was bedeutet dieser Verlust für Sie zum jetzigen Zeitpunkt?« »Wie nehmen Sie den vermissten Menschen im Moment wahr?« Auf diese Fragen gibt es die unterschiedlichsten Reaktionen, aber aus meiner Erfahrung kann ich sagen, dass die Antworten sich primär in der Bedeutung der Beherrschbarkeit bzw. der Ambiguitätstoleranz unterscheiden. Obwohl dieser Aspekt noch näher erforscht werden muss, möchte ich jetzt schon behaupten, dass kulturell bedingte Wertvorstellungen, religiöse und spirituelle Überzeugungen und bestimmte Persönlichkeitsmerkmale einen Einfluss darauf haben, inwieweit Menschen ihren Wunsch nach Beherrschbarkeit relativieren und Unklarheit tolerieren können, ohne dass sie Kräfte zehrenden Stress und Ambivalenz erfahren müssen (Boss 2002b; Boss & Kaplan 2004).

Entscheidend ist, den einzelnen Menschen psychisch zu stützen und dabei zu bedenken, dass es im Leben nicht immer nach unserem Willen geht. Unsere Auffassung von Familie impliziert, dass sie oft nicht kontrollieren kann, welche Personen im Laufe ihres Lebens in das System eintreten und welche daraus wieder verschwinden. Wir können nur hoffen, dass unsere uneindeutigen Verluste zu den lebenszyklisch erwartbaren gehören, etwa dass die Kinder groß werden und das Elternhaus verlassen oder dass die Eltern alt werden und sterben. Doch manchmal ist der Verlust eines Menschen mit Tragödie und Trauma verbunden; man denke nur an die Millionen Menschen, die weltweit durch Kriege, Terrorismus, verheerende Krankheiten und Naturkatastrophen vom Erdboden verschwinden. Unabhängig davon, ob ihr Verschwinden mentaler oder körperlicher Art ist, es wird für die Betroffenen und Hinterbliebenen immer mit dem Bedürfnis nach Gewissheit verbunden bleiben.

Ich selbst gehöre zu den Menschen, die auf Beherrschbarkeit und Gewissheit hin sozialisiert worden sind, habe aber von amerikanisch-indianischen Kolleginnen und Kollegen gelernt, diese Wertvorstellungen zu relativieren. So habe ich zum Beispiel etwas über Akzeptanz erfahren, als mir die Frauen aus dem im nördlichen Minnesota lebenden Stamm der Ojibway von ihrer Art der Versorgung alter und demenzkranker Menschen erzählten. Diese Frauen empfanden das im Zusammenhang mit der Pflege alter Menschen häufig gebrauchte Wort *Belastung* und sogar das harmlosere Wort *Stress* als verletzend; sie selbst sprachen in diesem Kontext von *spiritueller Akzeptanz*, weil sie die Versorgung alter und demenzkranker Menschen als Privileg und als normalen Abschluss des »Lebenskreislaufs« betrachteten. Aus dieser Überzeugung heraus konnten sie ihre pflegerische Aufgabe mithilfe spiritueller Akzeptanz in ein Gleichgewicht bringen. Diese Lektion werde ich nie vergessen.

Während meiner therapeutischen Arbeit nach 9/11 fand ich diese Lektion erneut bestätigt. Viele der Familien, die ich damals in Manhattan behandelte, waren Zuwanderer oder Flüchtlinge, für die Beherrschbarkeit keine große Bedeutung hatte. Diese Menschen zeigten enorme Resilienz, sie waren es gewohnt, von unkontrollierbaren äußeren Umständen erschüttert zu werden. Ihnen war klar, dass nicht sie die Befehle geben; sie wollten nur ihre Arbeit tun, ihre Familien unterstützen und dem Leiden aus dem Weg gehen. Ihre Emigration in die USA, mit der sie Terrorismus und Kämpfen im eigenen Land oder auf der Heimatinsel entgehen wollten, war aber Zeichen einer Beherrschbarkeit, die – wie bei den Frauen aus dem Stamm der Ojibway – ihr Gleichgewicht eindeutig in spiritueller Akzeptanz hatte.

In welchem Zusammenhang steht dies nun mit der Wahlfamilie? Wenn Angehörige vermisst sind, müssen die Hinterbliebenen, um Resilienz entwickeln zu können, ihr Bedürfnis nach Beherrschbarkeit ihrer Situation durch eine gewisse Akzeptanz ersetzen. Genauer gesagt müssen sie die Unklarheit oder die Unmöglichkeit, den Verlust abzuschließen, annehmen können. Wenn Hinterbliebene oder Betroffene mit der vermissten oder mental verschwundenen Person seelisch verbunden bleiben, ohne dass sie sich mit ihr obsessiv beschäftigen, ist dies ein Weg, auf dem sich ein Leben mit Ambiguität und fehlender Schließung erreichen lässt. Die Wahlfamilie fördert den Resilienzprozess, wenn die Hinterbliebenen nicht innerlich erstarrt sind, sondern unter den gegebenen Umständen weiterleben können und mit den Menschen in Interaktion treten, die jetzt physisch bei ihnen sind.

Wenn das therapeutische Ziel darin besteht, den erlittenen Verlust abzuschließen, impliziert dies Beherrschbarkeit und Kontrolle. Das heißt, dass die Tür zu dem durch Verlust und Ambiguität ausgelösten Schmerz geschlossen wird. Viele Klienten nehmen Anstoß daran, wenn der Therapeut mit Anweisungen wie etwa »Schließen Sie die Sache ab« und »Das Leben geht weiter« arbeitet, denn sie sind noch mit ihrer Wahlfamilie verbunden. Solche Klienten sind natürlich therapieresistent.

Statt dass wir Klienten als therapieresistent bezeichnen, müssen wir erkennen, dass nicht jeder Mensch auf dieser Erde sein Schicksal kontrollieren kann. Viele Menschen gewinnen Resilienz durch spirituelle Akzeptanz. So wird in nichtwestlichen Kulturen vielfach die Vorstellung abgelehnt, einen Verlust abzuschließen. Man sucht keine absoluten Antworten auf einen Verlust. In meiner jahrzehntelangen therapeutischen Arbeit mit Menschen aus den unterschiedlichsten Kulturen bin ich zu der Auffassung gelangt, dass es nur privilegierte und an der Beherrschbarkeit orientierte Kulturen sind, die den Abschluss von Verlust und Trauer wertschätzen können. Die unzähligen Menschen, die es gewohnt sind, ihr Schicksal nur wenig im Griff zu haben, wissen, dass sie den Schmerz der Unklarheit nicht aussperren können. Sie haben gelernt, damit zu leben. Von ihnen können wir lernen, wie man mehr Ausgewogenheit zwischen Beherrschbarkeit und Akzeptanz findet.

Die meisten Menschen müssen mit Leid und Verlust leben, ohne diese Situatiohn jemals lösen bzw. abschließen zu können (Becvar 2001; Boss 2000). Ein paar Fertigkeiten im Hinblick auf Beherrschbarkeit müssen für das Leben mit Leid und Verlust zwar erworben werden, aber letztlich ist im menschlichen Leben die Ambiguität der Normalfall. Dies gilt für jeden Menschen, der mit einem uneindeutigen Verlust konfrontiert ist, auch für denjenigen, der aufgrund des Kulturkreises, in dem er lebt, Beherrschbarkei als hohes Gut ansieht. Für den uneindeutigen Verlust gibt es keinen Abschluss – und vielleicht nicht einmal für den natürlichen, erwartbaren Verlust. Als US-Amerikanerin schweizerischer Herkunft und Calvinistin muss ich mein eigenes Verlangen nach Beherrschbarkeit und abschließender Klärung eines Verlusts zügeln. Als Wissenschaftlerin und Psychotherapeutin bemühe ich mich kontinuierlich darum, das Nicht-Beantworten-Können von Fragen besser auszuhalten, denn offene Fragen gehören zwangsläufig zur menschlichen Erfahrung.

Theoretische Annahmen

Dieses Buch beruht auf der Annahme, dass die sozialen Interaktionen in einer Familie auch dann aufrechterhalten werden können, wenn eines ihrer Mitglieder physisch nicht mehr präsent ist. Ein Auswanderer, der immer noch die Worte seiner geliebten Mutter im Ohr hat, gibt dieses Vermächtnis seinen Kindern und Enkeln weiter; der Rat eines längst verstorbenen Lieblingsonkels, »nie mit einem Mädchen zu gehen, das größere Probleme hat als du selbst«, wird den nachfolgenden Generationen mitgegeben. In Geschichten und Sprüchen lebt die Sehnsucht nach Verschwundenem weiter, und nicht selten unternehmen nachkommende Generationen wahre Pilgerreisen zu Orten, die für ihre Vorfahren verloren waren. In mobilen Kulturen sind die Menschen, die uns wichtig sind, vielleicht gar nicht identisch mit denen, die uns physisch nahe sind. Zu dem Kreis von Personen, den wir als unsere Familie wahrnehmen, können Blutsverwandte und uns psychisch nahe stehende Menschen gehören, etwa der Lebensgefährte, die Partnerin, ein Elternteil aus einer anderen Familie oder ein fremdes Kind, Freunde, Kolleginnen und Kollegen, Nachbarn, fiktive Verwandte. Alle diese Personen spielen im Rahmen der therapeutischen Arbeit eine wichtige Rolle.

Vor fast 70 Jahren schrieb der Familiensoziologe Willard W. Waller (1938):

> »Die Interaktion zwischen den Menschen unterscheidet sich stark von einfacheren Formen der Interaktion wie etwa der zwischen den Kugeln auf dem Billardtisch. Die menschliche Interaktion findet in einem kulturellen Medium statt, das an sich das Produkt vergangener Interaktion ist. Sie hängt auch von dem wunderbaren Kommunikationsprozess ab. Da sie im Geist stattfindet, ist der gesamte Austausch mit unseren Mitmenschen psychischer und imaginativer Natur« (S. 19).

Obwohl Waller und andere Soziologen (Berger & Luckmann 1970; Hess & Handel 1975) diese Vorstellung von Wahlfamilie schon vor Jahrzehnten formuliert haben, ist durch das spätere Beharren auf »harten Daten« unser Fokus auf die beobachtbare und quantifizierbare *physische* Struktur von Paaren und Familien verengt worden. Im Zuge dieser Entwicklung gerieten Ideen zur sozialen Konstruktion von Wirklichkeit (und beiläufig auch psychoanalytische Ideen) ins Abseits – bis vor ein paar Jahren der Psychologe Kenneth Gergen (1994) die Idee des sozialen Konstruktionismus in die heutige Therapielandschaft zurückbrachte. Weil die Annahmen früherer Soziologen und die Auffassungen, die Gergen heute vertritt, Ähnlichkeit miteinander haben, scheint die Idee einer sozial konstruierten Familie sowohl in der Soziologie als auch in der Psychologie verwurzelt zu sein. Diese disziplinübergreifende Basis ebnet den Weg für eine kontextuelle Perspektive auf Individuen, Paare und Familien, die unter traumatischen und uneindeutigen Verlusten leiden.

Was verbindet nun die Vorstellung von der Wahlfamilie mit den Schlüsselthemen Verlust, Trauma und Resilienz? Die Verbindung liegt in den folgenden Annahmen.

Erstens: In Familien von Vermissten bleibt der verschwundene Angehörige oftmals psychisch präsent, vor allem dann, wenn sein Tod nicht bestätigt wird. Umgekehrt leugnen Familien, die mit einem physisch präsenten, aber mental abwesenden Angehörigen leben müssen, nicht selten seine Beeinträchtigung und erwarten von ihm sein früheres Verhalten, oder aber sie schließen ihn vorzeitig aus dem System aus und behandeln ihn, als ob er bereits tot oder fortgegangen sei. Mit anderen Worten: Die sichtbare physische Struktur der Familie deckt sich nicht mit der Konstruktion, die sich die Familie vorstellt, was zu Spannung und Stress führt.

Zweitens: Die Vorstellung von der Wahlfamilie wird manchmal als etwas Pathologisches oder sogar als Wahngebilde dargestellt. Im vorliegenden Buch wird diesem psychischen Konstrukt jedoch der Stellenwert gegeben, den es im Rahmen der Bewältigung eines nicht abschließbaren Verlusts hat.

Drittens: Wenn Verbleib und Zustand eines Angehörigen nicht geklärt werden können, gewinnen die Hinterbliebenen, solange sie das Bild des Vermissten in sich tragen, Zeit, um Nachforschungen anzustellen und sich auf einen positiven oder negativen Ausgang ihrer Suche vorzubereiten. In dieser Zeit besteht Hoffnung. Und vor allem kann der Prozess einsetzen, in dem die Betroffenen die Fähigkeit erwerben, zwei gegensätzliche Vorstellungen gleichzeitig in sich zu tragen und dies auch auszuhalten. Der vermisste Mensch kommt wieder – vielleicht aber auch nicht. Der Angehörige ist tot – vielleicht lebt er auch irgendwo.

Viertens: In dem Prozess, in dem Menschen mit einem uneindeutigen Verlust leben lernen, spielt die Vorstellung, den Verlust abschließen zu müssen, keine große Rolle. Familien von physisch Vermissten lassen ihre abwesenden Angehörigen im Kopf weiterleben. Familien mit einem geistig-seelisch entschwundenen Angehörigen binden diesen physisch ein, indem sie ihn an Familienaktionen teilhaben lassen, ihn berühren oder mit ihm sprechen, auch wenn er emotional oder kognitiv nicht reagieren kann.

Fünftens: Menschen sind soziale Wesen und interagieren idealiter mit den Personen und der Gemeinschaft in ihrem Umfeld. Viele Menschen befinden sich jedoch in einer Situation, in der die Abwesenden anwesend und die Anwesenden abwesend sind. Nur wenige Menschen sind in einer Situation, in der ihnen die absolute Anwesenheit (oder Abwesenheit) der von ihnen geschätzten Menschen zuteil wird. Im therapeutischen Feld müssen wir uns dieses komplexere Familienbild vor Augen führen, wenn wir Klienten einschätzen, behandeln und Interventionen für sie entwickeln.

Diese Annahmen führen uns zu der Erkenntnis, dass Paarbeziehungen, Familien und andere Beziehungsformen durch die soziale Interaktion auf physischer wie psychischer Ebene Struktur bekommen. Mit diesem Wissen können wir dysfunktionale Beziehungen leichter identifizieren. Wenn fehlangepasste Interaktionen zum Positiven verändert werden, stärkt dies die Resilienz für ein Leben mit Menschen, die niemals völlig abwesend bzw. anwesend sind. Diese Situation ist, unterschiedlich ausgeprägt, in den meisten zwischenmenschlichen Beziehungen gegeben. Selten ist ein Mensch, der uns am Herzen liegt, physisch und psychisch *absolut* anwesend. In seiner unbarmherzigen und extremen Form kann eine solche Situation zum Trauma werden.

Ambiguität bezüglich Abwesenheit und Anwesenheit

Klienten können den Weg der Heilung nicht beschreiten, wenn sie – und wir – nicht wissen, wer im Heilungsprozess eine Rolle spielt. Der geliebte, aber verstorbene Großvater bleibt für das Kind seiner Tochter vielleicht die wichtigste Vaterfigur; der geschiedene Ehemann sieht sich – zum Verdruss der neuen Partnerin – vielleicht noch lange nach der Scheidung mit seiner früheren Frau verbunden. Für das Thema des Buches ist der Umstand entscheidend, dass *die Akteure im Therapieprozess so lange im Dunkeln bleiben, wie die mit dem Zustand des Angehörigen verbundenen Umstände, ob er also anwesend oder abwesend ist beziehungsweise ob er tot ist oder lebt, unklar bleiben.* Eine solche Situation ist für Klienten wie Therapeuten schwer auszuhalten, weil für die Behandlung die notwendigen Informationen fehlen. Bei Unklarheiten steigt oftmals auf beiden Seiten der Angstpegel, und in solchen Fällen kann der therapeutische Prozess beeinträchtigt sein.

Menschen, die sich einander verbunden fühlen, werden unabhängig davon, ob einer davon anwesend oder abwesend ist, Teil der signifikanten Lebenserfahrungen des jeweils anderen. Unabhängig von der physischen Beschaffenheit ihrer Beziehung gehören sie dann im psychologischen Sinne zueinander. Vor mehr als einem halben Jahrhundert schrieb Willard W. Waller (1938):

> Letztlich existiert eine Gesellschaft nur im Geist und in der Vorstellung. Erfahrungen sind nur insofern signifikant, als sie auf den Geist einwirken und die Vorstellung wachrufen; vom psychologischen Standpunkt aus ist der Stimulus nur insofern ein Stimulus, als er eine Reaktion hervorruft (...) Alles, was einen psychischen Effekt hervorruft, ist wichtig. Thomas [der Soziologe W. I. Thomas, Hinzufügung der Autorin] sagt in diesem Zusammenhang: »Wenn Menschen eine Gegebenheit als real definieren, ist sie real in ihren Konsequenzen.« Die anderen sind für uns weniger durch unsere Sinneswahrnehmungen präsent als durch die Aktivität unserer Vorstellungen (...) Soziale Interaktion ist deshalb, um mit Cooley zu sprechen, letztlich eine Interaktion zwischen einzelnen Vorstellungen im Geist. (S. 20)

Heute entfaltet Kenneth Gergen (1994, 2001) diese Gedanken über Realität und zwischenmenschliche Beziehungen, damit Wissenschaftler und Therapeuten sie anwenden können. Seine Überlegungen beruhen ebenfalls auf der Annahme, dass Beziehungsrealität aus mehr besteht als aus dem, was objektiv quantifiziert oder physikalisch gemessen werden kann. Die Wahlfamilie beispielsweise ist ein Phänomen, das sich nicht leicht messen lässt.

Fazit

Die Wahlfamilie ist, wie gesagt, die Familie, die in unseren Köpfen existiert; dazu gehören die Menschen, die man zu besonderen Festen einladen möchte, und auch diejenigen, die man nicht einlädt; dazu gehören die Menschen, denen man sich in schweren Zeiten anvertraut, und auch diejenigen, die man bewusst meidet; dazu gehören die Menschen, die man in guten wie in schlechten Tagen bei sich haben möchte, und auch diejenigen, die man nicht gerne um sich hat oder die ungebeten kommen. Oft erzählen Klienten spontan, wer zu diesem Kreis gehört, und manchmal muss ich einfach nachfragen: »Wer gehört für Sie zur Familie?« »Wen zählen Sie nicht zur Familie?« Diese Fragen implizieren eine weitere Frage: »Wo ist Ihr Zuhause?« Die Antworten darauf überraschen nicht selten. Sie geben einzigartige Informationen darüber, wer in der Familie anwesend und wer abwesend ist, und auch über Inkongruenzen im

Familiensystem und über persönliche Ambivalenzen hinsichtlich dieser wahrnehmbaren Inkongruenzen. Selten habe ich erlebt, dass durch dokumentierte Ereignisse wie z. B. Geburt, Tod und auch Eheschließung garantiert oder bestimmt wird, wen ein Mensch zu seiner Familie zählt und wen nicht.

Daraus ergibt sich die für das vorliegende Buch zentrale Frage: Wie kann man als Therapeut mit Symptomen umgehen, z. B. mit Erstarrung aufgrund von Depression, mit Angst, Ambivalenz, Identitätsproblemen, Hoffnungslosigkeit, ungelöstem Leid, obwohl niemand in der Familie gestorben ist – mit Symptomen also, die in der herkömmlichen therapeutischen Ausbildung meistens als Warnsignale betrachtet werden, und ihnen das Pathologische nehmen – und gleichzeitig diese offenkundigen Unvereinbarkeiten zum therapeutischen Gegenstand machen und sie in das Leben der Klienten integrieren? Auch wenn die psychischen Auswirkungen, die mit einem uneindeutigen Verlust verbunden sind, nicht zwangsläufig auf eine persönliche Pathologie hinweisen, stellen sie trotzdem Probleme dar, die von Therapeuten, Seelsorgern und medizinischen Fachleuten verstanden und bestätigt werden müssen.

Während die Wahlfamilie in der früheren Familienforschung (Hess & Handel 1975) ein Thema war, wird sie in der heutigen Familienforschung größtenteils ignoriert, weil sie sich nicht quantifizieren lässt. Im wissenschaftlichen Positivismus herrscht nämlich die Auffassung vor, dass ein Phänomen, das nicht quantifiziert werden kann, nicht existiert. Auch im therapeutischen Feld kann die Vorstellung von einer Wahlfamilie auf Widerstand stoßen, weil traditionelle Ausbildung und psychometrische Instrumente darauf abzielen, die physische Anwesenheit bzw. Abwesenheit (was man sehen und dokumentieren kann) zu messen und nicht die psychische Abwesenheit bzw. Anwesenheit (was man weder sehen noch dokumentieren kann). In Fällen, in denen Klienten unter einem uneindeutigen Verlust leiden, sollte man eher einen phänomenologischen Ansatz wählen. Ohne eine solche Perspektive übersehen Therapeuten (die Klienten einschätzen und behandeln) und Gesundheitspolitiker (die auf der Basis offizieller Diagnosen Behandlungen reglementieren und einschränken) vielleicht ungewollt, wie man bei Individuen, Paaren und Familien, die mit einem Verlust – ob eindeutiger oder uneindeutiger, lebensüblicher oder traumatischer Art – konfrontiert sind (dazu siehe Boss 2000), Resilienz aufbaut und wiederherstellt.

Therapeuten und Therapeutinnen sind im Allgemeinen dahingehend ausgebildet, auf die physische Struktur einer Beziehung zu achten und zu glauben, dass sie ihre Arbeit nur ordentlich verrichten müssen, damit die Klienten über erlittene Verluste hinwegkommen und sich relativ rasch wieder einer Person zuwenden, die physisch anwesend ist. Es ist ein Mythos anzunehmen, dass gesunde Menschen erlittene Verluste abschließen können. Wenn Menschen eine ihnen nahe stehende Person verlieren, können sie die Situation selten voll und ganz emotional auflösen. Dies können sie vor allem dann nicht, wenn Angehörige plötzlich verschwinden (z. B. durch Terroranschläge oder Naturkatastrophen), für die Zurückbleibenden nicht mehr erreichbar sind (z. B. bei Emigration) oder aufgrund von Demenz, Hirnverletzungen, Drogenabhängigkeit, Depression oder anderen chronischen Krankheiten mental entschwinden. In Fällen, in denen die Klienten ihnen nahe stehende Personen körperlich oder gefühlsmäßig verloren haben, müssen wir nach einem therapeutischen Ansatz vorgehen, mit dem die Ambiguitätstoleranz gefördert wird und der nicht darauf fokussiert, die Verlustsituation zum Abschluss zu bringen. Bei diesem Vorgehen besteht der erste Schritt darin, zu verstehen, dass Menschen eine Wahlfamilie haben.

Kapitel 2
Trauma und Stress

In diesem Kapitel befasse ich mich ausschließlich mit der Art von Trauma und Stress, die entsteht, wenn ein Angehöriger physisch vermisst oder mental nicht mehr erreichbar ist, und die für den Klienten ohne Beispiel ist. Ich schäle die sprichwörtliche Zwiebel und definiere zuerst das Phänomen des uneindeutigen Verlusts, um den Unterschied zwischen der Behandlung psychischer Traumata aufgrund eines uneindeutigen Verlusts und den traditionelleren Traumatherapien herauszuarbeiten. Das Leiden an einem uneindeutigen Verlust ist kein isoliertes Ereignis, das zu einer Posttraumatischen Belastungsstörung (PTBS) führt, und es ist auch nicht mit dem Erleben eines belastenden Ereignisses gleichzusetzen. Es stellt eine fortwährende *Situation* dar, die keinen Abschluss hat. Der Schmerz über den Verlust kann ein Leben lang andauern.

Mit Stress ist der Druck gemeint, der auf ein System einwirkt. Wie eine Brücke, die im Wind oder unter der Verkehrslast schwankt, so können auch andere Systeme aufgrund des Missverhältnisses zwischen Druckeinwirkung und Stärke der Konstruktion gefährdet sein, weil sich das System nicht mehr in einem stabilen Zustand befindet. Übertragen auf Individuen oder Familien hat etwas einen so großen Druck erzeugt, dass eine Veränderung zum Negativen (Zusammenbruch, Erstarrung) droht. Wenn aber die Stützen verstärkt werden, damit sie den Erfordernissen genügen, können die Betroffenen dem Druck standhalten und ihr Gleichgewicht – genauer gesagt: ein flexibles Gleichgewicht – wiedererlangen. Das ist Resilienz (Boss 2002b).

Das Trauma dagegen ist ein extremer und unerwarteter Stress, gegen den es keinen Schutz gibt und der nicht bewältigt oder aufgefangen werden kann. Das Überraschungsmoment ist sehr groß und partiell der Grund, weshalb die Betroffenen so schnell emotional erstarren. Bildlich gesprochen ist die Brücke eingestürzt. Die Stützen können dem Druck nicht mehr standhalten. Das traumatisierende Ereignis betäubt und lähmt in einem Maße, das weit über die üblichen Erwartungen hinausgeht. Die Fähigkeit, die Situation zu bewältigen, ist nicht mehr vorhanden; die Abwehrmechanismen versagen.

Der Traumabegriff hat unterschiedliche Bedeutungen. In der Medizin ist mit Trauma eine körperliche Wunde gemeint, in der Psychiatrie ein psychischer

Schock und ganz allgemein »eine starke seelische Erschütterung, die (im Unterbewusstsein) noch lange wirksam ist« bzw. eine »durch Gewalteinwirkung entstandene Verletzung des Organismus« (DUDEN Großes Wörterbuch der deutschen Sprache, Bd. 9, 1999, S. 3954). Heute assoziiert man mit dem Traumabegriff einen *geistig-körperlichen* Zustand, in dem psychische und physische Reaktionen miteinander verknüpft sind (van der Kolk 2002; van der Kolk, McFarlane & Weisaeth 1996). Doch unabhängig von der Definition des Traumabegriffs ist festzuhalten, dass das Trauma aufgrund eines uneindeutigen Verlusts *externe* Ursachen hat. Störung und Pathologie sind im Beziehungskontext des Klienten zu suchen und häufig irreparabel.

In meiner therapeutischen Arbeit begegne ich Stress und Trauma gleichermaßen. In vielen Fällen sind Kinder oder Erwachsene durch den Stress der Unklarheit körperlich und seelisch genauso traumatisiert wie durch ein belastendes Ereignis. Wenn ein Angehöriger vermisst ist, erleben die Hinterbliebenen dies vielleicht wie eine ständig blutende Wunde; wenn ein Angehöriger z. B. aufgrund von Demenz psychisch nicht mehr erreichbar ist, erlebt die Familie diesen Zustand vielleicht wie eine nicht heilende Beziehungswunde. In beiden Fällen sind die Betroffenen aufgrund der Unauflösbarkeit des Verlusts emotional erschüttert, aufgewühlt und gelähmt. Deshalb wird ein uneindeutiger Verlust meistens als traumatisch erlebt. Wenn Menschen mit dem Stressor der Ambiguität nicht mehr umgehen können, hat er lähmende, belastende und traumatisierende Auswirkungen. Sind die Betroffenen jedoch resilient, sehen sie die Unklarheit als chronischen Stress, der aber bewältigt werden kann.

Das therapeutische Repertoire erweitern

Zusätzlich zu traditionellen Methoden und Techniken der Behandlung von PTBS-Patienten und Opfern belastender Ereignisse empfehle ich familientherapeutische und gemeinschaftsbasierte Interventionen. Wenn Menschen durch uneindeutige Verluste traumatisiert sind, kann ihnen die systemisch ausgerichtete Behandlung helfen, ihre Resilienz zu bewahren. Konzeptuell gesehen, haben das Leiden an einem uneindeutigen Verlust, die PTBS und das Erleben belastender Ereignisse zwar eine gemeinsame Wurzel, nämlich Trauma und Stress, aber aufgrund der momentanen Insularität der einzelnen Behandlungsmethoden, die oftmals von Versicherungsträgern diktiert werden, ist die Zusammenarbeit mit Familientherapeuten eingeschränkt.

Zur Behandlung schwer traumatisierter Menschen empfiehlt man zunehmend familienorientierte und gemeinschaftsbasierte Methoden (Boss et al. 2003; Landau & Saul 2004; Sluzki 1990). Katastrophenopfer selbst verlangen resilienzorientierte Interventionen (Norris et al. 2002), an denen auch mit den Klienten vertraute Menschen und nicht nur professionelle Helfer mitwirken sollten. Im Folgenden soll das Gemeinsame zwischen konventionellen Traumatherapien und familientherapeutischen Interventionen herausgearbeitet werden, damit eine Zusammenarbeit vor allem in Fällen uneindeutiger Verluste möglich ist.

Im therapeutischen Feld hat man inzwischen zwar durchaus erkannt, dass wir von der Ausbildung in PTBS-Behandlung profitieren würden, doch Therapeuten und Therapeutinnen, die PTBS-Patienten und Opfer belastender Ereignisse behandeln, könnten ebenso von der Ausbildung in beziehungsorientierten und resilienzbasierten Ansätzen profitieren. Zumindest sollten in therapeutischen Teams, die Opfer belastender und traumatischer Ereignisse behandeln, auch Therapeuten mitwirken, die sich in familien- und gemeinschaftsorientierten Interventionen auskennen und mit Kindern, Eltern und Großeltern gemeinsam arbeiten. Doch bis jetzt ist die Idee, bei der Behandlung von Traumaopfern auch familientherapeutische Ansätze zu berücksichtigen, in der Gesundheitspolitik, in Ausbildungsinstituten und bei Gesundheitsversorgern noch relativ neu.

Bei einem Trauma, das durch einen uneindeutigen Verlust ausgelöst ist, werden Verbindungen zwischen Menschen zerschnitten. Aus dieser Erkenntnis folgt, dass die Behandlung auch auf zwischenmenschliche Beziehungen orientiert sein muss. Mit anderen Worten: In Einzel- und Familientherapien müssen zwischenmenschliche Verbindungen angeboten werden, die über die Arbeitsbeziehung zum Therapeuten oder Berater hinausgehen, denn die Beziehung zu den professionellen Helfern ist nur temporärer Art. Betroffene brauchen die Verbindung zu vertrauten Menschen in der sie umgebenden Gemeinschaft, weil solche Beziehungen eher langfristiger Natur sind. Auch für eine Einzeltherapie empfehle ich Interventionen, in denen Familie und Umfeld des Klienten einbezogen werden. Meiner Erfahrung nach können dabei verschiedene Menschen aus dem System mitwirken: Partner bzw. Partnerin, Ehemann bzw. Ehefrau, Freunde, die nächsten Angehörigen, Verwandte, Mitarbeiter, Nachbarn und oft auch spirituelle Ratgeber oder ältere Menschen. In jedem Fall kommen die Mitwirkenden aus dem Kreis der Wahlfamilie *(psychological family)* des Klienten. Verglichen mit der Langfristigkeit dieser vom Klienten selbst definierten Beziehungen im Familien- und Gemeinschaftssystem ist die therapeutische Beziehung zeitlich begrenzt – was professionellen Helfern bewusst sein muss. Am Ende müssen die Klienten doch ihr Leben mit der Familie und in ihrem Umfeld meistern. Viele Menschen finden genau dort – in der Familie und in ihrem sozialen Umfeld – die dauerhafte zwischenmenschliche Verbindung, die sie zur Resilienz brauchen.

Dass das Erleiden eines uneindeutigen Verlusts mit Trauma verknüpft ist, erkannte ich zuerst in den 1970er Jahren während des Vietnamkriegs (Boss 1975, 1980a). Am Center for Prisoner of War Studies in San Diego untersuchte ich Familien von Soldaten, die im Krieg vermisst waren.[3] In den 1980er Jahren untersuchte ich Familien, die den zweiten Typus eines uneindeutigen Verlusts erfuhren: wenn ein Angehöriger seelisch-geistig nicht mehr erreichbar ist (Boss, Caron & Horbal 1988; Boss et al. 1990; Caron, Boss & Mortimer 1999; Garwick, Detzner & Boss 1994). Nach den Anschlägen von 9/11 untersuchte ich das Leid von Menschen, deren Angehörige durch Terrorismus körperlich spurlos verschwunden waren. Fast 3000 unschuldige Menschen verschwanden an diesem Morgen im September, während die Nation die Geschehnisse fassungslos am Fernsehen verfolgte. Menschen, deren Verwandte und Freunde an jenem Tag nicht mehr nach Hause kamen, waren betäubt durch Entsetzen und Hilflosigkeit. Mir fiel Feigelsons Beschreibung ihres unheimlichen Verlusts ein (vgl. oben S. 12 ff.).

In den ersten Wochen nach 9/11 brachte man den traumatisierten Familien, die sich nach der Gegenwart ihrer verschwundenen Angehörigen sehnten, viel Mitgefühl entgegen. Menschen trugen Fotos und Plakate von Vermissten durch die Straßen von New York und fragten Vorbeikommende: »Haben Sie ihn gesehen?« »Haben Sie sie gesehen?« Ihr Leiden, das weit über das normale menschliche Maß hinausging, brachte bizarre Verhaltensweisen hervor. Einen Monat nach dem Einsturz der beiden Türme sah ich am Ground Zero ein junges Brautpaar – der weiße Brautschleier wehte hinter den beiden her –, das zusammen mit dem Fotografen auf das rauchende Trümmerfeld zusteuerte. Ich überlegte mir, wer von den Verschütteten an ihrem Hochzeitstag hätte anwesend sein sollen. Die Situation war surreal, und doch ergab ein solch bizarres Verhalten in diesem schrecklichen Kontext einen Sinn. Die Betroffenen reagierten unterschiedlich. Manche machten einen großen Bogen um Ground Zero, andere pilgerten täglich zu dem Ort der Verwüstung, um Blumen niederzulegen oder Kerzen anzuzünden. Manche reagierten mit Suizidgedanken oder waren so traumatisiert, dass sie stationär behandelt werden mussten; die meisten waren einfach vorübergehend benommen und verunsichert und erlangten dann ihre Fassung so weit wieder, dass sie ihren Alltag bewältigen konnten. Doch die Vorgänge an jenem Tag waren weit über normales menschliches

Begreifen hinausgegangen und hatten die Vorstellung von einer fairen und vernünftigen Welt zerstört. Genauso wenig wie für die Familien der vermissten Soldaten und für die Familien, die ihre Angehörigen mental nicht mehr erreichten, gab es für die Betroffenen nach 9/11 eine zufriedenstellende Möglichkeit des Trauerns oder der Erholung. Was aber weder Therapeuten noch die Öffentlichkeit erkannten, war die Tatsache, dass Benommenheit und Trauma der Betroffenen eine Weile anhalten würden. Diese beispiellose Art von traumatischem Verlust konnte nicht abgeschlossen werden.

Auf dem Gebiet der PTBS-Behandlung und Trauertherapie sind Therapeuten und Therapeutinnen nicht dahingehend ausgebildet, das durch die beiden Arten von uneindeutigem Verlust ausgelöste Trauma zu behandeln. Selten wird die Ambiguität als Quelle des Traumas erkannt. Daher verfolge ich das Ziel, professionelle Helfer und die Öffentlichkeit über das Phänomen des uneindeutigen Verlusts zu informieren und eine Diskussion darüber anzustoßen, was letztlich Veränderungen in der Gesundheitspolitik hin zu breiter angelegten Behandlungen und Interventionen bewirken soll.

Das konventionelle Repertoire an Traumatherapien soll um eine neue theoretische Perspektive, und zwar um das Konzept des uneindeutigen Verlusts, erweitert werden. Zu diesem Zweck wird dargelegt, worin sich uneindeutiger Verlust, Trauma und ein belastendes Ereignis ähneln und worin sie sich unterscheiden, um den Weg für mehr Interventionsformen zu ebnen, die Kinder, Jugendliche und Erwachsene einbeziehen und Wert legen auf Familie und Gemeinschaft.

Stress und Trauma

Damit wir das Ziel erreichen können, trotz des fortbestehenden Traumas der Ambiguität resilient und gesund zu bleiben, müssen die Verbindungen zwischen Stress und Trauma und den Vorstellungen von einem uneindeutigen Verlust geklärt und daraus die Ähnlichkeiten und Unterschiede zwischen den Konzepten und Methoden abgeleitet werden.

Zusammenhang zwischen Stress und Trauma einerseits und uneindeutigem Verlust andererseits

Aus einer Typologie von Stressoren wird ersichtlich, dass kein Stressfaktor so schwer zu meistern und so traumatisierend ist wie der uneindeutige Verlust (vgl. Tab. 2.1).

Quelle	
Interner Art Ereignisse, die von einer Person innerhalb der Familie ausgehen, z. B. Suchtkrankheit, Suizid oder Gewalt	**Externer Art** Ereignisse, die von der Natur ausgehen oder von Menschen außerhalb der Familie, z. B. Überschwemmungen oder Terrorismus
Typus	
Normativ **Entwicklungsbedingt** **Vorhersagbar** Ereignisse, die im Lebenszyklus erwartbar sind: Geburt, Pubertät, Adoleszenz, Heirat, Altern, Wechseljahre der Frau, Pensionierung und Tod	**Katastrophal** **Situativ bedingt** **Unerwartet** Ereignisse oder Situationen, die nicht vorhersehbar sind: z. B. dass ein junger Mensch stirbt
Klar Fakten liegen vor; Familie weiß, was geschieht und wie die Dinge sich entwickeln werden	**Unklar** Ereignisse oder Situationen, die unklar bleiben; Tatsachen über den Zustand eines Angehörigen bleiben mehrdeutig
Gewollt Ereignisse oder Situationen, die gewollt sind und gewählt wurden: freiwillige berufliche Veränderung, Aufnahme eines Studiums oder gewollte Schwangerschaft	**Ungewollt** Ereignisse oder Situationen, die man sich nicht ausgesucht hat: Kündigung, fristlose Entlassung, Scheidung oder Verlassenwerden
Dauer	
Akut Ereignis, das kurze Zeit dauert, aber schmerzhaft ist: gebrochenes Bein	**Chronisch** Situation mit langer zeitlicher Ausdehnung: Diabetes, Medikamentenabhängigkeit oder Diskriminierung und Konfrontation mit Vorurteilen
Dichte der Situation	
Isoliert Einzelnes Ereignis, das ohne begleitende Stressoren auftritt; leicht zu lokalisieren	**Kumulativ** Ereignisse, die sich eins ums andere aufschichten, oder Situationen, die nicht aufgelöst werden können; Familien werden durch mehrfache ungelöste Stressfaktoren zermürbt

Tabelle 2.1: *Klassifikation von Familienstress und Trauma (nach Boss 2002b). Abdruck mit Erlaubnis von Sage Publications.*

Stress aufgrund von Ungewissheit zermürbt die Menschen. Sie fühlen sich hilflos, ohne Hoffnung und deprimiert. Es entwickeln sich Ambivalenz und Angst. Die Funktionsfähigkeit der Familie leidet, weil Entscheidungen auf Eis gelegt und alltägliche Aufgaben nicht mehr wahrgenommen werden; es kommt zu Streitereien und Konflikten. Mit der Einstellung von Ritualen und Feierlichkeiten wird die Resilienz ausgehöhlt. In solchen Fällen fühlen sich Individuen, Paare und Familien zeitweilig abgekapselt. Sie befinden sich in einer Krise, und da diese Situation die Fähigkeiten zur Krisenbewältigung zerstört, ist sie auch traumatisch.

Wenn der Stressor auf einen uneindeutigen Verlust zurückgeht, muss man als Therapeut daran denken, dass Stress und Trauma durch das Gefühl der Hoffnungslosigkeit und durch Verunsicherung verursacht sind, was im Individuum Ambiguität hervorruft. In diesem Kontext, der von Unfassbarkeit, Irrationalität, Verunsicherung, Sinnlosigkeit, Ungerechtigkeit und Unkontrollierbarkeit geprägt ist, können Menschen nicht vernünftig darüber nachdenken, wie sie mit der Situation fertig werden sollen. Menschen erleben schuldlos Trauma und Stress, weil die einfachen Fakten über Abwesenheit oder Anwesenheit der von ihnen geschätzten Person verborgen sind. Keine andere Art von Verlust ist dem uneindeutigen Verlust vergleichbar, und mit keiner anderen Form von Stress ist so schwer umzugehen wie mit dem, der durch Ambiguität ausgelöst ist.

Die Notwendigkeit familientherapeutischer Ansätze in der PTBS-Behandlung

Die Posttraumatische Belastungsstörung ist medizinisch definiert. Sie wurde während des Zweiten Weltkriegs, des Holocaust, des Vietnamkriegs, während der Kämpfe zwischen Israelis und Palästinensern, des Golfkriegs, der ethnischen Säuberung im früheren Jugoslawien und nach Gewalttätigkeiten innerhalb und außerhalb der Familie beobachtet und untersucht. Unter PTBS versteht man eine Angststörung, die durch ungewöhnliche, extrem belastende Ereignisse (zum Beispiel Vergewaltigung, Kindesmisshandlung, Überfall, Kriegshandlung, Überschwemmung, Erdbeben, Unterbringung in einem Vernichtungslager, Folter, Verkehrsunfall, Hirnverletzung) verursacht ist. Das entscheidende Definitionsmerkmal von PTBS ist *eine Erfahrung, die jenseits des normalen Spektrums menschlichen Leidens liegt*. Die Störung äußert sich in »(1) Wiederbelebungen der traumatischen Erfahrung (z. B. durch intrusive Gedanken), (2) Empfindungslosigkeit oder Gefühlen der Bindungslosigkeit und

(3) in den unterschiedlichsten autonomischen und behavioralen Indikatoren, die auf Erregungszustände wie übertriebene Wachsamkeit und sonstige Anzeichen sympathetischer Erregung auf den Dimensionen einer generalisierten Angst hinweisen« (Goldberger & Breznitz 1993, S. 727; siehe auch American Psychiatric Association 2003; Herman 1992). Medizinisch diagnostiziert wurde die PTBS in zeitgleich durchgeführten Untersuchungen mit ehemaligen Soldaten im Vietnamkrieg (Figley 1978) und mit Vergewaltigungsopfern (Burgess & Holmstrom 1979); man hat festgestellt, dass die Probanden aus beiden Populationen ähnliche Reaktionen auf das belastende Ereignis zeigten. Im *Diagnostischen und Statistischen Manual Psychischer Störungen* (DSM) wurde das Störungsbild 1980 für Forschung und klinische Diagnose als PTBS formal operationalisiert (American Psychiatric Association 1984). Mithilfe einer Therapie soll der Betroffene seine Gesundheit wiedererlangen. Auf dem Gebiet der Traumatherapie wird momentan diskutiert, ob man die PTBS-Behandlung weiterentwickeln oder eher gemeinschaftsbasierte Interventionen befürworten soll. Natürlich sind beide Richtungen notwendig. Nicht jeder Mensch entwickelt nach einer Krise oder einer Katastrophe eine PTBS (Bonanno 2004). Nach einer Katastrophe sind die meisten Menschen vorübergehend wie betäubt, erlangen aber ihre Bewältigungsfähigkeit und Resilienz wieder.

Zusammenhang zwischen PTBS und uneindeutigem Verlust

Wenn das Leiden der Klienten durch die Uneindeutigkeit eines Verlusts verkompliziert wird, stellt das die meisten Therapeuten vor neue Herausforderungen, doch solche Situationen kommen häufig vor. Das Trauma eines uneindeutigen Verlusts und die PTBS haben ein gemeinsames Merkmal: eine Erfahrung, die jenseits des normalen Spektrums menschlichen Leidens liegt. Nach dem DSM-IV-TR (American Psychiatric Association 2003) ist die PTBS erstens als psychische Störung und zweitens als individuelle Krankheit zu bewerten und zu behandeln. Das Trauma eines uneindeutigen Verlusts dagegen ist eine Beziehungsstörung und keine psychische Dysfunktion. Es wird durch externe Stressoren ausgelöst. Persönliche und beziehungsbezogene Symptome wie Depression, Angst, Konflikt und Somatisierung können zwar die Folge sein, die Ursache dafür liegt jedoch in der Ambiguität der Situation. Deshalb müssen Behandlung und Intervention auch auf Stressmanagement sowie beziehungsbezogene und psychodynamische Ansätze ausgelegt sein. Im Gegensatz zur PTBS, bei der das traumatisierende Ereignis vorbei ist und in Rückblenden zurückkommt, löst der uneindeutige Verlust ein fortwährendes

Trauma aus. Die Qualen hören nie auf. Die PTBS und das Trauma eines uneindeutigen Verlusts sind zwar unterschiedliche Phänomene, doch beide können dazu führen, dass zwischenmenschliche Beziehungen ein Leben lang paralysiert und sogar nachfolgende Generationen dadurch beeinträchtigt sind (Boss et al. 2003).

Gegenwärtig behandelt man Opfer von Folter, Vergewaltigung, terroristischen Attacken, Flugzeugabstürzen, schulischer Gewalt, Erdbeben, Hurrikanen, Kindesmisshandlung und häuslicher Gewalt auf der PTBS-Diagnose. PTBS-Behandlungen werden auch präventiv durchgeführt, um bei Therapeuten und Einsatzkräften, die den Opfern in solchen belastenden Ereignissen helfen, Erschöpfung und Ausgebranntsein zu vermeiden (Figley 1995).

Mit einigen bemerkenswerten Ausnahmen (Landau & Saul 2004; Sluzki 1990) werden PTBS-Behandlungen nur mit Einzelpersonen durchgeführt – und nicht mit den Familien der Betroffenen. Wenn man das Trauma eines Klienten einzeltherapeutisch angeht, wird nicht berücksichtigt, dass er nach Abschluss der Therapie mit seiner Familie und anderen vertrauten Personen weiterleben muss. Manchmal finden die Klienten zu Hause allerdings keine Familie mehr vor, und in solchen Fällen – wie etwa nach dem Tsunami 2004 in Südostasien – sollten gemeinschaftsbasierte Ansätze greifen. Waters (2005) berichtet, dass Traumaexperten östlicher wie westlicher Prägung familienorientiert und gemeinschaftsbasiert vorgegangen sind, als sie die Hinterbliebenen nach der Katastrophe, bei der 300 000 Menschen von der Welle überrollt wurden, behandelten. Der nepalesische Psychologe Bhava Poudyal weiß: »Die Menschen [von Aceh – Hinzufügung der Autorin] halten zusammen, stützen einander und respektieren sich gegenseitig. Die Nachbarn helfen einander, Waisen werden von anderen Familien aufgenommen.« (Waters 2005, S. 17) Aber Poudyal »ist besorgt, dass Hilfsorganisationen ›den Menschen ihre Resilienz, ihre Sinngebung wegnehmen und ihnen das – für sie neue und medizinische – PTBS-Modell überstülpen‹ könnten« (Waters 2005, S. 17).

Waters berichtet auch, dass Neil Boothby von der Columbia University auf die Fähigkeit der Menschen setze, nach Hause zu gehen und ihre Gemeinden und Existenzen gemeinsam wieder aufzubauen. Boothby ist der Auffassung: »Wenn ein Fischer ein Boot hat und fischen gehen kann, um seine Familie zu ernähren, wirkt sich dies besser auf das soziale Leben aus als jede psychologische Intervention (...) Was die Menschen heilt und ihnen hilft weiterzuleben, sind Solidarität und Unabhängigkeit.« (Waters 2005, S. 18)

Zwar ist die konventionelle PTBS-Behandlung auf das Individuum gerichtet und medizinischer Natur, doch inzwischen haben viele Therapeuten in diesem

Feld die Behandlung um familienorientierte und gemeinschaftsbasierte Ansätze erweitert (Boss et al. 2003; Landau & Saul 2004; Sheinberg & Fraenkel 2000). Diese sind besonders hilfreich, wenn das Trauma durch verlorene Beziehungen zu anderen Menschen verursacht ist.

Die Notwendigkeit familientherapeutischer Ansätze in der Stressbearbeitung nach belastenden Ereignissen (Sbe)

Früher wurde traumatischer Stress gleichgesetzt mit dem Stress aufgrund eines belastenden Ereignisses (Everly 1989), und der kann, so die Wegbereiter der CISD-Methode (*critical incident stress debriefing*, Unterweisung für Einsatzkräfte), unmittelbar nach dem Ereignis oder auch verzögert einsetzen (Mitchell & Everly 1998). Der Stress eines belastenden Ereignisses manifestiert sich in den unterschiedlichsten kognitiven, physischen, emotionalen und verhaltensbezogenen Symptomen, die durch einen krisenhaften Vorfall ausgelöst werden, der die üblichen wirksamen Bewältigungsstrategien von Einzelnen oder Gruppen (zum Beispiel der Einsatzkräfte von Feuerwehr, Polizei oder Militär; der Opfer von Krieg, Terrorismus oder Naturkatastrophen) außer Kraft setzt. Durch ein solches krisenhaftes Ereignis ist die Homöostase gestört (Everly 1989; Mitchell & Everly 1998; Everly & Mitchell 2003; Mitchell & Everly 2000, 2003).

Frühe Interventionen, manchmal direkt am Krisen- oder Katastrophenort oder in der Nähe, sind notwendig, weil die Betroffenen so die Möglichkeit der Katharsis haben und mit anderen Menschen sprechen können, was eine gewisse Erholung bringt (Everly & Mitchell 1992). Das Behandlungsprotokoll, das so genannte Mitchell-Modell (1983), umfasste ursprünglich sechs Stufen und wurde später um eine siebte Stufe erweitert: Einführung, Tatsachenfeststellung, Reflexion, Reaktion, Symptome, Instruktion und Rehabilitation. Auch das Rote Kreuz favorisiert ein Stufenmodell, allerdings mit nur vier Stufen: Aufdeckung der Ereignisse, Emotionen und Reaktionen, Bewältigungsstrategien, Abschluss der Situation (Armstrong et al. 1995). Lineare Modelle wie diese berücksichtigen jedoch nicht die individuelle und kulturelle Vielfalt in Bewältigungsmustern und -vorstellungen. Auf diesen Punkt gehe ich später ausführlicher ein.

Die Prinzipien der CISD-Methode, die ursprünglich als fachliche Unterweisung für Einsatzkräfte, z. B. für die Polizei, entwickelt wurde, sind therapeutisch brauchbar (Mitchell 1983). Inzwischen ist das Protokoll auf eine breiter gefächerte und flexibler gestaltete Anwendung hin überarbeitet worden. Nach dem Bombenanschlag auf das Murrah Federal Building in Oklahoma City gab es für viele Krisenhelfer am Ende eines Arbeitstages, also bevor sie nach Hause oder in ihre Familien gingen, Nachbesprechungen ihres Einsatzes. Die Einsatzkräfte waren traumatisiert durch die Geräusche, Gerüche und Belastungen ihrer heldenhaften Bemühungen, eingeschlossene und vermisste Menschen aufzuspüren. Die therapeutischen Teams gaben der erdrückenden Belastung, der die Einsatzkräfte, Feuerwehrleute, Berater, Seelsorger und die Überlebenden des Anschlags ausgesetzt waren, einen Anstrich von Normalität. Sie unterstützten auch Geistliche, Ärzte und Therapeuten und deren Familien, die den Überlebenden halfen, die Verletzten zu versorgen, die Toten zu begraben und nach Vermissten zu suchen.

Im Rückblick ist festzuhalten, dass in Oklahoma City die Verbundenheit der Menschen miteinander als das heilsamste Moment empfunden wurde, denn sie waren als Gemeinschaft zusammengekommen. Die Kontakte auf familialer und gemeinschaftlicher Ebene waren überwiegend von den Familien selbst organisiert worden und gehörten nicht zum offiziellen Interventionsprotokoll (Sprang 1999). Wie in den meisten Katastrophenfällen wurde auch in Oklahoma City das Geld primär für einzeltherapeutische Maßnahmen und für Besprechungen mit Einsatzkräften bereitgestellt. In den USA sind familientherapeutische Ansätze im Rahmen von Kriseninterventionen immer noch relativ neu.

Behandlung und Intervention

»Eine Psychotherapie soll Menschen helfen, sich so zu verändern, dass ihr Leiden gelindert wird. Dies gilt gleichermaßen für die Einzel-, Gruppen- und Familientherapie.« (Nichols & Schwartz 2004, S. 381) Und es gilt vor allem dann, wenn Menschen an einem uneindeutigen Verlust leiden. Die Therapie eines durch einen uneindeutigen Verlust ausgelösten Traumas hat von der PTBS-Behandlung zweifelsfrei den Aspekt übernommen, dass die Symptomatologie des Traumas erkannt und behandelt werden muss (und dass man auf die professionellen Helfer, die unter Umständen ein Sekundärtrauma erfahren können, achten muss). Doch die beiden Therapiesituationen weisen große Unterschiede auf, da im Falle eines uneindeutigen Verlusts das ursprüngliche traumatische Ereignis fortbesteht.

Von der CISD-Methode ist primär die Idee übernommen worden, dass Menschen psychisch heilen können, wenn sie ihre persönliche Geschichte erzählen. Doch statt den Erzählungen eine bestimmte Struktur vorzugeben, lasse ich die Familien und Gruppen einfach in ihrem vertrauten Umfeld erzählen, wobei niemand der Anwesenden zum Erzählen genötigt wird. Nicht alle Menschen wollen ihre Geschichte erzählen, sondern lieber anderen zuhören; und das Zuhören kann genauso heilsam sein wie das Erzählen.

Aus den erwähnten theoretischen Überlegungen zu Stress, Trauma und Resilienz ergeben sich die folgenden methodologischen Voraussetzungen:

Methodologische Voraussetzungen

- In Situationen, in denen zwischenmenschliche Beziehungen beeinträchtigt sind, wie das bei einem uneindeutigen Verlust der Fall ist, sind beziehungsorientierte Interventionen notwendig. Das zu behandelnde System kann ein Paar, eine Familie, eine Gemeinschaft oder mehrere Familien sein, die unter dem gleichen Stressor leiden. Auch in einer Einzeltherapie kann der Therapeut auf den systembezogenen Kontext des Klienten achten.
- Auch wenn Symptome, die ärztlich oder psychiatrisch behandelt werden müssen, immer zu beachten sind, muss der Fokus auf der Resilienz und nicht nur auf dem Pathologischen liegen. Überlebende oder Hinterbliebene erholen sich in den meisten Fällen, wenn sie in ihrer Resilienz gefördert werden.
- Die Behandlung des einzelnen Erwachsenen oder Kindes ist unzureichend, denn durch die Verengung des Blicks auf das Individuum kann die Kompetenz von Eltern oder Paaren vernachlässigt und kulturelle Identität übersehen werden. Deshalb müssen zu einem traumatherapeutisch arbeitenden Team z. B. auch Familientherapeuten, Experten aus der Gemeinde sowie professionelle Helfer und Laien gehören, die die Sprache der Überlebenden oder Hinterbliebenen sprechen und deren Kultur verstehen. Dann können Interventionen so zugeschnitten werden, dass sie individuell passen und auf die Vielfalt der Klienten sowie auf kulturelle Unterschiede abgestimmt sind. In Fällen, in denen aufgrund von Krankheiten oder Katastrophen uneindeutige Verluste entstanden sind, können Mehrfamiliengespräche an einem Ort in der Gemeinde mehr zur Resilienzentwicklung beitragen als gelegentliche Therapiesitzungen.
- Therapie ist Zusammenarbeit. Heilung entsteht aus der persönlichen Resilienz eines Menschen und nicht allein aus der traumatherapeutischen Maßnahme. Da Therapeuten in diesem Prozess nur vorübergehende Verbindungen anbieten, muss der Rahmen vorgegeben werden, in dem die Klienten mit den Menschen ihres Lebensumfeldes verbunden werden. Die fortbestehenden Bindungen bestehen in der Gemeinschaft, die Individuen und Fami-

lien stützt, wenn Angehörige körperlich vermisst oder mental nicht mehr erreichbar sind.

- Therapeuten und Therapeutinnen, die Traumabehandlungen und -interventionen durchführen, müssen interkulturelle Kompetenz haben, weil ein Trauma nicht in allen Kulturkreisen als Störung verstanden wird. Laut Leys (2000) gibt es zwei Lager, in denen der Traumabegriff existiert und variiert: Im einen Lager wird Wert gelegt auf Symptomlinderung und Reedukation. Im anderen Lager sieht man hinter den Symptomen tiefer gehende Bedeutungen, die auf die Herkunftsfamilie und den momentanen Beziehungskontext hinweisen.

Mein Interesse gilt nicht nur der Symptomlinderung, sondern auch den tiefer gehenden Bedeutungen von Symptomen. Doch sobald wir stärker auf die enorme Vielfalt an Normvorstellungen und Erwartungen der Klienten achten, erkennen wir auch, dass wir vielleicht einige Normvorstellungen und Erwartungen hinsichtlich Gesundheit und richtigem Verhalten mit ihnen gemeinsam haben. Da beide Aspekte wichtig sind, müssen wir zwischen ihnen ein Gleichgewicht finden.

Wenn Klienten aus mir fremden Kulturen zu mir kommen, wird die Hierarchie zwischen Therapeutin und Klienten flach und Zusammenarbeit notwendig. Ich höre intensiver zu. Manchmal bitte ich Klienten auch, ein älteres Familienmitglied oder eine Referenzperson aus der Gemeinde in die Sitzung mitzubringen, die dann als Kotherapeuten fungieren und mich über kulturelle Feinheiten aufklären. Für Therapeuten, die in individualitäts- und autonomiebetonten Kulturen sozialisiert sind, ist eine solche Verschiebung eine Herausforderung. Wenn Menschen Katastrophen und Krisen zu bewältigen haben, sind diagnostische und therapeutische Methoden, die auf den Abschluss der Leidenssituation abzielen, vielleicht weniger effizient, als wenn man den Familien und älteren Referenzpersonen zuhört, die ihr Wissen und ihre überlebenstechnischen Erfahrungen einbringen. Wenn Menschen Stress und Ambiguität zu bewältigen haben, abstrahieren wir von der eigenen Sozialisation und unseren kulturellen Überzeugungen und legen die kulturellen Maßstäbe der Personen an, für die wir da sind.

Heute wird die PTBS auch als Zustand gesehen, der durch einen als schmerzhaft und traumatisch erlebten kulturellen Kontext und nicht nur durch persönliche psychische oder physische Schwäche ausgelöst werden kann (Boss 2002b). Auf dem Gebiet der transkulturellen Psychiatrie empfehlen Laurence Kirmayer et al. (2000) einen kontextuellen Ansatz der Symptomdiagnose und

-behandlung, wobei der Fokus auf kulturellen Einflüssen liegt, die zu traumatischen Störungen führen können. Paradoxerweise hört man von ärztlicher Seite, dass die Diagnose einer PTBS allzu sehr medizinisch orientiert sei (Kirmayer et al. 2000; Landau & Saul 2004; Sluzki 1990). Diese Autoren betonen die Vielfalt der Bedeutungen, die den Begriffen Stress, Krise und Trauma innewohnen. Sie machen uns darauf aufmerksam, dass Traumata sowie Symptome und die notwendigen Anpassungen kulturell völlig unterschiedlich bewertet werden und sich auch ganz kulturspezifisch manifestieren (DiNicola 1997; Kirmayer et al. 2000; Kleinman & Good 1985; Wilson 1989).

Was nicht berücksichtigt wird

Weil sich die PTBS konzeptuell und klinisch vom Leiden an einem uneindeutigen Verlust unterscheidet, reicht in den Fällen, in denen Klienten unter dem physischen oder psychischen Verlust von Angehörigen leiden, eine PTBS-Behandlung nicht aus. Einige Therapeuten haben ihre Arbeit mit den Klienten auf die Paar- und Familienebene ausgeweitet (Figley 1989; Herman 1992; Matsakis 1996), doch viele sind zur Einzeltherapie zurückgekehrt. Heute fokussiert die PTBS-Behandlung primär auf das Individuum und umfasst selten Familiengespräche oder gemeinschaftsbasierte Therapiearbeit. Nach traumatischen Erlebnissen ist manchmal individuelle medizinische Behandlung notwendig, doch damit ist noch nicht der Umstand berücksichtigt, dass der Klient anschließend sein Leben mit der Familie und in seinem sozialen Umfeld weiterleben muss. Gegenwärtig wird an der PTBS-Diagnose und -behandlung kritisiert, dass sie weder systemisch noch kontextbezogen seien und zu stark auf die individuelle Pathologie fokussierten (Kirmayer et al. 2000; Landau & Saul 2004). Wenn dem so ist, übergeht die PTBS-Behandlung vielleicht den Umstand, dass das Trauma (dass ein Angehöriger physisch verschwunden oder mental nicht mehr erreichbar ist) durch einen bestimmten Kontext ausgelöst und die eigentliche Ursache des ungelösten Leids und der Erstarrung sein kann.

Zusammenhang zwischen Stress, Trauma und belastenden Ereignissen einerseits und therapeutischem Handeln andererseits

Manche belastenden Ereignisse führen dazu, dass Menschen ihr Leben lang an einem uneindeutigen Verlust leiden, wenn beispielsweise der Körper eines verschwundenen Angehörigen nie gefunden wird oder ein Angehöriger aufgrund eines Unfalls im Koma liegt. Dann ist die Beziehung zu der verschwundenen Person in einem Schwebezustand und kann nicht abgeschlossen werden. In solchen Fällen ist die übliche einzeltherapeutische Maßnahme vielleicht weniger effektiv. Traumatisierte Kinder sollten in der Therapie nicht von ihren Eltern getrennt werden (es sei denn, die Eltern sind die Verursacher des kindlichen Traumas). Therapiegespräche mit dem gesamten Familiensystem sind jedoch komplex und erfordern eine besondere Ausbildung. In Katastrophenfällen wäre es eine echte Hilfe, wenn Familientherapeuten zum Helferteam gehörten. Ideal wäre es, wenn Katastrophenhelfer so ausgebildet und vorbereitet würden, dass sie mit den Auswirkungen des Traumas eines Individuums umgehen könnten, die letztlich das gesamte Familiensystem erfassen. Wir dagegen haben immer die Familie des Klienten im Blick, und zwar unabhängig davon, ob wir einzel- oder gruppentherapeutisch arbeiten.

Der zentrale Punkt bei der PTBS, der Erfahrung eines belastenden Ereignisses und beim Leiden an einem uneindeutigen Verlust ist das Trauma, das im letztgenannten Fall aber durch einen beziehungsbezogenen Stressor ausgelöst wird. Es ist weder eine psychische Pathologie noch ein persönliches Problem, sondern eine auf der Beziehungsebene angesiedelte Störung, die mit beziehungsorientierten Interventionen zu behandeln ist.

Einflüsse des kulturellen Kontexts auf Therapie und therapeutische Beziehung

Klienten aus Kulturen, die weniger auf das Individuum fixiert sind als westlich geprägte Kulturen, sind häufig therapieresistent und enttäuscht, wenn sie an den Stellen als krank eingestuft werden, wo sie ihre Probleme sonst mit dem Rückhalt aus der Familie und der Gemeinschaft bewältigen. Aus diesem Grund müssen wir unseren Begriff der Resistenz genauer überprüfen. Resistenz kann nämlich durchaus auch auf unserer Seite vorliegen.

Bei meiner therapeutischen Arbeit im Zusammenhang mit den Terroranschlägen von 9/11 ist mir schnell klar geworden, dass viele Hinterbliebene der in den Trümmern Vermissten aus ihrer Heimat geflohen oder in die USA eingewandert waren und in diesem Zusammenhang schon einmal traumatische Verluste zu bewältigen hatten. Die Familien der in den beiden Türmen im Servicebereich Beschäftigten – und nun vermissten – Personen kamen aus 60 verschiedenen Ländern und sprachen 24 verschiedene Sprachen. Viele von ihnen kamen aus Albanien, dem früheren Jugoslawien, Mazedonien und Russland; einige waren aus Ostasien. Viele Familien der im Restaurant »Windows on the World« im Nordturm Beschäftigten waren aus der Karibik, aus Mexiko, der

Dominikanischen Republik und aus Zentral- oder Südamerika zugewandert und sprachen folglich nur Spanisch. Einige Familien der Vermissten stammten aus Afrika und aus weiteren europäischen Ländern. Die meisten der betroffenen Familien waren nach New York gekommen, weil sie dort ein besseres und sichereres Leben gesucht hatten; nun aber sahen sie ihren Traum zerstört. Außerdem waren diese Menschen entwurzelt und hätten in dieser schweren Zeit Angehörige und Verwandte gebraucht, die allerdings weit weg und unerreichbar waren. Ihre Wahlfamilie bestand – außer den unter den Trümmern vermissten Angehörigen – aus den Menschen, die in der Heimat geblieben und nicht ausgewandert waren. Uns war klar, dass wir Interventionen entwickeln mussten, mit deren Hilfe die Betroffenen die verlorenen Bindungen an ihre Familien und Gemeinschaften in der Heimat wieder herstellen konnten. Wir fingen an, mit Menschen aus den unterschiedlichsten ethnischen und kulturellen Kontexten, wirtschaftlichen Verhältnissen, Ländern und religiösen Zusammenhängen therapeutisch zu arbeiten. Die erste Herausforderung bestand darin, dass wir uns interkulturelle Kompetenz aneignen mussten.

Was sind angemessene therapeutische Ziele, wenn man mit Menschen arbeitet, die mit dem Trauma eines uneindeutigen Verlusts konfrontiert sind? Wie sieht die gemeinsame therapeutische Arbeit mit traumatisierten Klienten aus, die aus völlig unterschiedlichen Kulturen kommen? Diese Fragen sollen in den folgenden Kapiteln beantwortet werden.

Kapitel 3
Resilienz und Gesundheit

Damit ein Mensch das Trauma eines uneindeutigen Verlusts überwinden und sogar gestärkt daraus hervorgehen kann, muss er außerordentlich resilient sein. Manche Menschen haben von Natur aus die Fähigkeit, sich wieder aufzuraffen und zu erholen – wenn man ihnen Zeit lässt. Therapeuten und Ärzte sind deshalb aufgefordert, geduldig zu sein. Symptome müssen natürlich sofort behandelt werden, aber die Entwicklung von Resilienz ist ein langfristiger Prozess. Da der Blick des Therapeuten jedoch meistens darauf gerichtet ist, sofort nach dem Pathologischen zu suchen, ist die Vorstellung, den Klienten auf seine natürliche Resilienz hin zu erkunden, relativ neu.

Definitionen

Gesundheit wird hier als körperliches, seelisches und soziales Wohlbefinden sowie als Abwesenheit medizinischer bzw. psychiatrischer Symptome und von Beziehungskonflikten bzw. sozialer Isolation definiert. Anders ausgedrückt: Gesundheit wird im Beziehungskontext gesehen und als Fähigkeit definiert, an der Verbindung zu einem anderen Menschen und einer Gemeinschaft, etwa der Familie oder Freunden, Freude zu haben (Walsh 1996, 1998). Die gesundheitliche Prävention ist darauf gerichtet, dass ein Mensch trotz Stress und Trauma resilient bleiben kann.

Der Resilienzbegriff wird seit langem im Konstruktionswesen verwendet, doch was bedeutet er im klinischen Feld? In allen Disziplinen ist man sich einig, was mit Resilienz gemeint ist, aber die Vorstellungen davon, wie Resilienz sich zusammensetzt und wie man Resilienz erwirbt, gehen auseinander. In diesem Buch liegt der Fokus auf Strukturen zwischenmenschlicher Beziehungen: zwischen Eltern und Kindern, bei Paaren, in Familien, im Freundeskreis und in Gemeinschaften.

Resilienz des Individuums

Da ich Resilienz unter dem Stressaspekt betrachte, definiere ich sie als Fähigkeit, sich mit den Belastungen und Spannungen des Lebens (wie ein Gummiband) zu dehnen und sich (wie eine Hängebrücke) diesen anzupassen. Zu diesem Aspekt zählt der normative Stress, der durch alltägliche Beschwernisse sowie durch die erwartbaren lebenszyklischen Übergänge in Familien, wenn Kinder geboren werden und Angehörige sterben, erzeugt wird. Dazu zählen auch der Stress und das Trauma, die durch unerwartete Krisen und Katastrophen verursacht sind. Im Falle einer Krise (im Gegensatz zu einer Situation, in der nur Belastung, Stress oder Spannung vorhanden sind) ist Resilienz die Fähigkeit, auf eine Kompetenzebene zurückzufinden, die dem Niveau vor der Krise entspricht oder sogar höher ist.[4] Um auf die Brückenanalogie zurückzukommen: Stress bedeutet, dass die Brücke unter einem gewissen Druck steht; Spannung bedeutet, dass die Brücke schwankt, aber hält; Krise bedeutet, dass die Brücke einstürzt; und Resilienz bedeutet, dass sich die Brücke unter dem auf sie ausgeübten Druck biegt, diesen Druck aber absorbieren kann, ohne dadurch Schaden zu nehmen (Boss 2002b). Flexibilität ist ein entscheidendes Moment – aber noch nicht alles.

Wenn ein uneindeutiger Verlust eintritt, *hängt es von der Resilienz eines Menschen ab, ob er mit der Unklarheit weiterleben kann.* Seine Fähigkeit, sein Leben weiterhin zufriedenstellend zu gestalten, ist nicht nur von seiner Ambiguitätstoleranz abhängig, sondern auch von der Fähigkeit, jetzt und in Zukunft mit der Unklarheit zurechtzukommen. Resilienz hat auch damit zu tun, dass ein Mensch trotz übermäßiger Belastung, die über das normal menschlich Erwartbare hinausgeht, seine psychische und physische Gesundheit erhalten kann. Vergleichbar einer Brücke, die von Wind und Schwerlastverkehr durchgerüttelt wird, muss der Mensch, um resilient zu bleiben, gegenläufig wirkenden Kräften langfristig die Stirn bieten können. Im Falle eines uneindeutigen Verlusts ist damit nicht nur die Fähigkeit gemeint, trotz der Belastungen zu gedeihen, sondern auch die Fähigkeit, eine Situation aushalten zu können, in der Angehörige – physisch oder psychisch – zugleich abwesend und anwesend sind. Resilienz heißt in solchen Fällen, damit leben zu können, dass über den Zustand des Angehörigen als abwesend beziehungsweise anwesend keine Gewissheit erlangt werden kann. Ein Mensch ist resilient, das heißt fähig, weiterzuleben und psychisch und physisch gesund zu bleiben, obwohl er darunter leidet, dass beispielsweise das Kind entführt wurde, die Mutter an Alzheimer-Krankheit leidet, der Ehemann im Krieg vermisst oder das Kind durch einen

Unfall geistig behindert ist. Resilienz heißt auch, trotz der unvermeidlichen lebenszyklisch erwartbaren Ambiguitäten bezüglich Abwesenheit und Anwesenheit von Angehörigen, wenn etwa das erwachsene Kind von zu Hause auszieht oder der gebrechliche Vater ins Pflegeheim eingewiesen wird, sein Leben zufriedenstellend weiterzuführen. Einige der genannten Beispiele sind zwar fataler als die anderen, aber alle erzeugen sie ein gewisses Maß an Stress, Trauma und Ambiguität. In solchen Situationen erwächst Resilienz letztlich daraus, dass die Betroffenen sich biegen und anpassen können und dadurch gesund bleiben. Das heißt, dass sie sich aufgrund der uneindeutigen Abwesenheit bzw. Anwesenheit des von ihnen geschätzten Menschen nicht unterkriegen lassen.

Hetherington und Blechman (1996) verwenden wie ich den Begriff *Resilienz* und meinen damit Prozess und langfristige Bewegung. Ihre Definition von Resilienz bei Kindern und Familien ist prägnant und für Therapeuten wie Forscher hilfreich: »Mit *Resilienz, Stressresistenz* oder *Unverwundbarkeit* sind Prozesse gemeint, die in risikobehafteten Situationen einsetzen und zu Resultaten führen, die genauso gut oder besser sind als die nicht risikobehafteten Situationen.« (S. 14) Der Kontext, in dem sich Betroffene befinden, mag diesen Prozess zwar beeinflussen, doch Resilienz ist die zentrale Qualität, die sie in schwierigen und ungewissen Zeiten stärker macht.

Resilienz der Familie

Während der Begriff der Resilienz des Individuums seine Wurzeln in der Entwicklungspsychologie und Pathologie hat, ist *Resilienz der Familie* ein neuerer Begriff, der aus dem Bereich Bewältigung und Prävention von Familienstress stammt. Die Familientherapeuten Hawley und DeHaan (1996) haben die Fachliteratur auf diese beiden Forschungslinien hin studiert und kommen zu dem Schluss, dass beide theoretischen Ansätze zur Beurteilung des Resilienzbegriffs nötig sind.

Hawley und DeHaan (1996) führen Überlegungen zur individuellen Entwicklung und zu langfristigen familialen Prozessen zu einer Definition von Familienresilienz zusammen; nach dieser Definition ist familiale Resilienz »der Weg, den die Familie einschlägt, wenn sie sich angesichts einer Stresssituation gegenwärtig oder langfristig anpasst und entwickelt. Resiliente Familien reagieren auf beispiellose Weise je nach Kontext, Entwicklungsstufe, Wechselwirkung zwischen Risiko- und Schutzfaktoren und gemeinsamer Perspektive der Familie positiv auf solche Bedingungen.« (S. 293) Bezüglich der therapeutischen Arbeit mit Familien von Vermissten muss diese Definition aber um ein weiteres Element ergänzt werden: Damit eine Familie, die mit einem uneindeutigen Verlust konfrontiert ist, langfristig resilient bleiben kann, muss sie Toleranz gegenüber der Unklarheit entwickeln und mit dieser leben können. Manche Familien sehen darin sogar einen gewissen Nutzen (Boss 2000). Wenn eine Familie zufrieden (und konfliktlos) mit unbeantworteten Fragen leben kann, hat sie den Resilienztest bestanden.

Wie gehen Familien konkret mit uneindeutigen Verlusten um? Manchen hilft Spiritualität in einem Leben mit dem Nichtwissen; anderen hilft der religiöse Glauben. Wieder andere halten sich einfach an die Zuversicht, dass die Situation zu einem guten Ende kommen wird. Manche können eher aus philosophischen und existenzialistischen Gründen mit der Ambiguität leben und nehmen im Moment die Dinge, wie sie kommen. Aus meiner therapeutischen Arbeit mit unzähligen betroffenen Familien habe ich gelernt, dass sie sich auf völlig unterschiedliche Weise Resilienz aneignen und dass alle Wege zum selben Ziel führen können. Für diese Vielfalt müssen wir offen sein.

Als Therapeut muss man bedenken, dass nicht alle Menschen auf die gleiche Art Resilienz erwerben. Wir hoffen zwar, dass die Partner in einer Paarbeziehung und die Mitglieder einer Familie identische Vorstellungen von ihrem Weg zur Resilienz haben. Doch das ist nicht immer der Fall. Wenn Überzeugungen und Weltanschauungen bei einem Paar oder in einer Familie zu stark auseinanderklaffen, ist der Resilienzprozess blockiert. Eine solche Diskrepanz kann dazu führen, dass Familien auseinanderbrechen oder Paare sich trennen. Deshalb ist es eine der wichtigsten therapeutischen Aufgaben, Betroffene zu der Teamarbeit zu motivieren, die in Zeiten der Unklarheit für ihre Weiterentwicklung notwendig ist.

Damit eine Familie Resilienz entwickeln kann, muss sie erst wissen, wer zu einem solchen Team gehört. Damit sind wir wieder bei der Wahlfamilie *(psychological family)*. Da es in einer Familie selten die absolute Abwesenheit bzw. Anwesenheit gibt, muss darüber gesprochen werden, wie die einzelnen Mitglieder die vermisste bzw. verschwundene Person wahrnehmen und wer aus ihrer Sicht zur Familie gehört. In Fällen von uneindeutigen Verlusten kommt es oft zum Konflikt, wenn die Zugehörigkeit zur Familie rekonstruiert wird, weil die Wahrnehmungen auseinandergehen. In der Therapie versuche ich, derlei Unstimmigkeiten als etwas Normales begreiflich zu machen. Wenn etwa die alte Mutter aufgrund von Demenz, Herzinsuffizienz oder einer anderen Krankheit immer schwächer wird – der Rückzug aus dem Leben kann manchmal Jahre dauern –, kommt es unter den erwachsenen Kindern vielleicht zum

Streit darüber, wo die alte Frau leben und wer sie versorgen soll. Die bisherigen familialen Grenzen und Rollen werden strapaziert, denn lange Abschiede erschöpfen die Menschen. Die Resilienz einer Familie kann mit der Zeit auch aufgrund normaler menschlicher Entwicklungen durch die (stattfindende oder ausbleibende) Reifung von Beziehungen sowie durch unerwartete Ereignisse wie Arbeitslosigkeit und chronische Krankheit strapaziert werden. Wenn die Teamarbeit, die für die Entwicklung langfristiger Resilienz notwendig ist, in einer Familie Bestand haben soll, dann müssen ihre Mitglieder immer wieder neu beurteilen, wer zur Familie gehört. Die Fähigkeit zur kontinuierlichen Neueinstellung familialer – psychischer und physischer – Grenzen ist nicht nur eine wesentliche Voraussetzung dafür, dass Situationen kognitiv verarbeitet, Stress bewältigt und Entscheidungen gefällt werden können, sondern auch für den lebenslangen Resilienzprozess.

In der Forschung ist der Begriff der Familienresilienz oder auch der familialen Resilienz ein jüngeres Phänomen (McCubbin & McCubbin 1993; Walsh 1998). Die Familientherapeutin Froma Walsh (1998) schreibt beispielsweise: »Die Widerstandsfähigkeit des Individuums lässt sich im Kontext von Familie und der größeren sozialen Welt besser verstehen und fördern.« (S. 24) Die Familienforschung hat zwar nachgewiesen, dass Resilienz ein Phänomen der Familie als Ganzes ist, doch sind weitere Untersuchungen nötig, um genauer sagen zu können, wann und unter welchen Bedingungen die Resilienz einer Familie mehr ist als die Summe der Resilienz ihrer Mitglieder, und wie man als Therapeut die Resilienz des Individuums und der Familie unterstützen kann.

Die Geschichte des Resilienzbegriffs und neuere Forschungen

Der Blick in die Geschichte des Resilienzbegriffs kann Antwort geben auf die Frage, weshalb die Tendenz zur Einzeltherapie so deutlich überwiegt. Ich beginne meine Ausführungen an dem Punkt, an dem die Idee der Resilienz (nicht aber der Begriff) geboren wurde, und gehe dann über zu Vorstellungen, an denen sich unsere klinische Arbeit heute orientiert. Festzuhalten ist, dass der Begriff der Resilienz des Individuums aus Bereichen stammt, die sich mit dem Pathologischen beschäftigen, wohingegen der Begriff der familialen Resilienz aus Bereichen kommt, die auf Prävention fokussieren.

Der Resilienzbegriff in der Psychologie

In den frühen 1970er Jahren entwickelte der Psychologe Norman Garmezy erstmals Gedanken zum Thema Stressresistenz und Kompetenz trotz schwieriger Umstände. Er untersuchte Kinder, bei denen das Risiko psychischer Pathologie bestand, weil ihre Mütter schizophren waren, und stellte überrascht fest, dass einige dieser Kinder gediehen, gesund blieben und sich schulisch gut entwickelten (1985, 1987). Garmezy et al. untersuchten auch durch andere Faktoren gefährdete Kinder und fanden beispielsweise unter Kindern, die in Armut lebten, stressresistente Kinder (Garmezy & Rutter 1985). Aufgrund dieser Befunde richteten die Forscher ihren Blick auf die Kompetenz und erwarteten bei stark gefährdeten Populationen nicht mehr automatisch Pathologien. Nun suchte man nach Gesundheit. An der University of Minnesota begann Garmezy mit dem *Project Competence* (etwa: Kompetenzprojekt), in dem er gefährdete Kinder untersuchte, die trotz hoher Risikofaktoren kompetent und gesund blieben (Garmezy & Masten 1986; Garmezy, Masten & Tellegen 1984). In den letzten Jahren ist der *Kompetenz*begriff durch den *Resilienz*begriff ersetzt worden (Masten 2001). Diese Fokussierung auf Resilienz findet heute ihre Fortsetzung in einer Forschung, die Ressourcen, kompensatorische Faktoren, Schutzfaktoren und Kompetenz in Entwicklungsaufgaben hervorhebt (Wright & Masten 2005).

Was Resilienz ist und bedeutet, wird nicht nur in der Forschung geklärt, sondern auch in der Praxis, indem man den Erzählungen über uneindeutige Verluste zuhört. Helgas Geschichte ist dafür ein Beispiel.[5] Während des Zweiten Weltkriegs war Helga noch ein Kind, das in Dresden lebte und zusammen mit Mutter und Bruder, Großeltern, Tanten und Cousinen die nächtlichen Bombenangriffe im Luftschutzkeller des Viertels erlebte. Helga erinnerte sich daran, dass sie große Angst hatte, sich von der Familie aber beschützt fühlte. Der Großvater hatte für alle Kinder im Luftschutzraum kleine Betten gezimmert, damit sie während des Bombenalarms besser schlafen konnten. Trotz dieser alles andere als idealen Bedingungen entwickelte Helga sich gut. Nach dem Krieg verließ sie Deutschland, um im Ausland zu studieren, heiratete, bekam Kinder und ließ sich später scheiden. Helga war im mittleren Lebensalter, als ihr Sohn spurlos verschwand. Sie rief mich an und teilte mit, dass das Vermisstsein ihres Sohnes mehr sei als das, was sie ertragen könne. Die Therapie verfolgte zum einen das Ziel, weitere Informationen über das Verschwinden des jungen Mannes zu gewinnen, und zum anderen, Helgas Beziehung zu ihren anderen Kindern und zu Freunden zu stärken. Nachdem man im Frühjahr nach dem Tauwetter die Leiche des Sohnes in einem Fluss gefunden hatte, verschob sich das Thema der Therapiesitzungen zuerst auf die Trauer und dann auf die Planung eines Gedenkortes. Ich ermunterte Helga, ihren früheren Ehemann zu einer Sitzung mitzubringen und mit ihm darüber zu reden, wie sie gemeinsam ihres toten Sohnes gedenken und ihn ehren könnten. Sie zögerte zunächst, setzte aber schließlich meinen Vorschlag in die Tat um. Zusammen wurden sie – als Eltern – ein Team. Dies war für beide etwas Neues, zumal sie sich seit Jahren nicht mehr gesehen hatten. Obwohl Helga als Kind den Krieg erlebt, die Belastung der Scheidung überstanden und die Tragödie ihres Sohnes, der vermisst war und später tot aufgefunden wurde, durchlitten hatte, war sie gesund und dem Leben zugewandt. Ihre Beziehung zu ihrem noch lebenden Sohn wurde intensiver, und in ihrer Gemeinde entwickelte sie sich zu einem aktiven Mitglied. Aus meiner Sicht ist Helga ein ausgezeichnetes Beispiel für Resilienz.

Garmezy hätte Helga als kompetent bezeichnet, während Menschen mit diesen Qualitäten heute als resilient beschrieben werden. In allen Disziplinen ist man sich inzwischen einig, dass Resilienz mehr ist als Bewältigung oder Überwindung. Resilient sein heißt gedeihen trotz widriger Lebensbedingungen beziehungsweise seine körperliche und seelische Gesundheit erhalten und Freude am Leben finden. Für Menschen, die das Trauma eines uneindeutigen Verlusts erfahren haben, ist dies keine leichte Aufgabe, doch sie können Resilienz entwickeln – und diese steht zunehmend im Fokus der Forschung.

Jüngere psychologische Studien gehen der Frage nach, wie Menschen ihr Leben lang resilient bleiben, obwohl sie Risikofaktoren wie Armut, Obdachlosigkeit, Scheidung, körperlicher oder psychischer Krankheit ausgesetzt sind (Cowan 1991; Hauser 1999; Hauser et al. 1993; Masten 2001). In der Entwicklungspsychologie sieht man Resilienz zunehmend als Prozess und verwendet den Begriff, um auf eben diese Prozesshaftigkeit hinzuweisen (Hetherington & Blechman 1996). Hauser (1999) stellt beispielsweise in seiner Längsschnittstudie mit klinisch auffälligen und unauffälligen Jugendlichen (die inzwischen erwachsen sind) fest, dass die im Jugendalter erfolgte stationäre Behandlung wegen psychischer Erkrankung nicht vorhersagt, welche Probanden 35 Jahre später gesunde Erwachsene sein würden. Viele dieser Probanden entwickelten sich zu kompetenten und gesunden Erwachsenen. Hauser erklärt die im Erwachsenenalter bestehende Gesundheit und Resilienz damit, dass dem früheren Erleben der stationären Behandlung eine positive Bedeutung zugeschrieben worden sei. Solche Studien geben Anlass zur Zuversicht, vor allen Dingen vor dem Hintergrund, dass Therapeuten die Resilienz ihrer Klienten fördern und in psychoedukativen Gruppen vermitteln können. Wolin und Wolin (1993) verwenden den Begriff Stolz des Überlebenden und stellen fest, dass eine positive Bedeutung, die den schlimmen Erfahrungen eines Menschen zugeschrieben wird, ihm sozusagen eine bittere Pille versüßen kann (dieser Gedanke wird in Kap. 4 wieder aufgegriffen).

Der Resilienzbegriff in der Soziologie

In der Soziologie leistete Aaron Antonovsky, der an der Ben Gurion University in Negev lehrte, Pionierarbeit zum Thema Resilienz (obwohl auch er diesen Begriff nicht benutzte). Er, der Medizinsoziologe, war überzeugt, dass Ärzte und Therapeuten einen breiter gefächerten Behandlungsansatz bräuchten und sich nicht nur auf spezifische Krankheiten und Leiden konzentrieren sollten, wenn sie die heutigen Weltgesundheitsprobleme effektiv angehen wollten. Nach Antonovskys Auffassung müssen psychische, soziale und kulturelle Ressourcen identifiziert werden, die Menschen einsetzen, um sich gegen Krankheiten zu schützen. Wenn Menschen das Gefühl hätten, dass sie ihre persönliche Welt verstehen und mit ihr umgehen könnten, besäßen sie das, was er als Kohärenzgefühl *(sense of coherence)* bezeichnet. In seinen Untersuchungen stellte Antonovsky (1979, 1997) fest, dass das Kohärenzgefühl der entscheidende Faktor dafür ist, wie gut Menschen Stress bewältigen und dabei gesund bleiben. Antonovskys Arbeit hat das klinische Denken im Hinblick auf die Notwendigkeit von agency[6] beeinflusst. Dieser soziologische Begriff bezieht sich auf die Fähigkeit, eine Situation oder ein Problem zu meistern, und – so möchte ich hinzufügen – auf die Überzeugung eines Menschen, dazu tatsächlich fähig zu sein. Weil die Handlungsbefähigung *(agency)* eines Menschen mit seiner Selbstbestimmung und Würde zusammenhängt, die aus der Fähigkeit zur Selbsthilfe erwächst, sollten Ärzte und Therapeuten alles tun, um die Hindernisse zu beseitigen, die der Handlungsbefähigung des Klienten entgegenstehen. Zugleich muss dieser darauf vorbereitet werden, dass er seine Entwicklung möglicherweise nicht gestalten kann. Für manche Krankheiten gibt es keine Heilung und auf manche Fragen keine Antworten. Der Wunsch nach Beherrschbarkeit *(mastery)* der Situation und nach persönlicher Handlungsbefähigung muss dann in der Therapie relativiert werden.

Als ich vor einer Weile eine Geschäftsführerin, deren sehr alte Mutter zwei Wochen vor unserem Gesprächstermin gestorben war, in Therapie hatte, kam mir Antonovskys Konzept des Kohärenzgefühls in den Sinn. Die Klientin war völlig aufgelöst: »Das ergibt doch keinen Sinn, dass ich zusammenbreche, nur weil meine über 92 Jahre alte Mutter gestorben ist, oder?« Ich versicherte ihr, dass dies durchaus einen Sinn ergebe: »Sie war Ihre Mutter, Sie haben sie geliebt, und nun ist sie gegangen.« Meine Aufgabe als Therapeutin bestand darin, die Reaktionen der Klientin auf ihren Verlust – das Weinen, die Verunsicherung und die Erschöpfung – als etwas Normales begreiflich zu machen, damit ihre persönliche Welt wieder kohärent und bewältigbar wurde. Sie war tatsächlich nicht in der Lage, ihre Situation zu bewältigen oder zu meistern, weil sie nicht verstand, dass ihre Trauer ganz normal war. Der fehlende Puzzlestein war der, dass sie (und ihr Chef) keinen tieferen Sinn darin sahen, über den Verlust einer so alten Mutter zu trauern.

Woher kommen solch absurde Gedanken? Sie entspringen meistens einer Weltanschauung, nach der alles, sogar die Gefühle über den Verlust der Eltern, kontrollierbar ist. Solche Gedanken entstehen ferner in einer Kultur, in der Beherrschbarkeit und Produktivität einen hohen Stellenwert haben und folglich die Verbindungen zu den alten Menschen abgewertet werden. Darüber vergessen wir eine andere Art von Ressource: die menschliche Bindung. Wenn wir unsere Eltern verlieren, trauern wir nicht, weil wir eine Person in ihrer produktivsten Phase verloren haben, sondern weil sie physisch nicht mehr bei uns ist. Wenn am Arbeitsplatz die Produktivität das höchste Gut ist, kann es im Trauerprozess der Hinterbliebenen zu Komplikationen kommen.

Im erwähnten Fall bestand das therapeutische Ziel darin, die Resilienz der Klientin beziehungsweise ihr Kohärenzgefühl, um mit Antonovsky zu sprechen, zu stärken. Kohärenzgefühl impliziert – mehr als Handlungsbefähigung – eine Weltsicht, nach der man sogar einer quälenden Situation ein gewisses Verständnis entgegenbringen kann. Die Klientin war eine erfahrene Geschäftsfrau, die über den Tod ihrer alten Mutter völlig aufgelöst war, wohingegen ihr Chef der Ansicht war, dass sie sich mit der Situation abfinden solle. Sobald der Klientin klar war, dass das Trauern über den Tod auch einer 92-jährigen Mutter normal ist, wusste sie, was zu tun war. Sie musste Zeit und Raum finden, um den Tod der Mutter betrauern zu können, denn am Arbeitsplatz war ihr dies nicht möglich. Also beschloss sie, längere Zeit Urlaub zu nehmen. Während der Zeit des bewussten Trauerns entwickelte die Klientin ferner eine neue und tiefere Bindung an ihren Ehemann und schließlich auch an ihre Geschwister. In der letzten Therapiesitzung berichtete sie, dass sie sich nun, nachdem sie sich bewusst die Zeit zum Trauern genommen habe, im Beruf wohler fühle. Ihr als Geschäftsführerin sei nun klar, dass selbst kompetente Führungspersonen sich Zeit nehmen müssten, um über ihre Verluste zu trauern, und dass sie akzeptiere, den Trauerprozess niemals wirklich abschließen zu können. Die Klientin hatte eine kohärentere Weltsicht gewonnen, die es ihr erlaubte, die Verarbeitung von Verlusten mit ihrem Arbeitsleben besser in Einklang zu bringen.

Der Resilienzbegriff in Familienforschung und Familientherapie

Die ersten Wissenschaftler, die in der Familienforschung auf die familialen Stärken und nicht auf die Pathologie der Familie fokussierten, waren diejenigen, die sich mit dem Thema Familienstress und dessen Bewältigung beschäftigten. Der Soziologe Reuben Hill gilt zweifelsfrei als Begründer der Familienforschung und insbesondere als Vater der Familienstressforschung. In seinen Untersuchungen über getrennte Familien im Zweiten Weltkrieg stellte Hill fest (1949), dass in der Flexibilität und Anpassungsfähigkeit der Schlüssel für die Gesundheit einer Familie liege. Nach dem Vietnamkrieg war Hill als Berater am Center of Prisoner of War Studies tätig, wo er zum Mentor einer zweiten Generation von Familienstressforschern wurde: Boss (1975, 1977, 1980c, 1987, 2002b), Boss und Greenberg (1984), Figley (1989) und McCubbin (1979). Charles Figley (1985) wandte sich später von der Familienforschung ab und verfolgte individualpsychologische Ansätze. McCubbin und McCubbin (1993) verfolgen den Ansatz der Familienforschung weiter und untersuchen familiale Resilienz in klinischen Settings. Ich selbst setze Hills originären Schwerpunkt in meiner Arbeit fort und entwickle Konzepte, an denen sich therapeutische Interventionen für traumatisierte Familien orientieren können.

Auch wenn wir auf verschiedenen Analyseebenen arbeiten, müssen diejenigen, die Familien behandeln, den Erkenntnissen aus Psychologie und Familienforschung Beachtung schenken. Der Auffassung von Hawley und DeHaan (1996) kann ich nur zustimmen: »Vor allem muss bedacht werden, dass Resilienz von entwicklungsbedingten Übergängen abhängt und dass potenzielle Risikofaktoren auf der familialen Analyseebene identifiziert werden müssen. Die Familienforschung bietet einen reichen Fundus an Möglichkeiten, Entwicklungseinflüsse zu erforschen und Anzeichen von Pathologie zu identifizieren (...).« (S. 295) Notwendig sind sowohl individuumsbezogene als auch systemische Studien. Individuen leben schließlich nicht in einem abgeschirmten Umfeld. Sie haben auch außerhalb des Therapieraums Beziehungen, die schon vor unserer therapeutischen Arbeit bestanden haben und nach den Sitzungen fortbestehen. Da wir sowohl individuumsbezogene als auch beziehungsbezogene Aspekte beachten müssen, ist uns die gegenseitige Befruchtung von Psychologie und Familientherapie eine entscheidende Hilfe dabei, Validität und Wirksamkeit der klinischen Arbeit zu stärken.

Obwohl die Existenz eines Phänomens namens Familienresilienz inzwischen hinreichend belegt ist, bedürfen einige Fragen noch der weiteren Klärung. Therapeuten und Therapeutinnen können hier einen Beitrag leisten, indem sie auf der Basis ihrer Beobachtungen neue Hypothesen darüber aufstellen, wie und unter welchen Bedingungen die Resilienz einer Familie die Gesundheit ihrer Mitglieder fördert. Sie können auch wertvolle Überlegungen darüber anstellen, unter welchen Bedingungen Familie, Gemeinschaft und Kultur für die Resilienz und Gesundheit des Einzelnen hinderlich sind. Die Forschung braucht solche Fragestellungen und Überlegungen. Momentan legt die Forschung jedoch nahe, dass Resilienz sowohl ein individuumsbezogenes als auch ein familienbezogenes Phänomen ist. Aus diesem Grund richte ich meine therapeutische Arbeit weiterhin sowohl auf die einzelne Person als auch auf ihre Familie aus. Dies halte ich besonders in der Behandlung von Kindern für wichtig, aber auch bei Erwachsenen gehe ich so vor. So zeigt beispielsweise der Fall des früheren US-Präsidenten Ronald Reagan, dessen Frau während der zerstörerischen Alzheimer-Krankheit ihres Mannes von der ganzen Familie unterstützt wurde, dass das Ganze mehr ist als die Summe seiner Teile. Ich kann nur mutmaßen, dass Frau Reagan in all den Jahren, in denen sie aufgrund der Erkrankung ihres Mann mit einem uneindeutigen Verlust konfrontiert war, von ihrer Familie die warmherzige Unterstützung und Hilfe bekam, die sie brauchte, um resilient und gesund zu bleiben.

Sowohl auf dem Gebiet der Einzeltherapie als auch in den Bereichen der Paar- und Familientherapie gewinnt das Resilienzparadigma allmählich an Boden. Inzwischen weiß man, dass es viele Familien wie die Familie Reagan gibt, die uneindeutige Verluste nicht nur ertragen, sondern daran auch wachsen, wenn die Familienmitglieder sich gegenseitig stützen und trotz zerstörerischer Krankheiten und Behinderungen resilient bleiben.

Der Stand der Forschung

Bonanno (2004) überprüft in seinem umfassenden Literaturstudium zum Thema Verlust, Trauma und Resilienz, ob sich Resilienz empirisch nachweisen lässt, und findet drei wichtige Aspekte:

- *Resilienz ist mehr als Erholung.* Im Resilienzprozess gehen die normalen Kompetenzen eigentlich nie verloren. Die betroffene Person kann – unabhängig davon, was passiert – ein stabiles Gleichgewicht bewahren. Bonanno (2004) definiert Resilienz als »die von Erwachsenen unter normalen Bedingungen entfaltete Fähigkeit, ein relativ stabiles, gesundes Maß an seelischer und körperlicher Kompetenz aufrechtzuerhalten, wenn sie mit einem isolierten und potenziell höchst zerstörerischen Ereignis konfrontiert sind, z. B. dem Tod eines Angehörigen oder einer gewalttätigen oder lebensbedrohlichen Situation« (S. 20). Ferner hebt Bonanno (wie Walsh 1998) hervor, dass Resilienz mehr sei als die Abwesenheit von Psychopathologie. Dieser Denklinie zufolge gehört Resilienz nicht zu dem nach der Krise einsetzenden Erholungsprozess (Boss 2002b). Sie sei größtenteils eine kontinuierliche gesunde Funktionsweise, die sich durch regeneratives Wachstum und positive Gefühle auszeichne (Bonanno, Papa & O'Neill 2001).

Diesen unterschiedlichen Definitionen können wir entnehmen, dass nicht alle Menschen, die mit einem uneindeutigen Verlust konfrontiert sind, die gleiche Intervention brauchen. Resiliente Erwachsene und Kinder benötigen vielleicht gar keine therapeutische Unterstützung. Wir behindern sie allenfalls mit unseren guten Absichten. Die Behandlung sollte eher die besonders verwundbaren Menschen erreichen – Menschen, die erstarrt und traumatisiert sind –, damit chronische und verzögerte Reaktionen verhindert werden (Bonanno, Papa & O'Neill 2001; Boss 2000; Stroebe & Stroebe 1991). Hier sind kognitiv-verhaltensbezogene Behandlungen besonders effektiv, weil sie den Klienten helfen, ihre mit den traumatischen Ereignissen assoziierten Ängste und Befürchtungen zu verstehen und zu bewältigen (Resick 2001).

Damit sind wir wieder beim Thema Stressbearbeitung nach belastenden Ereignissen (SbE) und der PTBS-Behandlung. Nicht jeder Mensch, der einem gewalttätigen oder lebensbedrohlichen Ereignis ausgesetzt war, muss therapeutisch betreut werden. Diese Auffassung vertritt auch Mitchell (1983), der Begründer der CISD-Methode (vgl. oben S. 63 f.). Kritisiert wird ferner (Mitchell & Everly 1998; Miller 2002), dass die Rettungskräfte im Zusammenhang mit 9/11 nach ihrem Einsatz pauschal einem Besprechungsprotokoll unterzogen wurden. Forscher sagen, dass die Einsatznachsorge bestenfalls ineffektiv sei (Rose et al. 1999) und schlimmstenfalls die natürlichen Erholungsprozesse der Menschen behindere, die von Natur aus resilient sind (Bisson et al. 1997; Bonanno 2004; Mayou, Ehlers & Hobbs 2000). Laut der Posttraumatic Stress Disorder Alliance (2005) sind fast 70 % der US-Amerikaner einmal in ihrem Leben einem traumatischen Ereignis ausgesetzt, aber nur 20 % von ihnen entwickeln PTBS. Die meisten Menschen sind resilient.

▪ *Resilienz ist häufiger anzutreffen, als man denkt.* Trauertherapeuten sind traditionell so ausgebildet, dass sie Menschen, die nach einem erlittenen Verlust zu wenig oder zu stark trauern, als pathologisch einstufen. Traumatherapeuten dagegen sind so ausgebildet, dass sie nur negative Reaktionen, wie schwach oder extrem diese auch sein mögen, im Blick haben. In beiden Fällen wird die Resilienz eines Menschen übersehen. (Hierbei gibt es natürlich Ausnahmen, etwa Landau & Saul 2004). Bonanno (2004) stellt fest, dass die meisten Menschen, die mit Verlust und Trauma konfrontiert sind, »keine chronischen Symptomprofile aufweisen (...) Bei vielen, und manchmal den meisten von ihnen, zeigt sich die Art von gesunder Funktionsweise, die einen Resilienzprozess vermuten lässt.« (S. 22)

Zur traditionellen Fokussierung auf das Pathologische hat möglicherweise Bowlby (1983) beigetragen, der die Manifestation positiver Emotionen nach einem erlittenen Verlust als abwehrendes Leugnen gewertet hat. Laut Middleton et al. (1993) sind 65 % der sich selbst als Trauertherapeuten bezeichnenden Praktiker der Meinung, dass die Abwesenheit von Trauer durch Hemmung oder Leugnung verursacht sei. Osterweis et al. (1984) halten die Abwesenheit von Trauer für eine Pathologie der Persönlichkeit (Bonanno 2004). Die empirische Forschung zeigt Folgendes: »Resilienz als Reaktion auf die verstörenden Wirkungen eines Verlusts im zwischenmenschlichen Bereich ist keine Seltenheit, sondern relativ häufig zu beobachten; sie scheint nicht auf eine Pathologie, sondern auf eine gesunde Anpassung hinzuweisen und führt auch nicht zu verzögerten Trauerreaktionen.« (Bonanno 2004, S. 23) Die momentane Forschung stützt die Behauptung von Wortman und Silver (1989), wonach kein Grund zu der Annahme bestehe, dass die Abwesenheit von Trauer etwas Pathologisches sei oder immer zu verzögerten Trauerreaktionen führe.

Laut Bonanno und Keltner (1997) zeichnen sich sogar solide empirische Belege dafür ab, dass die Resilienz nach einem Verlust durch positive Gefühle gesteigert wird. Sie stellen jedoch fest, dass Menschen, die sich nach einem Verlust wacker geschlagen hätten, den Tod akzeptierten, an eine gerechte Welt glaubten (Boss 2002b) und zweckdienliche Unterstützung hätten. Kurz nach dem Verlustereignis seien zwar Sehnsüchte, Gefühlsqualen, intrusive Gedanken und Grübeleien aufgetreten, die aber bei resilienten Menschen nicht angehalten und weder die alltäglichen Funktionen noch die affektive Verfasstheit gestört hätten (Bonanno 2004; Bonanno, Wortman & Nesse 2004). Dies zeigt, dass Bowlbys Annahme über Menschen, die Verlust und Trauma ohne negative Emotionen erleben, nicht zutrifft. Genau dies habe ich oft genug bei pflegenden Angehörigen von Alzheimerpatienten gesehen. Aufgrund der Uneindeutigkeit ihres Verlusts können sie in einen langsamen Trauerprozess eintreten, sodass sie schon alle Tränen vergossen haben, wenn der Patient schließlich stirbt. Vielleicht können sie sogar ihre Erleichterung ausdrücken, weil sie sich dann ihren eigenen Bedürfnissen zuwenden und an ihre eigene Gesundheit und ihr emotionales Wohlbefinden denken dürfen. Das ist Resilienz und keine Pathologie.

- *Zur Resilienz führen viele und manchmal unerwartete Wege.* Bei manchen Menschen ist Verdrängung eine funktionale Bewältigungsstrategie (Bonanno et al. 2003). Andere können durch Lachen und Zuversicht Resilienz entwickeln (Bonanno et al. 2003). Wieder andere profitieren davon, dass sie sich selbst aufrichten und beispielsweise mithilfe von Aktionen oder Überzeugungen robuster werden (Bonanno et al. 2002). Manchmal hilft auch die Widerstandsfähigkeit, extremen Stress zu dämpfen (Kobasa, Maddi & Kahn 1982). Weitere Untersuchungen sind zwar nötig, aber klar ist, dass die Wege zur Resilienz von entwicklungsbedingten Faktoren, der genetischen Ausstattung, Umweltbedingungen, Geschlechtszugehörigkeit und sonstigen noch näher zu bestimmenden Risiko- und Schutzfaktoren abhängen. Therapeuten und Therapeutinnen könnten der Forschung mehr Informationen liefern, indem sie ihre in der Praxis verankerten Vermutungen publik machen und Hypothesen zum Thema Resilienz nach einem Trauma aufstellen.

Die Gemeinschaft als Quelle von Resilienz

Parallel zu der Diskussion, dass Resilienz ein weit verbreitetes Phänomen ist und auf unerwarteten Wegen erreicht wird, haben jüngst Therapeuten Resilienz als komplexen Beziehungsprozess definiert, der auch die Gemeinschaft berücksichtigen müsse (Boss et al. 2003; Landau & Saul 2004). In weiteren Studien muss zwar bestimmt werden, ob und wie gemeinschaftliche Ressourcen, Wertvorstellungen und Verbindungen zur Heilung traumatisierter Menschen beitragen, doch klinische Berichte, die nach den Bombenanschlägen in Oklahoma City, nach 9/11 und nach dem Tsunami in Südostasien angefertigt wurden, stützen die Annahme, dass der *Gemeinschaftssinn* im individuellen und familialen Heilungsprozess eine Rolle spielt. Speck und Attneave (1973) haben schon viel früher darauf hingewiesen, dass eine gemeinschaftsbasierte Therapie mit mehreren Generationen einer Familie, die sie als *Netzwerktherapie* bezeichnen, effizienter ist als die Einzeltherapie. Zweifellos hat sich der amerikanisch-indianische Hintergrund von Carolyn Attneave in ihrem damals innovativen Ansatz bemerkbar gemacht. Auf persönlicher und beruflicher Ebene vertrat sie die Überzeugung, dass die Gemeinschaft oder der Stamm helfen könne, eheliche oder familiale Schwierigkeiten zu kurieren – und diese Überzeugung herrscht bei fast allen indigenen Völkern vor. Was in zivilisatorisch noch unterentwickelten Zeiten funktioniert hat, funktioniert heute wohl nicht mehr gleichermaßen, aber in heutigen Kulturen, in denen Unabhängigkeit und Autonomie gefördert werden, hat sich die Therapie allzu weit von familien- und gemeinschaftsorientierten Ansätzen entfernt. Die Untersuchungen zur Wirksamkeit gemeinschaftsbasierter Interventionen (Saul 2003) und der Behandlung, die Landau als *Link Therapy* (etwa: Verknüpfungstherapie) bezeichnet (Landau 1981; Landau & Saul 2004), sind noch nicht abgeschlossen. Weitere Belege für die Wirksamkeit gemeinschaftsbasierter Ansätze stehen zwar noch aus, aber ich bin zuversichtlich, dass die Gemeinschaft sich als wichtige Quelle in der Entwicklung individueller und familialer Resilienz erweisen wird.

Resilienz kann auch zum Problem werden

Bei aller Akzeptanz der Vorteile des resilienzbasierten Therapieansatzes müssen wir uns jedoch bewusst sein, dass damit manchmal auch Fallen verbunden sind.

Erstens: Resilienz ist nicht immer wünschenswert, vor allem dann nicht, wenn es immer dieselben Menschen sind, von denen Flexibilität erwartet wird. Menschen, die benachteiligt sind und weniger Macht oder Möglichkeiten der Handlungsbefähigung haben, beispielsweise Afroamerikaner und Frauen, fügen sich leicht den Anordnungen anderer. Man erwartet von ihnen, dass sie sich den Menschen mit höherer Handlungsbefähigung unterordnen und sich ohne Aufhebens in eine gegebene Ordnung einfügen. Deshalb ist Resilienz um ihrer selbst willen kein hinreichendes therapeutisches Ziel. Manchmal ist es besser, wenn ein Mensch kämpft, auf einer radikalen Veränderung beharrt oder eine Krise in Kauf nimmt, anstatt weiterhin einen schlimmen Zustand zu ertragen und Misshandlung und Unrecht auszuhalten. In solchen Fällen müssen wir die betroffene Person in ihrem Widerstand gegen weitere Anpassungen unterstützen. Dies setzt voraus, dass wir das Phänomen Resilienz und das, was nach persönlicher Stärke aussieht, mit Vorsicht angehen. Statt etwa auf die Überlegung zu fokussieren, wie Menschen trotz Unterdrückung gedeihen können, sollten wir Wege suchen, wie Diskriminierung und Armut reduziert werden können. Resilienz ist nicht immer das ideale Ergebnis einer Therapie (Boss 2002b).

Wir können zum Beispiel die Resilienz einer im Krieg geborenen Frau würdigen und unterstützen, sollten aber gleichzeitig alles tun, damit nachfolgenden Generationen traumatische Verluste und Gewalt erspart bleiben. Wir müssen aufpassen, dass wir nicht ein Resilienzmodell übernehmen, das nur den Status quo festigt. Natürlich werden wir nie den Idealzustand erreichen, aber wir können nicht akzeptieren, dass Krieg und Armut uns dauerhaft begleiten und dass dagegen nichts getan werden kann. Wir dürfen uns nicht damit zufrieden geben, dass die Resilienz des Menschen die einzige Antwort ist. Das entscheidende Kriterium individueller Resilienz ist zwar die persönliche Gesundheit, aber wir müssen auch die Gesundheit von Gesellschaft und Umwelt fördern, in der Menschen gedeihen können.

Zweitens: Auch wenn wir die Resilienz unserer Klienten im Blick haben, müssen wir auf Symptome achten, die der medizinischen oder psychiatrischen Behandlung bedürfen. Vor Jahren erzählte mir mein Lehrer, Carl Whitaker, dass er, wenn er einen Alkoholiker behandle, nur dessen Leber sehe und den medizinischen Schaden, den der Alkohol anrichte. Ich hatte ihm gegenüber nämlich Bedenken wegen meiner fehlenden medizinischen Ausbildung geäußert, und er gab mir diese Antwort, um mir klar zu machen, dass jeder von uns etwas Wertvolles in die gemeinsame therapeutische Arbeit einbringt. Er hielt meine fehlende medizinische Ausbildung sogar für einen Vorteil, da ich die ganze Familie und die ganze Person sehen könne, ohne mich mit den Schädigungen ihrer inneren Organe beschäftigen zu müssen. Doch sein Vertrauensvotum bedeutete nicht, dass ich die medizinische Seite ignorieren sollte, sondern dass beide Perspektiven notwendig sind. Heute schicke ich beispielsweise depressive Klienten oftmals zur ärztlichen Untersuchung, um potenzielle physische oder hormonelle Ursachen ihrer Symptome auszuschließen. Manchmal ist eine Zigarre eben eine Zigarre und kein psychologisches oder beziehungsbezogenes Thema.

Drittens: Therapien, in denen die Resilienz der Klienten entwickelt wird, können zwar als »stärkenorientierte Behandlungen« bezeichnet werden, sind aber nicht gleichzusetzen mit lösungsorientierten Therapien. Wenn Menschen unter einem uneindeutigen Verlust leiden, sollte das therapeutische Ziel nicht darin bestehen, *Lösungen* hervorzubringen. Die Behandlung ist häufiger darauf gerichtet, dass der Klient die notwendigen Anpassungen vornehmen, Annäherungen erzielen, einen Weg durch den dunklen Wald finden und sich dabei möglichst noch wohlfühlen kann. Resilient sein heißt lernen, mit unbeantworteten Fragen zu leben. Wenn keine Lösung gefunden wird, heißt das nicht, dass die Therapie gescheitert ist.

Zu einem behutsamen Umgang mit dem Phänomen Resilienz gehört auch das Wissen, dass wir, wenn wir nur auf das Pathologische und die Symptomdiagnose fokussieren, den Klienten genau den Schwung nehmen, der sie weiterbringt. Auch wenn Individuen, Paare und Familien das Problem, dass körperlich vermisste oder seelisch nicht mehr erreichbare Angehörige weder absolut abwesend noch absolut anwesend sind, nicht lösen können, halten sich viele von ihnen auf beispiellose und wunderbare Weise über Wasser. Anzeichen von Resilienz finden sich an unerwarteten Orten, was mich immer wieder überrascht.

Leitfaden für Therapie und Prävention

Wenn Individuen, Paare oder Familien an einem uneindeutigen Verlust leiden, besteht das therapeutische Ziel darin, dass wir ihr Wohlbefinden und ihre Resilienz steigern. Walsh (1998, 2003) hat ein Modell der Familienresilienz entwickelt, das bei der Einschätzung von Klienten und bei der Gestaltung von Interventionen hilft und das auf Schlüsselprozessen beruht, die die Resilienz in drei Bereichen familialer Kompetenz fördern:

1. Lebensphilosophien (widrigen Umständen einen Sinn verleihen, positive Sichtweise, Transzendenz und Spiritualität).
2. Organisationsmuster (Flexibilität, Verbundenheit, soziale und ökonomische Ressourcen).
3. Kommunikationsprozesse (Eindeutigkeit, Offenheit in der Artikulation seiner Gefühle, gemeinsame Problemlösung).

Auf diesem Modell gründen die folgenden therapeutischen Prinzipien und meine klinische Vorgehensweise, um die Resilienz von Familien, die an einem uneindeutigen Verlust leiden, aufzubauen und zu festigen. Insgesamt verfolge ich das Ziel, die Risikofaktoren der einzelnen Familienmitglieder wie auch der Familie als Ganzes zu verringern und ihre Schutzfaktoren zu erhöhen. Die Ordnung der nachstehenden Auflistung unterliegt keiner Hierarchie, und in einigen Fällen könnte der mit einer bestimmten Überschrift versehene Inhalt auch unter einer anderen Überschrift stehen.

Lebensphilosophien

Die Anschauungen eines Menschen haben einen entscheidenden Einfluss darauf, ob er unter Stress zerbricht oder resilient bleibt. Das Gleiche gilt für dyadische Beziehungen und Familiensysteme.

- *Bringen Sie Wahrnehmungen und Tatsachen in ein Gleichgewicht. Wahrnehmungen sind wichtig, aber sie sind nicht alles.* Manchmal gibt es tatsächlich Gegebenheiten, die wir als Therapeuten beachten müssen, etwa die Gesetzeslage bei Kindesmissbrauch, Hinweise auf Inzest, Gewalt oder Totschlag. Wenn Einzelne oder ganze Familien derlei Vorgänge für etwas Normales halten, müssen sie eines Besseren belehrt werden. Achten müssen wir auch auf bestimmte Sachverhalte, die zwischenmenschliche Beziehungen verkomplizieren (beispielsweise Adoption, Scheidung, Wiederverheiratung), und auf drohende Trennungs- oder Verlustsituationen (z. B. Militäreinsatz, Migration, unheilbare Krankheit, Insolvenz, Arbeitslosigkeit, psychische oder physische Erkrankung). Angesichts solcher Sachlagen muss man als Therapeut sowohl die Fakten als auch die Wahrnehmungen der Klienten in Betracht ziehen.
- *Seien Sie tolerant zu Klienten, die andere spirituelle und religiöse Anschauungen haben als Sie selbst.* Eine gesunde Spiritualität macht Menschen resilient – und zwar unabhängig davon, ob sie gläubig sind oder nicht. In ihrer Studie über palliative Versorgung von Menschen mit bösartigem Hirntumor stellen Strang und Strang (2001) fest, dass mit Antonovskys Konzept des Kohärenzgefühls erklärt werden kann, wie die Patienten mit der Verschlechterung ihres Zustandes umgehen. Die Forscher halten Antonovskys Konzept deshalb für hilfreich, weil es auf breiter Basis »wesentliche Teile des Stressbewältigungsmodells (Verstehbarkeit, Handhabbarkeit) und Spiritualität (Sinn) integriert« (S. 127). Ein solch integratives Denken ist auch im Rahmen unserer therapeutischen Arbeit hilfreich, behandeln wir doch Menschen mit den unterschiedlichsten Anschauungen über Religion und Spiritualität. Spiritualität, die die Resilienz erhöht, lässt sich nicht in absoluten Begriffen definieren.
- *Schreiben Sie das Problem anderen Ursachen zu, externalisieren Sie – wenn es geht – die Schuld, oder übertragen Sie dem Klienten die Verantwortung.* Schuld- und Schamgefühle sowie Selbstbeschuldigungen zerrütten einen Menschen und blockieren den Resilienzprozess. Damit Klienten von Selbstbeschuldigungen und Schuldgefühlen entlastet werden, schreibt man das Problem einer externen Ursache zu. Dies ist möglich in Fällen, in denen zum Beispiel eine psychische Krankheit das Problem ist oder wenn ein Mitglied der Familie entführt worden ist. Natürlich gibt es Ausnahmen. In manchen Fällen besteht das Ziel darin, die Verantwortung dem Klienten zu übertragen und seine Verhaltensweisen zu ändern, damit schlimme Dinge nicht noch einmal geschehen. Hier sind Situationen zu nennen, in denen Eltern ihr Kind vernachlässigen oder abwesend sind und in denen es um Drogenmissbrauch und Alkoholismus geht. In solchen Fällen muss der Therapeut das Problem dem persönlichen

Verhalten des Klienten zuschreiben und ihn darauf verpflichten, sich zu ändern.[7] Diese Vorgehensweise ist ähnlich dem Modell der Anonymen Alkoholiker, bei dem die Betroffenen die Verantwortung für ihr Handeln selbst übernehmen.

- *Deuten und etikettieren Sie Ereignisse um, die Schuld- und Schamgefühle hervorrufen.* Schuld- und Schamgefühle sind nicht nur Teil des Leidens an einem uneindeutigen Verlust, sondern werden auch bei Folter und ethnischer Säuberung als Mittel eingesetzt, um die Opfer bewusst zu demütigen. Im Kosovo z. B. vergewaltigten die Soldaten nicht nur viele Kosovoalbanerinnen, sondern zwangen auch die Söhne, ihre Mütter zu vergewaltigen, und die Väter, ihre Töchter zu vergewaltigen. Das so erzeugte Inzesttrauma sollte das Trauma der Vergewaltigung überlagern und in den Opfern lähmende Schuld- und Schamgefühle hervorrufen, die über Generationen hinweg anhalten sollten. Was auch eintrat – wenn Opfer nicht allmählich hätten umdeuten können, was geschehen war (Folter), und den erzwungenen Inzest weiterhin als Inzest hätten bezeichnen müssen. Dieser Prozess wird beschleunigt, wenn der Therapeut eine solche Umdeutung explizit macht. Eine Therapeutin beschreibt zum Beispiel die Resilienz einer Familie, deren Sohn die eigene Mutter vergewaltigen musste. Mutter und Sohn hätten sich erst wieder aussöhnen können, so die Therapeutin, nachdem sie die Zwangsvergewaltigung als Folter – und nicht als Inzest – bezeichnet habe. Diese an die Mutter und den Sohn – und die restliche Familie – gerichtete Aussage einer Autoritätsperson (der Therapeutin) habe geholfen, die Betroffenen von ihren Schuld- und Schamgefühlen zu entlasten.
- *Überdenken Sie das Thema Macht und Kontrolle.* Wenn man glaubt, Macht und Kontrolle über sein Leben zu haben, erzeugt das vielleicht ein Gefühl der Sicherheit und des Vertrauens. Aus Veränderungen, die man vornehmen kann, um das Risiko, z. B. vergewaltigt oder überfallen zu werden, zu verringern, entsteht Resilienz. Therapeuten müssen diesem Denkansatz jedoch mit Vorsicht begegnen, weil die besten Absichten, Schaden zu vermeiden, einen traumatischen Verlust vielleicht nicht verhindern können. Wenn ich traumatisierte Menschen behandle, gebe ich ihnen nicht zu verstehen, dass sie etwas tun könnten, um dieses Problem zukünftig zu vermeiden. Der durch das Trauma verwundete Mensch hört darin nämlich nur Schuld und wird mit jeder Andeutung, sich ändern zu müssen, von neuem viktimisiert. Der Therapeut muss zuallererst seinen Klienten zuhören, Empathie für sie entwickeln und ihr Trauma bestätigen. Später dann, wenn das Trauma etwas verblasst ist, sprechen wir mit den Klienten darüber, wie sie sich in der Zukunft gegen traumatische Erfahrungen wappnen können. Der Klient kann sich z. B. ein vernünftigeres

Gesundheitsverhalten zulegen, sich mehr bewegen oder seine Medikamente regelmäßiger nehmen, um einer Herzkrankheit vorzubeugen. Oder die Klientin macht einen Selbstverteidigungskurs und übt sich im resoluten und zielgerichteten Gehen, bevor sie das nächste Mal ein Parkhaus betritt. Solche Vorschläge kompromittieren nicht das Opfer, sondern bereiten die Person, die traumatisiert ist, darauf vor, sich mehr zuzutrauen. Manchmal hat das Gefühl der Beherrschbarkeit jedoch keine realistische Grundlage und muss deshalb relativiert werden (siehe Kap. 5).

- *Erwecken Sie Optimismus.* In Drucksituationen ist Optimismus für Therapeuten wie Klient nützlich. Wenn man glaubt, überleben oder sich aus einer schwierigen Lage befreien zu können, hilft das, eine Situation durchzustehen und Resilienz zu entwickeln. Seligman (2001) beschreibt ausführlich, wie man jemandem beibringen kann, sich eine positivere Weltsicht anzueignen (Seligman & Csikszentmihalyi 2001; Wallis 2005).
- *Nähren Sie Hoffnung.* Wenn Menschen mit einem uneindeutigen Verlust konfrontiert sind, ist es in der ersten Zeit für sie hilfreich, die Permanenz des Verlusts zu leugnen. Doch mit der Zeit müssen sich die Betroffenen Schritt für Schritt auf eine neue Art der Hoffnung einstellen. Das heißt, sie müssen neue Hoffnungen und Träume entwickeln. Da dieser Prozess eine ganze Weile dauert, sollte man zunächst die Hoffnung auf Wiederherstellung des früheren Status quo stützen, auch wenn sie unrealistisch ist. In den ersten Tagen nach 9/11 glaubten viele Menschen, die wir behandelten, dass ihre vermissten Angehörigen in der Stadt wären und sie ihnen schon wieder begegnen würden. Ich empfahl damals, die Hoffnung dieser Menschen nicht zu zerstören, weil sie im Moment nur aus ihrer Hoffnung heraus weiterleben könnten. Bis sie neue Hoffnungen entwickelt hätten (und dies braucht Zeit), müssten sie an der Illusion eines guten Ausgangs ein bisschen länger festhalten. Auch die Kinder brauchten in den ersten Tagen nach der Katastrophe einen Funken Hoffnung. Hätten wir hier interveniert und die damaligen Leugnungen als pathologische Halluzinationen etikettiert, dann hätten wir den natürlichen Resilienzprozess unterbrochen, der zu jenem Zeitpunkt darin bestand, sich gegen einen urplötzlichen und entsetzlichen Verlust zu wehren.
- *Geben Sie Unterstützung auf unterschiedlichen Wegen zur Gerechtigkeit.* Wenn Menschen der Ansicht sind, dass sie eine faire und gerechte Behandlung durch andere verdient hätten, und wenn ihnen diese nicht zuteil wird, verlieren sie die Hoffnung und werden zornig. Lerner (1971) rät davon ab, die Fairness einer Situation beurteilen zu wollen, weil Situationen oftmals unfair sind. Wir müssten vielmehr lernen, mit angemessenen Gefühlen und Handlungen zu reagie-

ren. Das sei kognitive Bewältigung. Von dieser Warte aus gesehen, ist es vielleicht weniger entscheidend für die Entwicklung von Resilienz, dass einem Menschen im traditionellen Sinn Gerechtigkeit widerfährt, das heißt, dass er Recht bekommt, als dass er einen neuen Weg einschlägt und auf diesem Weg die Gerechtigkeit spüren kann. Wenn Gerechtigkeit nicht auf herkömmlichem Weg (z. B. vor Gericht) hergestellt werden kann oder formale Gerechtigkeit den Klienten nicht weiterbringt, muss man ihm helfen, dadurch Gerechtigkeit zu finden, dass er trotz allem, was ihm widerfahren ist, ein gesundes und produktives Leben führen kann. Sich einer Sache annehmen, um denjenigen, dem Leid angetan wurde, aufzurichten, kann helfen.

- *Helfen Sie der Familie, wieder Stolz empfinden zu können.* Therapeutische Strategien, mit denen Fertigkeiten der Problemlösung und Entscheidungsfindung ausgebildet werden, können helfen, dass Menschen nach traumatischen Verlusten ihren Stolz zurückgewinnen. Ich denke an den Stolz, den Menschen und Gemeinschaften ausstrahlen, wenn sie trotz enormer Traumata und Verluste neue Wege ins Leben finden. Die ersten Schritte auf solchen Wegen sollten jedoch bescheiden sein, damit jeder auch noch so kleine Erfolg sich verfestigen kann. Armour (2002) spricht in ihrer Arbeit über Familien ermordeter Kinder von den *kleinen Erfolgen.* Ein paar kleine Erfolge tragen dazu bei, dass Individuen und Familien ihren Stolz und ihre Kompetenz langsam zurückgewinnen können. Dabei fällt mir New York mit seinen 8 Millionen Menschen ein, die 2001 durch die Terroranschläge traumatisiert waren und die 2003 aufgrund eines stadtweiten Stromausfalls ihren Weg nach Hause im Dunkeln finden mussten. Die Menschen halfen und unterstützten sich in dieser Notlage gegenseitig, und erstaunlich war, dass es keine Plünderungen und nur wenige kriminelle Vorfälle gab. Hier zeigte sich echte Resilienz, die aus früheren Schmerzen und Verlusten erwachsen war.
- *Helfen Sie, Stigmatisierung, Diskriminierung und Vorurteile abzubauen.* Diskriminierung und Stigmatisierung stören den Resilienzprozess. Sie verringern die Möglichkeiten, eine Situation bewältigen und die nötigen Anpassungen leisten zu können, und spiegeln immer ein ungleiches Machtverhältnis. Ein Mensch, der stigmatisiert ist oder diskriminiert wird, kann nicht auf die gleichen Optionen und Ressourcen der Resilienz zugreifen wie andere Menschen. Sein Stolz ist verletzt, und Erfolge stellen sich nicht so leicht ein. Wenn Menschen gesagt wird, dass sie Menschen zweiter Klasse, mit einem Makel behaftet oder die schwarzen Schafe sind, kann dies ihre Resilienz auf Generationen hinaus beeinträchtigen. Nach Walsh (1998) sind auch die Zwänge, denen Frauen wie Männer unterworfen sind, ein Problem:

»Frauen sind so erzogen, dass sie in Krankheits- und Todesfällen die Hauptrolle in der Bewältigung der sozialen und emotionalen Aufgaben übernehmen, und diese reichen von der Trauerbekundung bis zur Pflege schwer kranker Angehöriger und der Versorgung hinterbliebener Familienmitglieder, die Familie des Ehemannes eingeschlossen. Da inzwischen die meisten Frauen Berufstätigkeit und Familienpflichten miteinander vereinbaren, sind sie bei Todesfällen in der Familie in zunehmendem Maße überbelastet. Männer sind so sozialisiert, dass sie Hilfsaufgaben übernehmen und sich bei Todesfällen in der Familie z. B. um die Beerdigung oder Beisetzung, um finanzielle Dinge und Vermögensangelegenheiten kümmern. Wenn Familienmitglieder sterben, sind Männer tendenziell emotional gehemmt und wenig engagiert. Es ist kulturell sanktioniert, dass Männer ihre Verletzbarkeit oder Abhängigkeit zeigen, wodurch der Ausdruck von Gefühlen und ihre Fähigkeit, Trost zu suchen und zu spenden, blockiert sind. Derlei Zwänge tragen zweifellos dazu bei, dass Männer nach dem Tod ihrer Lebensgefährtin häufig schwer erkranken oder Suizid begehen.« (S. 197)

Organisationsmuster

Auch Organisationsmuster spielen eine große Rolle in der Frage, ob jemand unter Stress zerbricht oder resilient ist. Das wesentliche therapeutische Prinzip ist hier, dass es die natürliche Tendenz zur Resilienz behindert, wenn traumatisierte Kinder oder Erwachsene von ihren Angehörigen organisatorisch getrennt werden (Boss et al. 2003; Landau & Saul 2004; Saul 2003; Sluzki 1990; Walsh 1998). Dieses übergeordnete Prinzip ist natürlich nur dann anzuwenden, wenn das Trauma nicht durch eine zur Familie gehörende Person verursacht worden ist. Die nach 9/11 durchgeführten familienorientierten und gemeinschaftsbasierten Behandlungen haben mit der Tradition der Einzeltherapie insofern gebrochen, als traumatisierte Kinder nicht von ihren Familien getrennt wurden. Im Folgenden werden auf der Basis des genannten Grundprinzips weitere organisatorische Prinzipien aufgeführt.

- *Stellen Sie Kontakt zwischen den Klienten und ihnen vertrauten Menschen her.* Wenn Menschen, die durch einen uneindeutigen Verlust traumatisiert sind, sich abschotten, ist das ihrer Gesundheit nicht dienlich. Menschen unter Zwang miteinander in Kontakt zu bringen verlangt allerdings gute soziale Fertigkeiten. In der Therapie kann Kontaktaufnahme oftmals im Rollenspiel geübt werden, um Klienten auf Verbindungen in der realen Welt vorzubereiten und ihnen die Suche nach ihren Gemeinden zu erleichtern. Mithilfe solcher Strategien lassen sich auch Möglichkeiten der Handlungsbefähigung und mithin Resilienz erwerben. Kognitive Bewältigungsstrategien dieser Art sind erlernbar (Seligman 2001; Turnbull et al. 1993). Dies mag die Effizienz kognitiver Therapien und psychoedukativer Interventionen bei traumatisierten Menschen erklären. Sitzungen in der Gemeinde und Familiengespräche sind beispielsweise eine solche therapeutische Verbindung für Menschen, die mit Verlust und Trauma konfrontiert sind (Boss et al. 2003; Landau & Saul 2004). Wenn ein Mensch – ob er alleiniger pflegender Angehöriger oder ein Überlebender von 9/11 ist – weiß, dass er nicht allein ist, kann er seine Stärke bewahren und immer wieder neu entwickeln.

- *Bauen Sie Gemeinschaften auf.* Ermutigen Sie Klienten dazu, sich an gemeinsamen Unternehmungen und Projekten aktiv zu beteiligen. Die jüngsten Erkenntnisse in der Resilienzforschung (die auch alte Gedanken aus indigenen Kulturen sind) siedeln die Resilienz konzeptuell auf der Ebene der Gemeinschaft an. Der Psychologe Jack Saul, Leiter des an der New York University durchgeführten Programms International Trauma Studies, stellt die Förderung gemeinschaftlicher Verbundenheit heraus, die eine dauerhafte Erholung von einem Trauma begünstige. Seiner Auffassung nach kann der Therapeut die psychische Gesundheit von Klienten nach schweren traumatischen Erlebnissen (immer ein Test für Resilienz) am besten dadurch fördern, dass er sie mit den Kompetenzen und der Resilienz der Gemeinschaft in Kontakt bringt oder diese für sie nutzbar macht (Landau 1981; Saul 2003). Bedauerlicherweise haben Therapeuten und Kostenträger in Manhattan, wo Kinder den vielfältigen Stressoren von 9/11 ausgesetzt waren, die Eltern in der Gemeinde nicht als Ressourcen erkannt, die den Kindern bei der Wiedererlangung ihrer Resilienz hätten helfen können. Doch die Eltern in Manhattan, die von Therapeuten und Kostenträgern ignoriert wurden, initiierten und organisierten Gemeindeprojekte, z. B. improvisierte Theateraufführungen über die erlebten Geschehnisse, Gespräche zwischen Schauspielern und Zuschauern, ein gemeindeeigenes Erzählarchiv und Veranstaltungen für Eltern, die sich dort informieren konnten, wie sie mit ihren Gefühlen der Trauer und der Angst umgehen sollten (Saul 2003).
- *Erweitern Sie das therapeutische Setting.* Laden Sie alle Personen, die der Klient zu seiner Familie zählt, zu Therapiesitzungen ein. Dazu können enge Freunde genauso gehören wie die Mitglieder seiner biologischen Familie. Wenn in einer Familie ein Fall von chronischer psychischer Krankheit, geistiger Behinderung, Drogenabhängigkeit oder Demenz vorliegt, wird nicht selten ein

Familienmitglied zum betreuenden oder pflegenden Angehörigen bestimmt. Allzu oft halten sich die anderen Familienmitglieder dann vom Versorgungsgeschehen fern. In dieser Situation empfinden Pflegeperson und Patient Verlust und Unklarheit doppelt so stark. Hier verfolge ich den Ansatz, die gesamte Familie in einer oder mehreren Sitzungen zusammenzubringen und diejenigen, die nicht anwesend sein können, mittels Konferenzschaltung einzubeziehen. Dadurch, dass die Familiengrenzen erweitert und mehr Personen als nur der pflegende Angehörige berücksichtigt werden, kann die Familie gemeinsam einen Teamplan entwickeln und jedes Mitglied umschichtig seinen Beitrag zur Versorgung des Patienten leisten. Meiner Erfahrung nach reagieren Familien auf ein solches Vorgehen eher erleichtert als ablehnend, weil die Angehörigen, die nicht mithelfen, oftmals Schuldgefühle haben. Meistens sind diese Familienmitglieder froh, wenn sie die anderen entlasten können, auch wenn ihr Beitrag vielleicht nur aus der von Ferne geführten Buchhaltung oder in sporadischen Besuchen besteht, um den pflegenden Angehörigen zu entlasten. Manchmal kommt Widerstand vom pflegenden Angehörigen selbst, der die übrigen Familienmitglieder nicht um Hilfe bitten möchte, selbst wenn seine eigene Gesundheit leidet. Wenn etwa die pflegende Ehefrau sagt, dass der Sohn oder die Tochter zu beschäftigt sei und deshalb nicht mithelfen könne, führe ich ihr folgendes Szenario vor Augen: Wenn ihr etwas zustößt, hat der Patient niemanden mehr, der ihn versorgt, und deshalb muss sie sich jetzt auch von anderen Familienmitgliedern helfen lassen, damit ihre eigene Gesundheit geschont wird.

Manchmal spielt in das therapeutische Setting auch die allgemeine Gesundheitspolitik hinein. Die Familie ist inzwischen vielerorts zum Case Manager der chronisch Kranken, Sterbenden und Traumatisierten geworden. Da die Familien aufgrund eingeschränkter Leistungen des Gesundheitssystems oftmals gezwungen sind, kranke Angehörige zu Hause zu versorgen, greifen die Überlegungen zum Phänomen des uneindeutigen Verlusts, wenn es um die Gesundheit pflegender Angehöriger geht. Wenn Ärzte verhindern wollen, dass die Pflegeperson auch zum Patienten wird, müssen sie mehr Empathie für sie aufbringen. Der depressive Zustand pflegender Angehöriger als solcher wird zwar oftmals erkannt, aber vielleicht sind ihre Depressionen eher auf die mit ihrem Verlust assoziierte Ambiguität zurückzuführen als auf die eigentliche Versorgungsarbeit oder die Krankheit selbst (Boss, Caron & Horbal 1988; Boss et al. 1990; Caron, Boss & Mortimer 1999; Kaplan & Boss 1999).

- *Denken Sie vom System her – aber vorsichtig und fair.* Der Partner oder die Partnerin eines alkoholkranken oder geistig behinderten Menschen erlebt das Familiensystem nicht als ausgewogen. Die eine Person ist krank, und die andere versucht, die notwendigen, wenn auch dysfunktionalen Anpassungen vorzunehmen. Wenn wir hier nach dem alten Konzept, dass die Pflegeperson zu viel und der Patient zu wenig Verantwortung trägt, vorgehen, verunglimpfen wir beide Beteiligten. Die Annahme von der Ausgewogenheit in menschlichen Systemen (zum Beispiel zu wenige beziehungsweise zu viele Aufgaben) wurde in den 1980er Jahren als Missbrauch der Systemtheorie kritisiert. Tatsache ist: Wenn die eine Person krank oder behindert ist, muss die andere Person sich anpassen. Die Vorstellung von Balance und einem »gemeinsamen Paartanz« trifft die Sache nicht, weil beide Personen von der Krankheit herumgeschubst werden. Beide sind auf unterschiedliche Weise davon betroffen. Im Grund genommen gibt es in dem Paarsystem nun drei Entitäten: Die dritte Entität ist die Krankheit.

■ *Denken Sie zum Schluss der Therapie über den Nutzen ihrer Beendigung nach.* Wenn man das Leben unter dem Resilienz- und Gesundheitsaspekt betrachtet, wird deutlich, dass im Laufe eines Menschenlebens immer wieder neue Herausforderungen entstehen. Diese sind nicht individuellen Pathologien geschuldet, sondern eher situativen Kontexten. Aufgrund entwicklungsbedingter Veränderungen, Reifung und kontextueller Verschiebungen kommt es vor, dass mancher Klient Monate oder Jahre nach Abschluss seiner Behandlung noch ein paar therapeutische Gespräche braucht. In einem vernünftigen Rahmen halte ich die Tür für solche wiederkehrenden Überprüfungen oder Nachbehandlungen offen. Einem Hausarzt vergleichbar behandle ich nicht selten Vertreter der zweiten und dritten Generation einer Familie. Dies lässt sich ethisch nur dadurch rechtfertigen, dass Grenzen aufrechterhalten und die einzelnen Personen als Akteure in einem größeren System, das auch Einfluss auf diese Personen hat, begriffen werden.

Kommunikationsprozesse

Nicht zuletzt entscheiden Prozesse der Kommunikation darüber, ob Individuum und System resilient bleiben. Ohne effiziente Kommunikationsvorgänge scheitern Situationsbewältigung und der Umgang mit Problemen, und die Resilienz wird brüchig.

■ *Sprechen Sie explizit darüber, wie sich individueller bzw. Beziehungsstress reduzieren lässt.* Überlegen Sie mit der Familie, wie sie vorhersehbar angespannte Situationen umgehen (zum Beispiel Gefahrenzonen meiden) und das Unvermeidliche (zum Beispiel einen psychisch kranken Angehörigen) akzeptieren kann. Wenn Klienten weiterhin bedrückt sind, bringt man ihnen bei und übt mit ihnen, wie sie Belastungen widerstehen und Stress bewältigen können (kognitive Bewältigung). Hilfreich sind hier sowohl Meditations- und Entspannungsübungen als auch körperliche Bewegung, Lachen und gesunde Lebensgewohnheiten. Vielen Klienten hat auch schon das von Reinhold Niebuhr verfasste Gelassenheitsgebet geholfen: »Gott gebe mir die Gelassenheit, Dinge hinzunehmen, die ich nicht ändern kann, den Mut, Dinge zu ändern, die ich ändern kann, und die Weisheit, das eine vom anderen zu unterscheiden.« (Sifton 2003) Diese Art von Stressmanagement hat sich zwar als besonders hilfreich bei suchtkranken Menschen erwiesen, sie kann aber auch ein guter Ausgangspunkt für das Gespräch darüber sein, wie der durch Verlust und Trauma hervorgerufene Stress verringert werden kann. Unabhängig von der Ausgangsfrage wird die Resilienz dadurch gefördert, dass die Klienten sprechen (statt zu grübeln).

- *Zeigen Sie Empathie statt Mitleid.* Wenn der Therapeut traumatisierten Klienten mit beschützendem, gefühlsbetontem Mitleid begegnet, kann dies bewirken, dass sie sich länger als notwendig in der Opferrolle bestärkt sehen. Effektiver sind therapeutisch motivierte Empathie, Sensibilität und mitfühlende Anteilnahme am Geschick des Klienten. Ferner müssen wir darauf achten, welche anderen Personen, etwa Freunde, Nachbarn, Verwandte, den Klienten beeinflussen, um sicherzustellen, dass andere sein Opferdenken nicht verstärken. So etwas habe ich in Familien beobachtet, die in ihrer Gemeinde als Verlierer gelten, und auch in Kirchengemeinden, die vergewaltigte oder unehelich schwangere Frauen ausgrenzen oder Personen meiden, die sexuellen Missbrauch aufdecken. Menschen, die an einem uneindeutigen Verlust leiden, sollte man nicht mit dem mitleidigen »Die Zeit heilt alle Wunden« begegnen, denn es könnte anders kommen. Vielleicht kann der Betroffene den Verlust sein ganzes Leben lang nicht abschließen. Aber wir sollten dem Klienten die Gelegenheit geben, seine Opfergeschichte zu einer Geschichte der Resilienz zu machen. Ich beginne Therapiegespräche oftmals mit der empathischen Feststellung: »Es tut mir leid, dass Sie mit diesem Schmerz und dieser Belastung leben müssen.« Dabei verfolge ich das Ziel, meine Empathie zu bestätigen und dem Klienten zu vermitteln, damit er Schritt für Schritt seine Resilienz zurückgewinnen kann.
- *Sprechen Sie über das Thema Wut; sie ist nicht immer etwas Schlimmes.* Wut ist eine angemessene Reaktion auf die Enttäuschung und Belastung, die mit dem Erleben eines uneindeutigen Verlusts verbunden sind. Menschen agieren ihre

Gefühle eher angemessen aus, wenn sie ihre Wut akzeptieren und so nutzen können, dass sie daraus Stärke und Zuversicht entwickeln. Wut kann im positiven Sinn dazu motivieren, notwendige Veränderungen vorzunehmen. Selbstverständlich müssen Therapeuten und Therapeutinnen mit Wut – der eigenen wie der der Klienten – umzugehen wissen, damit sie dem anderen begreiflich machen können, dass Wut auch etwas Positives sein kann.

- *Setzen Sie Grübeleien ein Ende.* Zeigen Sie Ihren Klienten, wie sie sich von obsessiven Grübeleien über einen traumatischen oder uneindeutigen Verlust ablenken können. Durch fortwährende Grübeleien wird ein Mensch in seiner Opferrolle, aber nicht in seiner Resilienz bestärkt. Grübeleien können, vor allem bei Frauen, ein frühes Anzeichen von Depressionen sein (Beardslee 2003).

Das Opfer bedauern ist nicht immer produktiv – es sei denn, der betroffene Mensch blickt nach vorne. Mitleidige Reaktionen wohlmeinender Freunde und der Familie wirken am Ende vielleicht destruktiv. Deshalb ist es ganz wichtig, dass die Gesprächspartner gut ausgewählt werden. Aus dem ursprünglichen Grundtenor »Weh mir!« muss letztendlich das Motto werden: »Wie kann ich trotz der Geschehnisse meinem Leben eine Perspektive geben?«

- *Vermitteln Sie kognitive Bewältigungsstrategien.* Wenn Klienten eine stoische Grundhaltung lernen, ist das noch keine Garantie dafür, dass sie auch resilient werden. Menschen brauchen Fertigkeiten der Problemlösung, etwa die, dass sie andere um Hilfe bitten (Boss 2002b; Turnbull et al. 1993). Ermuntern Sie Klienten, sich über ihre Situation zu informieren, denn solche Informationen eröffnen Handlungsspielräume. Sich Optionen bewusst machen ist ein zentraler Schritt zu Handlungsbefähigung und Resilienz. Wenn beispielsweise in der Familie über Entscheidungen am Lebensende gesprochen wird, hilft das den erwachsenen Kindern mehr, als wenn sie sich am Bett der sterbenden Mutter oder des todkranken Vaters gegen den Tod wehren. Kognitive Bewältigung kann auch absichtliches Leugnen, bewusste Ambivalenz, »positive Illusionen« oder »selektive Tendenzen« (Walsh 1998, S. 182) mit sich bringen – Methoden der kognitiven Bewältigung, die vor allem kurzfristig hilfreich sind.
- *Andere an Erfolgserlebnissen teilhaben lassen.* Damit Klienten Zuversicht und Resilienz aufbauen können, motivieren Sie sie dazu, dass sie Freunde und Menschen in ihrem Lebensumfeld an Erfolgserlebnissen teilhaben lassen. Dies setzt voraus, dass die Erfolgserlebnisse zunehmen und ein Beziehungsnetz geknüpft wird, in dem die Klienten von ihren Erfolgen erzählen können.
- *Hören Sie Klienten und Familien zu.* Wenn Eltern von den professionellen Helfern ignoriert und wenn – auch noch so unbeholfene – Versuche, mit ande-

ren in Kontakt zu kommen, vereitelt werden, dann nehmen Familien die Dinge oftmals selbst in die Hand, um die Situation in eigener Regie erträglicher zu machen, man denke nur an die Familien, die die National Alliance for the Mentally Ill (NAMI) initiierten; die Familien, die sich in Manhattan nach 9/11 zusammenschlossen; und die Familien im Kosovo, die nach vermissten Angehörigen suchten. Es wäre jedoch besser, Therapeuten würden die gesamte Familie, insbesondere die Eltern, von Anfang an in das heilende Team einbeziehen. Damit wir Resilienz entwickeln und nicht vereiteln, müssen wir die Erzählungen betroffener Eltern und Kinder kennen lernen.

- *Motivieren Sie zur dialektischen statt zur absoluten Kommunikation.* Wenn ein Mensch gleichzeitig zwei gegensätzliche Sichtweisen in sich beherbergen muss, kann man über die Abwesenheit bzw. Anwesenheit der vermissten oder mental unerreichbaren Person nicht in absoluten Begriffen sprechen. Aus meiner therapeutischen Arbeit mit Familien von Vermissten habe ich gelernt, dass sie mehr mit den sozialen Normen zu kämpfen haben, die auf den Abschluss einer uneindeutigen Situation drängen, als mit dem Verlust an sich. Bis vor kurzem herrschte die Vorstellung, dass die Trauernden über ihren Verlust hinwegkommen sollten, und zwar relativ rasch. Nach dem Tod des demokratischen Senators Paul Wellstone im Jahr 2002 sah man Autoaufkleber mit der Aufschrift: »Er ist tot. Blicken wir nach vorn!« Eine derartig plakative diktatorische Aufforderung ist ein enormes Hindernis auf dem Weg zur Resilienz.

Mit den genannten therapeutischen Prinzipien sind entscheidende Schritte vorgegeben, wie die Resilienz von Klienten, die am Trauma eines uneindeutigen Verlusts leiden, gestützt und aufgebaut werden kann. In der therapeutischen Praxis muss man ferner darauf achten, dass sprachliche Differenzen zwischen Therapeut und Klient minimiert werden. Bei der Vielfalt der heutigen Klientenschaft müssen Therapeuten und Therapeutinnen in einer zweiten Sprache firm sein oder es werden und sich darüber hinaus der Ausbildung professioneller Helfer widmen, die bereits mehrere Sprachen sprechen. Wenn nämlich traumatisierte Menschen die Sprache ihres Therapeuten und die Therapeuten die Sprache ihrer Klienten nicht verstehen, dann kann das Problem nicht durchdrungen, können die Möglichkeiten seiner Linderung nicht ausgeschöpft werden. Kognitive Bewältigung ist unmöglich, wenn die Beteiligten sich im eigentlichen Sinn des Wortes nicht verstehen. Die Hinzuziehung eines Dolmetschers ist ebenfalls problematisch. Wenn wir unsere eigenen Fremdsprachenkenntnisse vernachlässigen, können wir die Resilienz unserer Klienten nicht fördern.

Fallbeispiel

Manchmal müssen Menschen sehen, was Resilienz nicht ist, bevor sie sehen können, was Resilienz tatsächlich ist. Durch Versuch und Irrtum lernt man, was funktioniert und was nicht; das Anliegen der Therapie muss aber immer im Auge behalten, welche gesundheitlichen Kosten für den Einzelnen und für die Familie damit verbunden sind.

Peg und ihr Ehemann sind in den 1940er und 1950er Jahren im ländlichen Amerika aufgewachsen, in einer Zeit und einer Region, da von den Mädchen erwartet wurde, dass sie sofort nach ihrem High-School-Abschluss heiraten. Als Peg 19 war und im dritten Semester an einer nahe gelegenen Universität studierte, gab sie dem sozialen Druck ihres Heimatortes nach und heiratete in den Semesterferien ihre Jugendliebe aus der Schulzeit.

Am Anfang ihrer Ehe trank Pegs Ehemann alkoholische Getränke nicht im Übermaß. Er spielte gern Softball, lief Schlittschuh und war ein äußerst attraktiver Mann. Nachdem er aber in die Geschäftswelt eingetreten war, blieben die drei Martini zum Mittagessen nicht ohne Folgen. Innerhalb eines Jahres machten sich Anzeichen von Alkoholabhängigkeit bemerkbar; das Leben des jungen Paares begann sich zu verändern. Den Mann, den die junge Frau geheiratet hatte, gab es nicht mehr.

Peg ging mit der Situation so um, dass sie immer ein Buch in ihrer Handtasche hatte, damit sie, wenn beispielsweise eine Abendeinladung aus dem Ruder lief, sich an einen ruhigen Ort zurückziehen und lesen konnte, bis ihr Mann zum Nachhausegehen bereit war. Sie hielt sich für die perfekte Ehefrau und für unendlich resilient. Letztlich war es ja ihr Verdienst, dass ihre Ehe noch Bestand hatte. Wenn ihr Mann nicht rechtzeitig zum Abendessen nach Hause kam, hielt sie für ihn das Essen warm – bis ihr heranwachsender Sohn schließlich zu ihr sagte: »Ma, weißt du denn nicht, dass er nicht nach Hause kommt?« Sie rannte ins Schlafzimmer und weinte herzzerreißend. Die Wahrheit war schmerzlich, aber der Junge hatte recht.

Peg zeigte sich 15 weitere Jahre lang außerordentlich flexibel, war anpassungsfähig und glaubte, resilient zu sein. Warum? In ihrer Familie hatte sich noch nie jemand scheiden lassen, und die Leute im Ort sagten zu ihr: »Weshalb regst du dich denn auf? Er schlägt dich nicht. Und trinken tun viele Männer.« In diesem kulturellen Kontext war das Verhalten ihres Mannes völlig normal. Außerdem hatte sie keine Ahnung von Suchtkrankheit und hegte die naive Hoffnung, dass ihr Mann mit dem Trinken aufhören würde, wenn sie sich noch mehr anstrengte, eine gute Ehefrau zu sein.

Schließlich nahm Peg Zuflucht zu einer nahe gelegenen Universität. Ihr Studium und sein Trinken ergänzten sich: Er trank, sie studierte. Wenn er erst spät in der Nacht nach Hause kam, spornten Wut und Enttäuschung sie zum Schreiben an. Das Lesen blieb ihre Fluchtburg. Sie nahm an Sitzungen der Selbsthilfegruppen Al-Anon (Angehörige und Freunde von Alkoholkranken) teil und erkannte, dass ihre Art der Problembewältigung zwar machbar war, aber am Status quo nichts änderte. Viele Frauen in ihrer Gesprächsgruppe konnten sich aus religiösen Gründen nicht für eine Veränderung entscheiden. Es dauerte eine ganze Weile, bis Peg erkannte, dass diese Einschränkung auf sie nicht zutraf. Doch die Vorstellung aufzugeben war schwer auszuhalten.

Was Peg letztlich zur Scheidung bewog, war ihre angegriffene Gesundheit. Ihr Rücken war verspannt, und der Schmerz lähmte sie. Der Arzt vermutete als Ursache die langen Fahrten zur Universität. In Wirklichkeit aber war es so, dass sie sich hilflos fühlte und nicht wusste, was sie tun sollte. Sie war verheiratet und doch nicht verheiratet. Sie hatte einen Ehemann und doch keinen Ehemann. Mehrere Male verordnete der Orthopäde ihr wochenlange Aufenthalte im Streckbett. In solchen Zeiten hatten die Kinder zwei abwesende Elternteile. Peg flehte ihren Mann an, eine Entziehungskur zu machen, was er aber ablehnte: Er würde sich nur behandeln lassen, wenn er wegen Trunkenheit am Steuer vom Gericht dazu verpflichtet würde. An der Situation änderte sich nichts.

Angesichts der in der Gemeinde herrschenden Normvorstellungen war es sicherlich kein Zufall, dass Peg wartete, bis ihre Kinder im College waren und sie finanzielle Unabhängigkeit erreicht hatte, bevor sie den Mut zu einer wirklichen Veränderung fand. Sie nahm an einer fünftägigen Klausur im Rahmen des Familienprogramms von Al-Anon teil. Die dort angebotenen psychoedukativen und interaktionalen Veranstaltungen führten sie zum entscheidenden Wendepunkt.

In psychoedukativen Vorlesungen und Gesprächen und einer psychoedukativen Therapie lernte Peg, was sie zu tun hatte. Sie befand sich in einem tiefen Konflikt, als ihr Ehemann ihr wiederholt sagte, dass er sich umbringen werde, wenn sie ihn verlasse. Diese Drohungen hatten sie damals 15 weitere Jahre lang in der Ehe ausharren lassen. Als sie den Berater fragte, wie sie ohne Tragödie aus der Situation herauskäme, schob er die Ärmel zurück und zeigte ihr seine Narben am Handgelenk. Peg schluckte. Er erzählte, dass er dies getan habe, als seine Frau ihn verließ. Dann sagte er etwas, was Peg nie vergaß: »Was lässt Sie glauben, dass Sie einen Menschen am Leben halten können?« Diese kraftvollen Worte veränderten für immer ihre Vorstellung von Resilienz. Ihren Ehemann konnte sie nicht retten, aber auf ihre eigene Gesundheit musste sie achten.

Von da an war Peg sich im Klaren darüber, dass echte Resilienz mehr ist als stoisches Durchhalten und endloses Anpassen. Ihre psychosomatischen Symptome waren Hinweise darauf, dass sich etwas ändern musste. Sie war nicht resilient gewesen, sondern hatte sich in die Idee verbissen, dass sie alles in Ordnung bringen könnte, wenn sie sich mehr anstrengte. Im Umgang mit dem durch den Alkoholismus ihres Mannes ausgelösten uneindeutigen Verlust musste sie lernen, was Resilienz *nicht* ist, bevor sie erkennen konnte, was Resilienz wirklich *ist*. Weitere Informationen zu diesem Fall finden sich im Epilog.

Teil II
Therapeutische Ziele im Umgang mit uneindeutigen Verlusten

Kapitel 4
Sinn zuschreiben

In meinen Workshops stellen Therapeuten und Therapeutinnen immer wieder die Frage, ob Ambiguitätstoleranz nicht einfach nur mit Gottesglauben identisch sei. Für manche Menschen ist dies zwar so, aber zwischen Gläubigkeit und Ambiguitätstoleranz besteht meiner Erfahrung nach alles andere als ein ausgewogenes Verhältnis. Sehr religiöse Menschen zeigen oftmals wenig Toleranz gegenüber Unklarheit; umgekehrt bringen Menschen, die nicht gläubig sind, manchmal viel Ambiguitätstoleranz auf. Aus diesem Grunde sehe ich die Sinnsuche sowohl nach einem eindeutigen wie auch nach einem uneindeutigen Verlust als Reise, die auf unterschiedlichste Weise abläuft. In meiner therapeutischen Arbeit achte ich weniger auf spezifische religiöse Überzeugungen als auf allgemeine Weltanschauungen und Wertvorstellungen, die die Ambiguitätstoleranz beeinflussen – unabhängig davon, ob meine Überzeugung sich mit der des Klienten deckt oder nicht.

Es ist nicht unbedingt für alle Menschen wichtig, dass sie im Verlust einen Sinn finden können; wenn allerdings Leben und Wohlbefinden gefährdet sind, wird dies zu einem therapeutischen Anliegen. Auf welche Weise Klienten in dem erlittenen Verlust einen Sinn finden, ist ganz unterschiedlich. Manchen gelingt dies durch kulturell geprägte Anschauungen (wie sie etwa in dem lateinamerikanischen Begriff *destino*, was Bestimmung bedeutet, oder dem deutschen Begriff *Schicksal* zum Ausdruck kommen). Andere erkennen einen Sinn durch spirituelle Akzeptanz der Natur und des Lebenskreislaufs. Wieder andere finden ihren Weg über eine eher daseinsbezogene Lebensphilosophie, die ihnen hilft, im Hier und Jetzt zu leben. Und viele Menschen können mittels religiöser Spiritualität in ihrem Verlust einen Sinn erkennen.

Immer mehr Untersuchungen zeigen zwar, dass Religiosität und Spiritualität eine positive Relation zu Gesundheit aufweisen (Hill & Pargament 2003; Miller & Thoresen 2003; Powell, Shahabi & Thoresen 2003; Seeman, Dubin & Seeman 2003), doch ist der Prozess an sich noch nicht klar. Einige Forscher behaupten, dass eine direkte Verbindung zwischen religiösen Überzeugungen und Gesundheit bestehe, während andere der Auffassung sind, dass es eine intervenierende Variable gibt: den *Sinn* nämlich.

Die Suche nach Sinn ist ein wichtiger therapeutischer Aspekt.Wenn es für ein Problem wie den uneindeutigen Verlust nämlich keine Lösung gibt, dann entscheidet die Sinngebung darüber, wie und ob Menschen mit der Situation fertig werden oder ob sie davon niedergeschmettert werden, und auch darüber, wie und ob Menschen trauern bzw. das Trauern verweigern. Der Sinn, den ein Mensch dem uneindeutigen Verlust zuschreibt, entscheidet auch darüber, ob ein Mensch hofft oder die Hoffnung aufgibt. Da Sinn untrennbar mit Hoffnung verbunden ist, hat er eine tief greifende Auswirkung auf die Resilienz, die Gesundheit und das Überleben eines Menschen.

Die Suche nach Sinn

Was ist eigentlich mit *Sinn* gemeint? Gemeint ist, dass einem Ereignis oder einer Situation eine Bedeutung zugeschrieben wird. Gemeint ist, dass in den Geschehnissen letztlich eine gewisse Logik, Kohärenz oder rationale Begründung gefunden wird. Die menschliche Erfahrung hat einen Sinn, wenn sie den Menschen, die diese Erfahrung machen, begreifbar ist. Folglich ist Sinn sowohl persönlicher als auch phänomenologischer Natur.

Wenn Menschen ihrem Problem keinen Sinn zuschreiben, können sie im Grunde nicht wissen, was das eigentliche Problem ist. Ohne dieses Wissen gibt es keine Erkenntnis; ohne Erkenntnis kann ein Mensch eine Situation nicht bewältigen und keine Entscheidungen für seine weitere Entwicklung treffen. Ohne Sinn fühlen Menschen sich innerlich leer. Wenn ich mit Klienten arbeite, muss ich oft an T. S. Eliots Gedicht *The Hollow Men* denken: »Gestalt ohne Form, Schattierung ohne Farbe, Gelähmte Kraft, Geste ohne Bewegung.« (Eliot 2004)

Im Falle des uneindeutigen Verlusts heißt das Problem Ambiguität. Es blockiert die Erkenntnis und lähmt den Bewältigungsprozess. Den Betroffenen fällt es verständlicherweise schwer, ihren Erfahrungen und ihrer Ambivalenz einen Sinn zu verleihen. Ohne erkennbaren Sinn ähnelt ihr Handeln dem von Robotern; ihr Leben wird farblos. Ein solcher Zustand ähnelt dem, was der Soziologe Max Weber als *Anomie* bezeichnet, ein Phänomen, das er mit der erhöhten Wahrscheinlichkeit eines Suizids verknüpft (Weber 1969). Ganz sicher aber ist der eingefrorene Trauerprozess mit der Depression verbunden (Boss 2000).

Der Neuropsychologe Viktor Frankl (1971)[8] behauptet, dass »der Mensch im Grunde danach strebt, in seinem Leben einen Sinn zu finden beziehungsweise diesen Sinn zu erfüllen« (S. 241). Sein Leben sinnerfüllt zu gestalten, wie trostlos oder entsetzlich dieses auch sein mag, ist der Schlüssel zum menschlichen Überleben. Wenn ein Mensch die Hoffnung auf ein Ziel in der Zukunft verliere, beispielsweise darauf, einen Angehörigen wiederzusehen, dann erkenne er in seinem Leben keinen Sinn mehr und verliere – physisch, emotional und spirituell – den Willen zum Leben (Frankl 1971, 1977). Anders gesagt: Mit dem Sinn verschwindet auch die Resilienz eines Menschen.

Wenn ein Mensch keinen Lebenssinn finden kann, ist offenbar auch seine Gesundheit gefährdet. Heute bestätigt die empirische Forschung, was Frankl zur Zeit des Nationalsozialismus im Konzentrationslager persönlich erlebt hat. Kiecolt-Glaser et al. (1985) sowie Seeman, Dubin und Seeman (2003) führen empirische Belege dafür an, dass Seele, Körper und Geist eine Verbindung zur Gesundheit aufweisen. Powell, Shahabi und Thoresen (2003) gehen einen Schritt weiter und setzen religiöse Spiritualität in einen direkten Bezug zu reduziertem Todesrisiko.

In diesem Kapitel wird untersucht, welcher Zusammenhang besteht zwischen der Suche nach Sinn einerseits und andererseits der Gesundheit und Resilienz von Menschen, die einen uneindeutigen Verlust erlitten haben. Die Frage ist, wie ein Mensch seinem wenn auch noch so sinnlos erscheinenden oder entsetzlichen Trauma und Verlust einen Sinn verleihen kann. Um aber die Frage beantworten zu können, wie Menschen in der traumatisierenden Unbegreiflichkeit eines uneindeutigen Verlusts einen Sinn finden, müssen wir zuerst eine andere Art von Sinn definieren: den kollektiven Sinn, den die Familie oder die Gemeinschaft einem Ereignis zuschreibt.

Die kollektiven Sinngebungen durch Familie und Gemeinschaft

Da Sinn sich auf der Beziehungsebene entwickelt, müssen wir den Lebenszusammenhang des Klienten berücksichtigen und der Frage nachgehen, inwieweit die Sinnsuche des Einzelnen durch seine Familie oder Freunde beeinflusst wird.[9] Wir haben schon ausgeführt, dass die Familie für viele Menschen mehr ist als nur eine biologische oder rechtliche Einheit. Sie kann sich beispielsweise auf eine größere Gemeinschaft von Menschen erstrecken, die mit derselben Art von Verlust und Trauma konfrontiert sind, oder auf den Freundeskreis oder die Gemeinde, die mitfühlen und auf der spirituellen und Beziehungsebene Rückhalt geben. In solchen stützenden Kontexten ist es leichter, in unlösbaren Verlusten einen Sinn zu finden und damit zu leben.

Laut Berger und Luckmann (1970) wird Sinn durch soziale Interaktion hervorgebracht und aufrechterhalten. Rituale zum Beispiel sind die sozialen Konstruktionen einer Kultur (Imber-Black & Roberts 1993). Weil Sinn sozial konstruiert ist und sich auf der Beziehungsebene in Sprache, Symbolen, Ritualen und Hoffnungen ausdrückt, kann man annehmen, dass Interventionen besonders dann wirksam sind, wenn familiale und gemeinschaftsbezogene Wahrnehmungen berücksichtigt werden. Denn der Sinn, den eine größere Gemeinschaft einer bestimmten Notlage gibt, hat einen Einfluss darauf, welche Bedeutung das Individuum, das Paar oder die Familie dieser Situation zuschreibt (Reiss & Oliveri 1991). Die Sinngebung bestimmt – auf individueller und Beziehungsebene – das Handeln beziehungsweise Nichthandeln.

In der Familienforschung finden sich in einigen Konzepten Vorstellungen eines kollektiv zugeschriebenen Sinns, so etwa in dem von Reiss (1981) entwickelten Konzept der Familienparadigmen, in Antonovskys (1979, 1997) Konzept des Kohärenzgefühls und in dem von Boss (1977, 2000) entwickelten Konzept der Ambiguität in der Grenzziehung. Patterson und Garwick (1994) definieren familial zugeschriebenen Sinn als »die Interpretationen, Bilder und Sichtweisen, die von den Familienmitgliedern kollektiv konstruiert werden, wenn sie miteinander interagieren, wenn sie Zeit, Raum und Lebenserfahrungen miteinander teilen und wenn sie gemeinsam und zu zweit über diese Erfahrungen reden. Sie [Interpretationen, Bilder und Sichtweisen – Anm. d. Übers.] sind die soziale Konstruktion der Familie, das Produkt ihrer Interaktionen; sie gehören nicht dem einzelnen Familienmitglied, sondern der Familie als Einheit.« (S. 288) Derlei Ausführungen über die Existenz einer kollektiven Sinnkonstruktion erinnern wieder daran, dass die Familie mehr ist als nur eine physische Einheit. Sie ist auch eine psychische Einheit, die auf individuellen beziehungsbezogenen Wahrnehmungen und Erfahrungen beruht, die einen Einfluss darauf haben, welchen Sinn die Betroffenen traumatischen Ereignissen oder Situationen zuschreiben. Ferner kann es auf der Beziehungsebene eine Identität, Weltsicht und Bedeutung geben, die im Kopf des einzelnen Familienmitglieds das kollektive Denken der Familie abbilden. Auch dies kann sich auf die individuelle Sinngebung auswirken.

Im Falle eines uneindeutigen Verlusts wird die Identität der Familie unscharf, weil ein Angehöriger sich weder innerhalb noch außerhalb des Systems befindet. Das kann die Weltsicht einer Familie vor allem dann erschüttern, wenn sie an Gewissheit und Problemlösung gewöhnt ist. Aus all diesen Gründen ist die Konfrontation mit einem uneindeutigen Verlust eine große Herausforderung an die Fähigkeit einer Familie, ihrem Leiden einen Sinn zu geben.

Genauso wie ein Mensch aufgrund seiner inneren Stärke vor extern verursachten Verhängnissen geschützt werden kann, so kann eine Familie aufgrund ihrer inneren Stärke vor den externen Gewalten geschützt werden, die zu uneindeutigen Verlusten führen. Therapeuten und Therapeutinnen können die innere Stärke einer Familie erschließen, wenn sie mehr auf den kollektiven Diskurs achten und die Interaktionen des Systems beobachten. Wir dürfen die Fehler früherer Generationen von Therapeuten nicht wiederholen, die beispielsweise nur die Mutter behandelt haben, wenn sie die Symptome des Kindes verstehen wollten. Wir müssen die Menschen vielmehr in ihren »Familienwelten« sehen und den »Gesprächsbeitrag« jedes einzelnen Familienmitglieds hören, wenn wir die unterschiedlichen Sinngebungen, die mit der Krankheit oder Versorgung eines Angehörigen verbunden sind, verstehen wollen (Garwick, Detzner & Boss 1994; Pollner & McDonald-Wikler 1985; Reiss 1981). Ein – ob durch Krankheit oder durch eine Katastrophe verursachter – uneindeutiger Verlust lässt sich am ehesten vom familialen und gemeinschaftsbezogenen Kontext her verstehen.

In den 1990er Jahren untersuchte und therapierte man die Probanden bzw. Klienten zunehmend in ihrem familialen Umfeld und betrat damit das, was Hess und Handel (1975) als »Familienwelt« bezeichnen. Heute bestätigen Jane Gilgun (Gilgun 1994; Gilgun, Daly & Handel 1992), Judith Stacey (1998) und Linda Burton (Burton & Jarrett 2000) die Auffassung von Hess und Handel, wonach Menschen an dem Ort, wo sie ihr Leben führen, und zusammen mit den Menschen, die ihnen in der größeren Gemeinschaft wichtig sind, untersucht werden sollten. Die »wirkliche« Welt von Individuen, Paaren und Familien findet man nicht im Therapieraum oder im Forschungslabor, sondern in den Settings, in denen sie tagtäglich auf natürliche Weise mit anderen interagieren. Wenn wir die Klienten nicht in ihrer Familie oder Gemeinde aufsuchen und dort behandeln können, müssen wir sie zumindest nach ihrem größeren sozialen Kontext fragen und sie uns darin vorstellen.

Auch professionelle Helfer werden von den Welten außerhalb des Therapieraums beeinflusst. Während meiner Tätigkeit im Kosovo erzählte mir ein Mann seine Geschichte, wie er während des Zweiten Weltkriegs im Leiden seiner Mutter dadurch einen Sinn fand, dass er Ermittler für Kriegsverbrechen wurde. Seine Mutter hatte Vergewaltigung und Folter überlebt, aber in den Todeslagern der Nationalsozialisten 20 Angehörige verloren. Seine Erzählungen waren schwer auszuhalten, aber ich konnte verstehen, dass er mir erklären wollte, wie er dem Entsetzlichen im Leben seiner Mutter einen Sinn verlieh. Nachdem er zu Ende erzählt hatte, fragte ich ihn, ob die Erfahrung seiner Mutter seine Berufswahl beeinflusst habe. »Ja«, sagte er. »Ich mache diese Arbeit zu Ehren meiner Mutter.« Dann fügte er noch mit Nachdruck hinzu: »Ja! Um meine Familie zu ehren, möchte ich den Opfern von heute helfen.« Es war offenkundig, dass die schwierige Arbeit, die dieser Mann zusammen mit den Opfern von Vergewaltigung und Folter leistete, einen positiven Sinn für ihn hatte, weil er sie zu Ehren seiner Mutter und der verlorenen Verwandten machte. Diese Sinngebung verlieh ihm die Resilienz, die er für seine schwere Aufgabe brauchte (vgl. auch Abrahams, Stover & Peress 2001).

Die Phänomenologie des Sinns[10]

Wenn wir die Sinngebung eines Menschen verstehen wollen, müssen wir sowohl seinen externen als auch seinen internen Lebenszusammenhang erkunden. Der externe Kontext lässt sich recht objektiv beurteilen, während der interne Kontext sehr subjektiv ist. Wenn man den Klienten bei ihrer Suche nach Sinn helfen möchte, muss man eine phänomenologische Perspektive einnehmen, in der das Subjektive gewürdigt wird.

In Situationen, für die es keine klare Lösung gibt, sind Wahrnehmungen das eigentliche Fenster zur Intervention: worauf man aufbauen kann, was umgedeutet werden muss, was externalisiert werden kann, was zu verändern ist und welche Hoffnungen zu revidieren sind. Hier möchte ich auf das hinweisen, was Merleau-Ponty (2003) als »das Primat der Wahrnehmung« bezeichnet hat, und darauf aufmerksam machen, wie Wahrnehmungen Stress und Trauma vermitteln (Boss 1992). Angesichts der Erkenntnis, dass Wahrnehmungen durch das subjektive Erleben und nicht allein durch objektive Daten beeinflusst sind, soll mit der folgenden Diskussion Ihr Interesse daran geweckt werden, Ihr klinisches Repertoire mit phänomenologischem Denken zu bereichern. Diese Art des Denkens deckt sich nämlich mit sozialem Konstruktionismus und narrativen Ansätzen.

Phänomenologie als klinische Perspektive

Die Phänomenologie ist eine theoretische Sichtweise, die Wahrheit als etwas Relatives betrachtet, was aber nicht überall und nicht immer möglich ist. Man kann sagen, dass Phänomenologie das kritische Studium von Wahrnehmungen ist.

Über das, was real ist, entscheiden Wahrnehmungen und nicht nur faktische und quantifizierte Daten. Realität kann deshalb auch im Auge des Betrachters zum Zeitpunkt ihres Erlebens liegen. Phänomenologische Erfahrungen prallen oftmals mit den so genannten »harten« Daten zusammen. Die folgende Geschichte, die ich aus meiner eigenen Perspektive einer Person aus dem Mittleren Westen der USA gerne erzähle, soll dies illustrieren.

Sind Kühe rosa? »Nein«, sagt der Realist, »sie sind schwarz und weiß oder braun.« Aber diejenigen, die es mit Kühen direkt zu tun haben, wissen, dass sie rosa sein können. Im Licht der untergehenden Sonne, wenn der Himmel über den Feldern rosa schimmert und erglüht, sind Kühe tatsächlich rosa. In diesem Augenblick und in diesem speziellen Kontext ist die Aussage, dass Kühe rosa sind, wahr. So funktioniert die phänomenologische Sichtweise (Dahl & Boss 2005).[11]

Maler, Musiker und Dichter bedienen sich seit Menschengedenken der phänomenologischen Herangehensweise, nach der sie ihre Interpretationen zwischenmenschlicher Beziehungen artikulieren. Sie wissen schon immer, dass Wahrheit relativ ist. Auch Therapeuten müssen sich im Klaren sein, dass es viele Wahrheiten gibt, vor allem dann, wenn das traumatisierende Phänomen ein uneindeutiger Verlust ist. Wenn Klienten leiden, weil Angehörige verschwunden sind und ihre Körper nicht gefunden werden oder weil Angehörige etwa aufgrund einer mit hirnorganischem Abbau verbundenen Krankheit oder einer uneindeutigen Diagnosestellung mental nicht mehr erreichbar sind, müssen wir alle ihre vorgetragenen Sichtweisen berücksichtigen. Unterschiedliche Wahrnehmungen werden nämlich durch das Phänomen der Ambiguität befördert.

Im soziologischen Kontext wurde die Phänomenologie vor mehr als 100 Jahren in Europa von Edmund Husserl[12] begründet und später in den USA von Wissenschaftlern bekannt gemacht, die während der Zeit der nationalsozialistischen Judenverfolgung aus Europa geflohen waren. In diesem Zusammenhang wurde die University of Chicago neue Basis der Phänomenologie.[13] Später entwickelten sich theoretische Ausrichtungen wie etwa das dramaturgische Modell von Erving Goffman (1969), die Wissenssoziologie von Berger und Luckmann (1970) oder Modelle wie die Labelingtheorie, existenziale Soziologie, Soziologie des Absurden, symbolischer Interaktionismus und Ethnomethodologie. Diese Perspektiven unterscheiden sich zwar voneinander, haben aber die interpretative Herangehensweise gemeinsam. Der Schwerpunkt liegt dabei auf kulturellen und politischen Kontexten, die die Sinngebung beeinflussen (Dahl & Boss 2005). Was heißt das nun für die therapeutische Arbeit? Nach 9/11 arbeiteten wir z. B. mit Immigranten und Flüchtlingen, die aus 60 Ländern kamen und 24 verschiedene Sprachen sprachen. Es war unmöglich, all das über den kulturellen Kontext und die religiösen Überzeugungen unserer Klienten zu wissen, was wir wissen sollten. Also mussten wir intensiver zuhören und weniger reden. Sinn entwickelte sich in der Zusammenarbeit.

In der Therapie kann man mithilfe der phänomenologischen Perspektive subjektive Informationen nutzen und daraus Interventionen gestalten, die den unterschiedlichsten Individuen und Gruppen helfen. Wenn wir weniger dogmatisch mit dem Thema objektive Wahrheit umgehen, können wir besser zuhören und herausfinden, wie die einzelnen Personen die Geschehnisse wahrnehmen; und wir erkennen, wie stark die Wahrnehmungen innerhalb einer Paarbeziehung oder in einer Familie auseinandergehen. Welche Gedanken verbinden die Einzelnen mit der Person, die psychisch nicht mehr erreichbar oder physisch vermisst ist? Bestehen bei einem Paar oder in der Familie unterschiedliche Vorstellungen vom Zustand der verschwundenen Person? Sind mit der Situation negative Zuschreibungen (Schuldgefühle, Vorwürfe, Schamgefühle) verbunden? Wenn wir auf Wahrnehmungen und subjektive Sinngebungen fokussieren, öffnet sich das Fenster zu Interventionen. Denn wenn wir wissen, welche Bedeutung der uneindeutige Verlust für eine Person oder Familie hat, können wir effektiver intervenieren und therapeutisch tätig werden. Sobald der Sinn einer Situation thematisch wird, zeigt sich jede Krise oder jeder Verlust als einzigartiges Phänomen, das auf seine Weise interpretiert werden muss. Studien, die eine nach dem Zufallsprinzip bestimmte Auswahl krisenbelasteter Personen oder Familien untersuchen, geben nicht immer die beste Antwort auf die Frage, welche Intervention bei einer bestimmten Person oder Familie angebracht ist.

Phänomenologisch orientiertes Arbeiten trägt dazu bei, dass das hierarchische Gefüge einer Therapie flacher wird, weil hier auch der Klient als Wissensquelle gesehen wird. Auf der Basis dieser Herangehensweise können wir mit Menschen aus uns fremden Kulturkreisen, aus anderen religiösen Kontexten und mit anderen Lebensgewohnheiten effektiver arbeiten. Wenn wir die folgenden acht Annahmen über phänomenologisch orientiertes Arbeiten berücksichtigen, können wir uns sensibler auf die Überlegungen einlassen: woher wir wissen, was wir zu wissen glauben; was wir glauben, wissen zu müssen; und wo wir uns im therapeutischen Prozess lokalisieren. Diese drei Kategorien gehen auf Dahl und Boss (2005) zurück und werden im Folgenden im Hinblick auf das therapeutische Arbeiten mit uneindeutigen Verlusten erweitert.

Woher wir wissen, was wir zu wissen glauben

1. *Wissen ist sozial konstruiert und deshalb schon an sich vorläufig und unvollständig.* Wahrheit ist relativ, und endgültige Wahrheit ist eine Illusion. Die wissenschaftliche Methode negiert diese Annahme nicht. Für die therapeutische

Arbeit heißt das, dass es, unabhängig von unserer Ausbildungsrichtung und Erfahrung, Fälle gibt, in denen wir – und vielleicht auch andere – keine Antwort haben. Wenn Fakten fehlen, bestimmen die vielfältigen Wahrnehmungen von Familienangehörigen und Gemeindemitgliedern darüber, wie Sinn sozial konstruiert wird.

2. *Weil Wissen auf der Beziehungsebene konstruiert wird, können Objekte, Ereignisse und Situationen für die Mitglieder einer Gruppierung unterschiedliche Bedeutungen haben.* Eine unheilbare Krankheit oder ein Terroranschlag ist z. B. für den einen »die Strafe Gottes« und für den anderen »eine Prüfung, in der seine Liebe zu Gott auf die Probe gestellt wird«. Als Therapeut muss man die Wahrnehmungen und Sichtweisen unterschiedlicher Personen erkunden, um ein Gesamtbild von den betroffenen Individuen, Paaren oder Familien zu erhalten. Auch wenn die Organisation einer Therapiesitzung durch dieses Vorgehen komplexer wird, erleichtert es am Ende die therapeutische Arbeit. So lässt sich die Vielfältigkeit der in einem Fall relevanten Aspekte wie etwa Geschlechts- und Generationenzugehörigkeit, sexuelle Orientierung, Ethnizität und Kultur besser verstehen. Ferner kann erkundet werden, wie unterschiedlich die einzelnen Beteiligten ihre Situation auffassen. In Fällen, in denen es um Scheidung und Wiederverheiratung geht, ist es beispielsweise schwierig, die Auffassungen der Beteiligten von den bestehenden Regelungen des Sorgerechts miteinander in Übereinstimmung zu bringen (Rettig & Dahl 1993). Wenn man zum Beispiel ein Paar fragt, wie viele Kinder es hat, erhält man vielleicht unterschiedliche Antworten, weil Frauen oftmals Fehlgeburten, Totgeburten und Kinder, die zur Adoption freigegeben worden sind, mitzählen. Solche Diskrepanzen weisen häufig darauf hin, dass innerhalb der Wahlfamilie *(psychological family)* uneindeutige Verluste vorgekommen sind.
3. *Wir können durch Kunst und Wissenschaft »Wissen« erlangen.* Literatur, Lieder und Malerei können für uns eine wichtige Wissensquelle sein. So haben etwa geflohene Hmong-Frauen ganz detaillierte Geschichten über Herkunftsfamilien in ihre Stickereien eingearbeitet und mit Nadel und Faden die grauenvolle Flucht ihrer Familien aus Südostasien dokumentiert. Ein anderes Beispiel ist Pablo Picassos Gemälde *Artisten,* das Mutter und Kind, die Arme jeweils um den eigenen Körper geschlungen und den Blick nach unten bzw. seitwärts gerichtet und ohne Verbindung zueinander, in kalter blauer Farbe zeigt. Auf diesem Bild ist das gleiche Phänomen dargestellt, das der Wissenschaftler David Reiss (1981) mit seinem Begriff der »um Distanz bemühten Familie« *(distance sensitive family)* beschreibt. Reiss veranschaulicht Distanz

anhand einer aus der Empirie abgeleiteten Zeichnung, die aus kleinen voneinander getrennten Kreisen besteht, während Picasso auf Leinwand gemalt hat, wie er sich Distanz und Beziehungslosigkeit vorstellte. Wissenschaftler und Künstler beschreiben hier das gleiche Phänomen, allerdings aus der jeweils eigenen Erfahrung heraus, in der jeweils eigenen Disziplin und im jeweils eigenen Ausdrucksmodus. Für die therapeutische Praxis bedeutet dies: Wenn Menschen durch einen uneindeutigen Verlust traumatisiert sind, kann es hilfreich sein, für die therapeutische Arbeit zunächst Bereiche wie Musik, Film, Kunst oder Literatur zu wählen und später dann zu eher kognitiven Herangehensweisen überzugehen. In Mehrfamiliengruppen oder gemeinschaftlichen Settings kann das Gespräch über den gemeinsam erlittenen uneindeutigen Verlust durch Themen aus Kunst oder Musik angestoßen werden. Der Prozess, in dem ein Mensch sich mit seinem traumatischen Verlust auseinandersetzt, lässt sich leichter in Gang bringen, wenn die traumatisierende Situation aus dem eigenen Erleben herausgenommen wird. Menschen, die im Rahmen der therapeutischen Arbeit nach 9/11 z. B. Dvořáks Sinfonie »Aus der neuen Welt« gelauscht oder die Zeichnungen betroffener Kinder angeschaut hatten, waren eher bereit, sich auf ihren eigenen Trauerprozess einzulassen. In der Therapie ist sowohl die Kunst als auch die Wissenschaft ein sehr wichtiger Aspekt, aber künstlerische Wahrheiten dringen meiner Erfahrung nach tiefer in die Seele eines Menschen ein als kognitive Botschaften. Um Trauma und Verlust zu heilen, sind jedoch beide Seiten notwendig.

Was wir glauben, wissen zu müssen

4. *Aus erkenntnistheoretischer Sicht ist allgemeines, alltägliches Wissen über Beziehungs- und Familienwelten wichtig.* Der phänomenologisch arbeitende Therapeut interessiert sich nicht nur für Dysfunktionen in Beziehungen, sondern auch für die alltäglichen, »selbstverständlichen« Routineabläufe und für lebenszyklische Rituale. Das heißt, er ist nicht nur an epidemiologischen oder diagnostischen Daten interessiert, sondern auch an dem ganz normalen Beziehungsleben (Mahlzeiten der Familie, Verabredungen, Familientreffen) und an den Ritualen, die jede Kultur und jede Religion auf ihre Weise prägen (z. B. anlässlich Heirat, Geburt, Tod). Wenn der Therapeut Klienten behandelt, die unter Trauma und Verlust leiden, muss er verstehen, wie der Alltag eines Paares oder einer Familie aussieht. Wenn wir nicht wissen, wie Klienten mit ihren alltäglichen Mühen und Stressoren umgehen, wissen wir nichts über die Indikatoren ihrer Resilienz. Wie behaupten sie sich unter be-

lastenden und traumatischen Bedingungen (Boss 2002b; Boss et al. 2003)? Von Therapeuten und Therapeutinnen wird natürlich nicht erwartet, dass sie Studien über klinisch unauffällige Familien anstellen, aber wir können die Studien über Paare und Familien zur Kenntnis nehmen, die trotz Trauma und Verlust resilient bleiben. In diesem Zusammenhang sind Peergroups empfehlenswert, über die man sich auf dem neuesten Stand der Forschung hält: eine weitere Möglichkeit, seine berufliche Resilienz zu stärken.

5. *Signifikant sind Sprache und Sinngebung im Alltagsleben.* Nicht durch die Linguistik, sondern durch »die Untersuchung des familialen Diskurses wird beleuchtet, wie die Sprache dazu dient, Objekten und sozialen Bedingtheiten« im Alltag »einen Sinn zuzuschreiben« (Gubrium & Holstein 1993, S. 653). Die Sprache der Familie bietet Informationen, die reich sind an symbolischen Bedeutungen und Botschaften. Alles in allem sollten wir mehr auf das hören, was Familien sagen und wie sie es sagen. Qualitative Analysen von Paar- oder Familiengesprächen zeigen, dass es kollektive Themen und Muster gibt, die im Rahmen der Therapie entdeckt werden können und im Umgang mit der Beziehungsdynamik hilfreich sind (Blumer 1969; Garwick, Detzner & Boss 1994; Patterson & Garwick 1994). Die Sprache des Paares oder der Familie ist das primäre Symbol menschlicher Interaktion und sollte idealerweise da untersucht werden, wo sie gesprochen wird. Die zu Hause bei der Familie stattfindende therapeutische Arbeit ist beispielsweise eine Möglichkeit, Klienten in ihrem natürlichen Umfeld zu beobachten. Diese Arbeitsweise breitet sich in manchen Bereichen vielleicht aus, doch häufig können Therapeuten nicht einfach ihre Praxis verlassen, um Paare und Familien in ihrem Lebensumfeld zu beobachten und dort mit ihnen zu interagieren. Zumindest aber können wir Klienten dazu ermuntern, dass sie Menschen aus ihrem Lebensumfeld zu Therapiesitzungen einladen. Erkenntnisse können wir ferner aus den Untersuchungen anderer Wissenschaftler gewinnen. Die Entwicklungspsychologin Linda Burton (2001) hat zum Beispiel in Wohngebieten mit hohen Risikofaktoren die Muster der Kinderversorgung untersucht und mir auf diesem Wege beigebracht, dass man über die dort lebenden Familien kein Pauschalurteil fällen darf. Auch Liebow (1967), Henry (1971) und Stacey (1998) haben Familien in ihrem natürlichen Umfeld untersucht und festgestellt, dass ihre Resilienz – wie in der Familie Osbourne aus der Fernsehserie »The Osbournes« – an unerwarteten Stellen aufscheint.

Wenn wir uns in unserer therapeutischen Welt abschotten und keine Brücken zu den Klienten in ihrem normalen Lebensumfeld bauen, fehlt uns das

Wissen, das wir brauchen, um ihre Resilienz zu erkennen, wenn sie sich denn zeigt. Um etwas über die Gesundheit und Resilienz von Familien zu lernen, müssen wir sie in ihrer natürlichen Umgebung erleben.

Wo wir uns im therapeutischen Prozess lokalisieren

6. *Wir sind von dem Phänomen, das wir beobachten und behandeln, nicht abgetrennt.* Unsere Gefühle, Überzeugungen, Wertvorstellungen und Reaktionen (z. B. hinsichtlich Gleichheit, Beherrschbarkeit der Natur, Individualismus) haben einen Einfluss darauf, welche Fragen wir den Klienten stellen und wie wir ihre Symptome und Reaktionen interpretieren. Unsere Arbeit ist davon beeinflusst, wer wir sind und welche Auffassungen wir vertreten. Subjektivität ist untrennbar damit verbunden, wer wir sind. Aus diesem Grund gehört es unbedingt zur phänomenologisch orientierten Therapiearbeit dazu, dass wir uns kontinuierlich und explizit einem Prozess der Selbstreflexion und der Selbstbefragung unterziehen. Das Reflektieren ist während und nach der Behandlung von Menschen, die durch einen uneindeutigen Verlust traumatisiert sind, außerordentlich wichtig. Die Selbstreflexion hilft uns nicht nur, unser eigenes Selbst besser zu verstehen und damit unsere eigene Resilienz zu stärken; sie führt uns auch zu den unterwegs notwendigen Veränderungen, damit die Behandlung effektiver oder ethisch vertretbar wird.
7. *Therapeut und Klient besitzen gemeinsames Alltagswissen.* In professionellen Kreisen wird das ganz normale, alltägliche Wissen oftmals abgewertet, obwohl es genau der Ort ist, wo wir Hinweise auf Resilienz finden. Laut Gubrium und Holstein (1993) sind alle Menschen – ob unbekannt oder prominent, ob Forscher oder Erforschte, ob Therapeuten oder Klienten – Erkenntnistheoretiker. Das heißt, dass wir dazulernen können, wenn wir den Geschichten der Klienten zuhören, ihre Interaktionen beobachten und ihre (und unsere) Gefühle zur Kenntnis nehmen. Wir fördern diesen Prozess dadurch, dass wir dem Klienten Fragen stellen, denn er – und nicht wir – kann die Phänomene, die er als Ursache seines Leidens sieht, am besten beschreiben. Obwohl in der Therapeut-Klient-Beziehung inhärent ein gewisses Machtgefälle besteht, wirken wir an einem gemeinschaftlichen Prozess mit, um im Leiden der Klienten einen Sinn zu finden. Wir respektieren das, was die Klienten uns zu sagen haben.
8. *Jede Therapie hat, unabhängig vom theoretischen Ansatz, gewisse Tendenzen.* Der Soziologe Alvin Gouldner (1974) nahm in den rebellischen 1960er Jahren schon die Postmoderne vorweg, als er feststellte, dass die Sozialwissenschaften nicht wertfrei seien und dass die herkömmliche Praxis und die

Grundsätze der Objektivität und Neutralität sich mit den entstehenden gesellschaftlichen Bedingungen nicht vereinbaren ließen. Meiner Auffassung nach hatte er die Notwendigkeit der Gleichheit in der Vielfalt erkannt. Gouldner befürwortete eine reflektierende Wissenschaft, die sich selbstbewusst und zugleich selbstkritisch zeigen solle. Er bestand darauf, dass wir gleich zu Beginn unserer Arbeit »Flagge zeigen« sollten, um so unsere Wertvorstellungen und Annahmen den anderen explizit mitzuteilen. Später dann haben klinisch arbeitende Wissenschaftler »Flagge gezeigt«, indem sie Hermeneutik und kritische Theorie auf ihre Fahne schrieben (Goldner et al. 1990; Hare-Mustin 1978; Imber-Black & Roberts 1993; Walters et al. 1988; Welter-Enderlin 1996).

Das therapeutische Feld von heute sollte daraus den Schluss ziehen, dass wir nicht in eine Zeit der absoluten Sichtweisen zurückfallen dürfen. Die daraus resultierende Hierarchie würde in einer Gesellschaft, in der viele Kulturen und Ethnien vertreten sind, unsere Effizienz beträchtlich verringern. In Therapie und Supervision stehe ich zu meinen Überzeugungen, anerkenne aber die Ansichten der anderen, auch wenn sich ihre Auffassungen nicht mit den meinigen decken, und ich gebe nicht vor, objektiv zu sein. Der Inhalt unserer Überzeugungen und Wertvorstellungen ist – zumindest auf therapeutischer Ebene – weniger wichtig als der Umstand, dass wir unsere Ansichten den Klienten und Ausbildungsteilnehmern gegenüber offen und ehrlich vertreten. Manchmal ist natürlich um der besseren therapeutischen oder supervisorischen Wirkung willen ein Verweis auf die eigene Perspektive notwendig.

Der mit diesen acht Annahmen beschriebene phänomenologische Ansatz fragt danach, wie wir den Lebenszusammenhang unserer Klienten explorieren können (Wahrheit ist sozial konstruiert und schließt sowohl Reaktionen als auch wissenschaftliches Datenmaterial ein), was wir über die Klienten wissen müssen (Alltagswissen genauso wie Feststellungen von Dysfunktionen) und wie wir gemeinsam mit ihnen arbeiten können (Hierarchien flacher machen). Die Menschen, denen wir dienen, sind wirklich ein Born des Wissens.

Alle drei Kategorien regen zur Sinngebung an und speisen die Quellen der Resilienz. Der damit assoziierte Prozess beruht darum auf der Zusammenarbeit. Das Wissen der Menschen, die wir behandeln, darf niemals ignoriert werden, denn es kann unsere Effizienz dahingehend steigern, dass wir ihre Gesundheit und Resilienz weiter stärken können.

Wie finden Menschen Sinn?

Nach Viktor Frankl (1977) gibt es drei Wege zum Sinn: durch das Ausführen einer Handlung; durch das Erleben von etwas Wertvollem wie Natur, Kunst, Religiosität oder Liebe; und durch die Einstellung, dass Leiden nicht immer verhindert werden kann. Diese Gedanken finden meine Zustimmung. Handlungen, Werte und Einstellungen sind bei der Suche nach Sinn notwendig, aber das Gefühl, dass der Prozess zielgerichtet ist, stellt sich erst durch Handeln ein. Resilienz impliziert notwendigerweise Bewegung. Der Therapeut braucht allerdings spezifische Strategien, die dem Klienten helfen können, trotz uneindeutigen Verlusts einen Sinn zu finden. Unabhängig von Ihrer Arbeitsrichtung bieten Ihnen die folgenden Techniken ein hilfreiches Repertoire für Ihr spezielles Gebiet. Ich selbst versuche zwar, alle diese Punkte in meine therapeutische Arbeit zu integrieren; bevor ich aber entscheide, welche Punkte für einen bestimmten Fall relevant sind, beobachte ich die Klienten und höre ihnen zu. Da ich davon ausgehe, dass es in allen Familien und Gemeinschaften Gemeinsamkeiten und Unterschiede gibt, berufe ich mich auf die oben genannten phänomenologischen Annahmen und die nachstehenden Schritte, durch die Menschen im Trauma des uneindeutigen Verlusts Sinn finden können.

- Benennung des Problems.
- Dialektisches Denken.
- Religiosität und Spiritualität.
- Vergebung.
- Kleine gute Taten.
- Rituale.
- Positive Zuschreibung.
- Opfer für ein höheres Gut oder die Liebe.
- Leiden als etwas Unvermeidbares wahrnehmen.
- Hoffnung.

Diese Aspekte werden im Abschnitt »Leitfaden zur Intervention« (S. 126 ff.) ausführlich diskutiert. Die dort und an anderen Stellen dieses Buches genannten Leitlinien sind nicht als unumstößliche Regeln zu verstehen, sondern als theoretische Orientierung für Ihre therapeutische Arbeit mit Menschen, die durch einen uneindeutigen Verlust traumatisiert sind.

Was hindert Menschen daran, Sinn zu finden?

Als Therapeut muss man auch wissen, wodurch der Prozess, einem traumatischen Verlust Sinn zu verleihen, blockiert ist. Wir müssen von Anfang an darauf achten, ob der Sinngebung Hindernisse im Weg stehen, die die therapeutische Arbeit und Interventionen erschweren. Meiner Erfahrung nach bauen sich in Fällen uneindeutiger Verluste oft folgende Barrieren auf, die überwunden werden müssen, damit die Betroffenen Sinn finden und Resilienz gewinnen können. Nachstehende Beispiele, die als Vorschläge zu verstehen sind, sollen zeigen, wie diese Hindernisse überwunden werden können. Anhand der dargelegten Überlegungen entwickeln Sie vielleicht Ihre eigenen Verfahren, wie Sie mit derlei Barrieren in Ihrer therapeutischen Arbeit umgehen. Religiös motivierte Interventionen unterscheiden sich natürlich von weltanschaulich ungebundenen Interventionen, und trotzdem lassen sich in beiden Fällen die genannten Grundideen integrieren.

Hass und Rachegefühle

Menschen, die – beispielsweise bedingt durch Scheidung oder Kriegsfolgen – an uneindeutigen Verlusten leiden und dabei heftige Hassgefühle und den Wunsch nach Rache hegen, können keinen positiven Sinn in ihrer Situation finden. Hass und Rachegefühle führen zur Erstarrung und blockieren folglich die Resilienz. In der folgenden Geschichte geht es um extreme Hassgefühle aufgrund einer kriegsbedingten Situation, aber die therapeutischen Überlegungen dazu sind auch für scheidungsbedingte Verlustsituationen hilfreich.

Eine meiner größten Herausforderungen als Therapeutin erlebte ich im Kosovo, genauer gesagt in der Region Pristina, wo die seit langem verfeindeten Serben und Albaner in einer brüchigen Détente zusammenlebten. In dem Raum, in dem ich mit Therapeuten und Familienverantwortlichen einen Workshop abhielt, waren Hass und Wut mit Händen zu greifen. Erst am zweiten Tag redeten die Teilnehmer miteinander. Eine albanische Frau stand auf und sagte: »Und jetzt habe ich mal eine Frage. Vielleicht würde sonst niemand diese Frage stellen, aber ich bin eine starke Frau und tue dies jetzt. Sie haben gesagt, dass Vertrauen sich dann entwickelt, wenn Menschen ehrlich über ihre Gefühle miteinander sprechen. Also frage ich Sie: Wo soll ich mit den Hassgefühlen hin?« Diese Frage stellte eine Mutter, die mitansehen musste, wie Serben 17 Mal auf ihre Tochter schossen. Meine Antwort auf die mutige Frage dieser Frau war zwar nicht ganz zufriedenstellend, aber immerhin ein Anfang: »Der Hass geht möglicherweise nicht mehr weg, aber vielleicht können Sie Ihren Hassgefühlen einige positive Gefühle entgegensetzen. Das verlangt viel Stärke. Sie werden Ihre Wut und Ihren Schmerz nicht vergessen, aber Sie finden vielleicht einen Weg, wie Sie ohne diese lähmenden Gefühle leben können. Sie blockieren nämlich Ihre eigentliche Stärke. Versuchen Sie, zwei gegensätzliche Gedanken in Ihrer Seele unterzubringen.« Dabei hielt ich beide Fäuste nach vorne und sagte. »Die eine Faust ist der Hass, und ich weiß, dass Sie ihn nicht auf der Stelle verschwinden lassen wollen.« Dann hob ich die andere Faust leicht an und sagte: »Diese Faust steht für Stärke und Resilienz. Sie kann langsam nach oben gehen und ein Gegenwicht zu der Faust bilden, die den Hass darstellt. Mit Stärke ist gemeint, dass Sie sich um Ihre anderen Kinder kümmern, auf Ihre Gesundheit achten, zu anderen Menschen Kontakt aufnehmen und an Gruppensitzungen teilnehmen, in denen posttraumatischer Stress behandelt wird. Diese Resilienzseite kann allmählich stärker werden – stärker sogar als die Seite der Hassgefühle.« Ich hob diese andere Faust langsam weiter an, sodass sie schließlich um einiges höher war als die Faust, die den Hass symbolisierte. Weil die sprachliche Verständigung begrenzt war, konnte ich mich der Frau besser anhand dieser Demonstration verständlich machen als mit Worten.

Zum Abschluss sagte ich das, was ich auch einem zerstrittenen und vor der Scheidung stehenden Paar sagen würde: »Ihre eigentliche Stärke, Ihre Resilienz, liegt nun darin, dass Sie über Ihren Hass hinauswachsen können. Versuchen Sie, eine Seite in sich zu entwickeln, die stärker ist als der Hass, denn Hass ist ein Gefühl, das am Ende die Gesundheit und das Wohlbefinden schädigt. Und vor allem ist es nicht gut, wenn Kinder in einem hasserfüllten Umfeld groß werden.« An diesem Punkt war ich aber zu weit gegangen, denn die Reaktion der Frau war: »Warum nicht? Wie sonst können unsere Kinder später wissen, welch schlimme Dinge uns angetan worden sind?« Diese Antwort hätte mich eigentlich nicht überraschen sollen, weil ich ähnliche Reaktionen oft von streitenden Paaren erlebe. Aber ich stehe zu meiner Ansicht, gleichgültig, ob es um einen Konflikt in der Familie oder zwischen religiösen und ethnischen Gruppierungen geht: Es ist für Kinder nicht gut, wenn sie in einem Umfeld voller Hass und Rachegefühle aufwachsen.

Doch Hass ist nicht aus der Welt zu schaffen. In therapeutischen Kontexten veranschauliche ich meine Sichtweise anhand einer Metapher: Seinen Feind kennen zu lernen ist einer Bergbesteigung vergleichbar. Dabei machen Sie einen Schritt nach dem anderen – kleine Schritte. Unterwegs suchen Sie gemeinsame Plattformen, auch wenn sie noch so schmal sind. Gehen Sie langsam. Machen Sie den nächsten Schritt erst, wenn Sie dazu bereit sind. Später können Sie den Feind vielleicht grüßen oder mit ihm zusammen etwas essen. Wenn man die Brücke zu einer einzelnen Person und nicht gleich zu einer ganzen Gruppe schlägt, lassen sich Hassgefühle oftmals leichter verringern. Selbst wenn Menschen nicht vergessen können, so können sie doch vergeben. Dies ist eine weitere Qualität von Resilienz.

Wir können Menschen nicht vom Schmerz ihres Traumas befreien, aber wir können ihnen Optionen und Möglichkeiten aufzeigen, wie sie Hass durch Resilienz aufwiegen können. Das vielleicht beste Beispiel für die Aussöhnung mit dem Feind gibt momentan die Kommission für Wahrheit und Versöhnung in Südafrika, die die Familien von Opfern und die Täter auf neue Weise zum Gespräch zusammenbringt, um die Wahrheit über das Schicksal vermisster Menschen herauszufinden und in manchen Fällen ihre toten Körper zu finden, was den Hinterbliebenen wichtiger ist als Rache (London 1995). Wenn Täter die Wahrheit sagen, werden sie dafür manchmal freigelassen; Hinterbliebene bekommen die Informationen, nach denen sie verlangt haben, um die Ambiguität über den Zustand der vermissten Person beseitigen zu können. Für die Hinterbliebenen ist es tröstlich zu wissen, wo die sterblichen Überreste ihrer Angehörigen zu finden sind. Die oben genannten Antworten sind zwar nicht zufriedenstellend, aber doch eine wesentlich bessere Option als fortgesetzte Hass- und Rachegefühle.

In eher alltäglichen therapeutischen Situationen, etwa wenn Paare oder Familien zerstritten sind und die Kinder vernachlässigt oder voneinander getrennt werden, passe ich diese Überlegungen entsprechend an. Auch in solchen Fällen funktionieren Wahrheitssuche und Versöhnung.

Geheimnisse

Durch Familiengeheimnisse wird Sinn gestaltet (Imber-Black 1995), doch wenn Angehörige vermisst sind, können familiale Interaktionen und Beziehungen aufgrund des Geheimnisses in eine ernste Schieflage geraten. Dadurch, dass die Wahrung von Geheimnissen, die mit Verlust und Trauma zu tun haben, Rigidität erfordert, ist die Resilienz blockiert. Im Rahmen der therapeutischen Bemühungen nach 9/11 stellten Therapeuten z. B. fest, dass Mütter oder Väter ihren Kindern ein Jahr nach den Anschlägen noch immer nicht gesagt hatten, dass der andere Elternteil wahrscheinlich tot ist. In solchen Fällen zielten die Interventionen darauf ab, den Betroffenen zu helfen, ihr Geheimnis preiszugeben. So erfuhr das kleine Mädchen, das einen Tag nach 9/11 ohne Angabe von Gründen zu seiner Tante »Mama« sagen sollte, schließlich die Wahrheit;

die Jugendlichen, denen man gesagt hatte, dass ihre Väter in einem anderen Bundesstaat arbeiteten, erfuhren schließlich, dass ihre Väter in den Anschlägen auf das World Trade Center umgekommen sind. Carlos Sluzki (1990) fand das gleiche Phänomen der Geheimnistuerei in einem Fall, den er in Argentinien behandelte. Er nutzte symbolisches Handeln therapeutisch, indem er Tante und Onkel, die sich ihrer Nichten und Neffen nach dem Verschwinden ihrer leiblichen Eltern angenommen hatten, als »Ehrenmutter« und »Ehrenvater« bezeichnete und den beiden die entsprechenden Namensschilder anheftete.

In seinem Ziel, Geheimnisse zu lüften, sollte der Therapeut sich langfristig darauf konzentrieren, die Wahrnehmungen der Familienmitglieder und ihre Sinngebungen so zu verschieben, dass der Trauerprozess beginnen und die Familie sich in Kenntnis der wahren Situation neu strukturieren kann. Diese Strategie ist natürlich unangebracht, wenn die Chance besteht, dass die abwesende Person zurückkommt. In Fällen, in denen es um Scheidung, Inhaftierung, Klinikeinweisung, Pflegeunterbringung, Adoption oder auch Fahnenflucht geht, sollte man die betroffenen Kinder und Jugendlichen über den uneindeutigen Zustand der vermissten Person aufklären und ihnen helfen, in der Situation, so gut es in ihrem Alter geht, einen Sinn zu finden.

In Fällen uneindeutiger Verluste sollte daraus kein Geheimnis gemacht, sondern den Kindern und anderen Angehörigen einfach gesagt werden, dass Aufenthaltsort und Zustand der abwesenden Person unbekannt sind. Dies kann in einer Therapiesitzung oder bei der Familie zu Hause geschehen. Junge wie alte Menschen kommen schwer damit zurecht, wenn Informationen fehlen, aber sie akzeptieren eher die Wahrheit der Ambiguität als die spätere Offenbarung des Geheimnisses. Kinder empfinden die Vertuschung am Ende vielleicht als Verrat. Deshalb ermutige ich Eltern, ehrlich zu ihren Kindern zu sein: »Ich weiß nicht, wo deine Mutter ist. Ich weiß nicht, ob dein Vater noch lebt oder tot ist. Ich weiß, es ist sehr schwer für dich, zu wissen, dass wir nichts wissen, aber ich wollte dir nicht irgendetwas erzählen, was nicht stimmt. Ich sorge auf jeden Fall für dich, bis wir mehr Informationen haben.« Kinder müssen allerdings nicht über alle Details informiert werden. Einzelheiten über Folter, Vergewaltigung oder Misshandlung sollten ihnen erspart bleiben. Wenn sie älter sind, wollen sie vielleicht mehr über die Geschehnisse erfahren.

Gewaltsamer und plötzlicher Tod

Wenn Angehörige gewaltsam zu Tode gekommen oder verschleppt worden sind, ist es für die Hinterbliebenen schwierig, in diesem Vorgang einen Sinn zu erkennen. Armour (2002), der auf dem Gebiet der Sozialarbeit forscht, stellt fest, dass Familien ermordeter Angehöriger der Situation keinen Sinn verleihen können, wohl aber »intensiv nach dem streben, was ihnen wichtig ist« (S. 378). Oftmals ist ihnen die Gerechtigkeit wichtig. Dies klingt vielleicht nicht nach Sinngebung, aber es ist sinnvolles Handeln. Ähnliche Reaktionen habe ich bei Familien hirnverletzter Autounfallopfer beobachtet, wobei viele solcher Unfälle durch den Umstand, dass sie durch Trunkenheit am Steuer verursacht wurden, noch sinnloser erschienen. Traumatische Verluste dieser Art sind echte Herausforderungen für die Hinterbliebenen, und auch wenn sie in der Situation niemals einen *vernünftigen* Sinn finden können, sind ihre oft zu Ehren der getöteten oder verwundeten Person unternommenen Bestrebungen nach etwas, das »ihnen wichtig ist«, als Resilienz zu verstehen. Wenn im Hinblick auf etwas, das einem wichtig ist, sinnvoll gehandelt wird, besteht Hoffnung auf eine neue Zukunft und auf einen besseren gesundheitlichen Zustand.

Letztlich kann Sinn auch durch das Streben nach etwas, das einem wichtig ist, gefunden werden (Armour 2002). In meiner therapeutischen Arbeit mit Familien, die durch die Anschläge von 9/11 Angehörige verloren, habe ich festgestellt, dass Menschen einen Sinn eher auf der Basis von Handlungen wie Ritualen und künstlerischen Aktivitäten finden, als wenn sie abstrakt zur Sinngebung aufgefordert werden. Taten sind mächtiger als Worte und können therapeutisch wirksamer sein, wenn Trauer und Wut einen Menschen lähmen.

Desillusionierung

Frankl (1977) beschreibt drei Stufen der Desillusionierung. Auf der ersten Stufe klammert man sich an die Hoffnung, dass alles vielleicht überhaupt nicht so schlimm ist. Auf der zweiten Stufe erscheinen abstumpfende Apathie und emotionaler Tod. Auf der dritten Stufe entsteht die Erkenntnis, dass ein neuer Sinn gefunden werden muss, wenn das Leiden ein Ende haben soll. Diese Dynamik beobachte ich bei Klienten, die im Krieg oder auch in weniger anonymen Kontexten, manchmal innerhalb der Familie, sexuell missbraucht, geschlagen oder vergewaltigt wurden. Im Rahmen der Therapie wird eingeschätzt, auf welcher Stufe die Klienten sich gerade befinden, um von diesem Punkt aus Sinn und Hoffnung zu finden. Dieser Prozess ist einem Möbiusband vergleichbar: Ohne Hoffnung gibt es keinen Sinn, und ohne Sinn gibt es keine Hoffnung (Näheres dazu in Kap. 9).

Therapiemethoden und Wege zum Sinn

Einem Verlust einen Sinn zu verleihen ist besonders schwer, wenn er in Ambiguität gehüllt ist. In solchen Fällen ist es jenseits aller therapeutischen Vernunft, vom Klienten Verständnis zu verlangen. Dass die Situation aus seiner Sicht niemals einen Sinn ergibt, ist nachvollziehbar, aber selbst dies stellt eine Art Sinn dar. Wenn die Unklarheit der Situation nicht zu ändern ist, besteht das Fenster zur therapeutischen Veränderung darin, dass man dem Klienten hilft, seine Wahrnehmungen zu verändern. Wenn Menschen sich weniger auf Selbstvorwürfe, Schuldgefühle oder Rachegelüste und mehr auf positive Deutungen ihrer Situation konzentrieren, können sie eher zu Sinn, Resilienz und Gesundheit gelangen.

Das therapeutische Ziel besteht nicht darin, den Klienten vom Schmerz über einen uneindeutigen Verlust zu befreien, sondern darin, seinem Leben einen Sinn zu geben und es mit Hoffnung zu füllen. Die Realität zwischenmenschlicher Beziehungen ist letztlich die der Anpassung an Veränderung und nicht die eines statischen Zustands. Da im Falle uneindeutiger Verluste die Veränderung ohne den Nutzen einer klaren Information vorgenommen werden muss, sind die narrativen, dialektischen und systemischen Ansätze die Grundlage aller Interventionen zur Therapie des durch den uneindeutigen Verlust ausgelösten Traumas. Diese drei zentralen Ansätze schließen andere Vorgehensweisen nicht aus, man sollte ihnen aber den Vorzug geben, wenn Interventionen im Rahmen dieses beispiellosen Verlusttypus entwickelt werden.

Der narrative Ansatz

Psychoedukative Ansätze werden zwar auch angewendet, um mithilfe situationsbezogener Informationen die Wahrnehmungen des Klienten zu verändern, doch letztlich hilft das gemeinsame Erzählen den Betroffenen, ihrer Situation einen Sinn zu geben. In der Interaktion entwickeln Klienten Flexibilität und Resilienz, weil sie durch andere Menschen zu neuen Ideen und zur Veränderung angeregt werden. Dies fördert den Prozess der Sinnfindung. Anderson und Goolishian (1992) verstehen unter narrativem Ansatz *interessiertes Nachfragen,* White und Epston (1990) das *Neuschreiben von Lebensläufen,* Friedman und Fanger (1991) *positive Möglichkeiten* und Lipchik (1993) das *auf Veränderung gerichtete Ausbalancieren von Sowohl-als-auch.* Alle diese Aspekte sind für den Umgang mit uneindeutigen Verlusten relevant.

In den im Zuge von 9/11 geführten Familiengesprächen sagten uns Eltern,

Jugendliche und Kinder, dass mit dem Hören und Erzählen von Geschichten über den vermissten Angehörigen der Heilungsprozess beginne (Boss 2004b; Boss et al. 2003). In den Erzähltraditionen, auf die wir uns in diesen Familiengesprächen beriefen, verschmolzen Aspekte der europäischen »Gesprächstherapie« mit Erzählüberlieferungen bestimmter Volksstämme. Wir nutzten die verschiedenen ausbildungsbedingten Orientierungen und kulturellen Überzeugungen der Therapeuten und Therapeutinnen in unserem Team und die Vielfalt der betroffenen Familien und fügten Gedanken von Sigmund Freud (1917), Melanie Klein (1984) und Nelson Mandela (2004) hinzu, um die Resilienz der Klienten zu fördern. Die Familiengespräche begannen damit, dass wir die Anwesenden baten, eine Geschichte über die vermisste Person zu erzählen, und die Zuhörer dazu ermunterten, auf die Sichtweisen der Erzähler zu achten. Wenn sich in den Familien destruktive Gewohnheiten des »Nicht-darüber-Sprechens« entwickelten und Kinder aus Angst, andere vielleicht zum Weinen zu bringen, nicht über ihre vermissten Eltern oder Verwandten sprechen konnten, kam durch das Geschichtenerzählen in den Familiengruppen wieder Bewegung in die Sache. Auch Erwachsenen fiel es schwer, den Kindern ihre Geschichten zu erzählen, weil sie die Kleinen nicht zum Weinen bringen wollten, aber in der Gruppe war es für die Betroffenen leichter, Unterstützung zu bekommen und die Abneigung gegen das Sprechen und gegen das Artikulieren von Gefühlen zu überwinden. Die Jugendlichen hatten oft ihre eigene Art, sich auszudrücken. Drei Mädchen, die Tochter und zwei Nichten eines vermissten Beschäftigten, sangen zum Beispiel Lieder über den Mut und die Bewältigung eines Verlusts. Als sie in der Union Hall den betroffenen Eltern und Kindern ihre Lieder vortrugen, konnte ich vom Rand aus sehen, wie sich Vortragende und Zuhörer gleichermaßen von der gesungenen Geschichte beruhigen ließen (Boss 2004b; Boss et al. 2003).

Der dialektische Ansatz

Wenn man Familien behandelt, die mit einen uneindeutigen Verlust konfrontiert sind, darf die Herangehensweise des Sowohl-als-auch nicht fehlen. Ohne eindeutige Informationen können wir z. B. nicht sagen, ob eine Person tot ist oder noch lebt bzw. anwesend oder abwesend ist. Wenn man in Begriffen des Sowohl-als-auch denkt, kann man leichter verstehen, dass etwa der im Koma liegende und künstliche beatmete Angehörige sowohl abwesend als auch anwesend ist oder dass der Alzheimerkranke sowohl hier als auch dort ist. In Situationen dieser Art braucht es dialektische Interventionen. Erstaunlicherweise nehmen Familien diese Denkart recht bereitwillig an, sobald sie erkennen, wie hilfreich sie für ihr Leben mit so schmerzlichen Situationen ist. Unabhängig von der Arbeitsrichtung eines Therapeuten empfehle ich den Ansatz des Sowohl-als-auch, wenn Klienten nach einem Sinn ihrer Situation suchen, weil es vielleicht keinen anderen Weg zur Resilienz gibt, die für den Umgang mit uneindeutigen Verlusten unbedingt notwendig ist.

Der systemische Ansatz (Familie und Gemeinschaft)

So wie Resilienz ein Prozess ist, der ein Leben lang andauert, ist die Suche nach Sinn ein Prozess, der sich im Lauf der Zeit entfaltet. Seit den Anschlägen in Oklahoma City und New York und vor dem Hintergrund der permanenten Bombenattentate in Israel und im Irak lernen professionelle Helfer, dass die Partner und Kinder der überlebenden traumatisierten Opfer entscheidende Komponenten in der Traumatherapie sind. Die betroffenen Familien insgesamt brauchen Hilfe – präventive Hilfe. Sie müssen informiert werden, wie sie Resilienz entwickeln und erhalten, damit sie mit einem traumatisierten Angehörigen leben und ihn betreuen können. Doch den betroffenen Paaren und Familien wird nur selten therapeutische Hilfe angeboten. Im Zuge der nach 9/11 einsetzenden therapeutischen Betreuung fragte mich ein Katastrophenhelfer, wie ich es mit den vielen Kindern in dem Raum aushalten könne, in dem ich Familien vermisster Personen behandelte. Natürlich ist nicht jeder Mensch für das systemische Arbeiten geschaffen. Doch wie öfters schon betont, müssen in die Behandlung und Intervention, die auf das Trauma eines uneindeutigen Verlusts gerichtet sind, Paare, Familien und die größere Gemeinschaft einbezogen werden. In schweren Zeiten tragen die Auffassungen der Gemeinschaft dazu bei, dass die gesamte Familie und ihre einzelnen Mitglieder ihren Alltag fortsetzen und Probleme lösen können. Der von der Gemeinschaft vorgegebene Rahmen (Reiss & Oliveri 1991) hat Einfluss auf die familialen und individuellen Wahrnehmungen. Wenn Menschen gemeinsam nach Sinn suchen, lässt sich die durch Unklarheit und Ungewissheit erzeugte Belastung besser ertragen. Eine gemeinschaftsbezogene Herangehensweise trägt also dazu bei, dass Menschen auch in schweren Zeiten ihre Stärke bewahren können.

Nach 9/11 war es besonders hilfreich, mehrere Familien in einem vertrauten gemeinschaftlichen Setting – in der Union Hall – zusammenzubringen. Die Menschen saßen im Kreis und konnten die Geschichten der anderen hören, und aufgrund ihrer gemeinsamen Erfahrungen kamen sie in Kontakt und fanden zueinander: »Haben Sie das auch erlebt?« Menschen, die vor Verwirrung und Wut erstarrt waren, konnten mit anderen Betroffenen leichter ins Gespräch kommen. Viele dieser Menschen tauschten am Ende Telefonnummern aus und treffen sich heute noch. Großeltern boten den Betroffenen ihre Hilfe an. Mehrfamiliengespräche erwiesen sich als eine hoch effiziente Intervention, die den hinterbliebenen Eltern und Kindern half, in Familie und Gemeinschaft weiterzuleben. Verwitwete Menschen stützten einander und fanden so neue Hoffnung für ihre eigene Zukunft und die ihrer Kinder.

Die therapeutische Beziehung

Für den therapeutischen Umgang mit Verlust und Trauma ist der Sinngedanke von zentraler Bedeutung, denn ohne Sinn gibt es keine Hoffnung. Ohne Hoffnung macht sich in der inneren Leere des Klienten Apathie breit. Deshalb müssen Therapie und therapeutische Beziehung zu einem gemeinsamen Unternehmen von Therapeut und Klient werden. Dabei sind auch die Wahrnehmungen der Klienten eine wichtige Informationsquelle. Der Therapeut sollte genau zuhören, wenn Klienten ihre eigenen Interpretationen des Problems artikulieren, die sie zur Therapie bewogen haben. Zur therapeutischen Einschätzung gehört nämlich nicht nur die Symptomdiagnose, sondern auch die phänomenologische Deutung dessen, wie der Klient die Therapie erlebt und seine traumatische Erfahrung wahrnimmt.

Für die therapeutische Beziehung bedeutet dies konkret, dass die im Heilungsprozess bestehende Hierarchie flacher wird. Das heißt, dass wir als Therapeuten mehr Variablen zu berücksichtigen haben: die diagnostischen Fakten und zusätzlich die vom Klienten vorgebrachten Versionen seiner Erlebnisse. Wenn wir nach phänomenologisch orientierten Ansätzen arbeiten, beschränken wir uns nicht auf die Sichtweise einer einzigen Person, sondern sehen auch entwicklungspsychologische, kulturelle und umfeldbezogene Kontexte. Von der Perspektive des sozialen Konstruktionismus aus betrachtet, wird Sinn gemeinsam konstruiert und rekonstruiert und entsprechend den jeweiligen Beziehungs- und Wahrnehmungsmustern verändert (Gergen 1994). Im Falle eines uneindeutigen Verlusts hat die Intervention zum Ziel, in der Gemeinschaft und in einem sicheren Umfeld durch Diskurs, symbolische Interaktionen, Rituale und durch das Erzählen und Umdeuten von Geschichten der Betroffenen gemeinsam Sinn zu gestalten.

Gergen (1994) sieht das Ziel der Therapie darin, über die narrative Ebene hinauszugehen. Was bedeutet diese Art der transzendentalen Bewegung für den Therapeuten? Wir steuern keinen Zielpunkt an, an dem Familien eine echte Realität ihrer unklaren Beziehungen rekonstruieren, weil das nicht möglich ist; wir helfen ihnen vielmehr, einen Sinn zu finden beziehungsweise sinnvolle Handlungen zu entwerfen, damit sie neue Hoffnungen und Träume für ihre Zukunft aufbauen können. Gergen (1994) stellt fest, dass narrative Konstruktionen »immer fließend sind – offen für die Gezeiten der Beziehung« (S. 249). Um im Falle eines uneindeutigen Verlusts Resilienz entwickeln zu können, ist die Fähigkeit zur Veränderung tatsächlich entscheidend.

Leitfaden zur Intervention

Die nachstehende Liste von Leitlinien folgt zwar keiner hierarchischen Ordnung. An erster Stelle sollte jedoch immer die Benennung der Stressquelle stehen.

Benennung des Problems

Wenn das Problem als Problem der Ambiguität bezeichnet wird, unterstützt das den betroffenen Menschen darin, sich mit der Bewältigung seiner Situation auseinanderzusetzen. Wenn Menschen um ihr Problem wissen, können sie leichter die nächsten Schritte tun, Entscheidungen treffen und ihren Erfahrungen allmählich Sinn verleihen. In diesem Zusammenhang zitiert Frankl (1977) Spinoza: »Eine Gemütsregung, die ein Leiden ist, hört auf, ein Leiden zu sein, sobald wir uns von ihr eine klare und deutliche Vorstellung bilden.« (S. 120) Wenn Menschen, die an einem uneindeutigen Verlust leiden, eine genaue Bezeichnung für ihren lähmenden Stress haben, können sie paradoxerweise ihre Situation besser verstehen und folglich Resilienz entwickeln, sodass sie trotz Ungewissheit die nächsten Schritte tun können.

Der amerikanische Romanautor und Dichter Ray Bradbury schreibt von Situationen, die zwar nicht aufgelöst, aber dennoch bezeugt und gefeiert werden können. Während sein Thema die Erde und das Universum ist, befasse ich mich mit dem Phänomen des uneindeutigen Verlusts, der ebenfalls nicht aufgelöst werden kann, aber durch eine Feierlichkeit oder ein Beisetzungsritual bezeugt oder angenommen wird. Einen wesentlichen Beitrag zu einer solchen Bezeugung leisten letztlich Therapeuten, Geistliche und Ärzte. Wo uneindeutige Verluste nicht offiziell gerahmt werden, können professionelle Helfer das Leiden der Betroffenen klar benennen. Sobald ihr Leiden einen Namen hat, können sie sich auf die Sinnsuche machen. Die unbeantworteten Fragen, mit denen die Betroffenen leben müssen, ergeben langsam einen Sinn.

Dialektisches Denken

Nach dem kognitiven Ansatz ist es möglich, gleichzeitig zwei gegensätzliche Vorstellungen in sich zu haben: Die vermisste bzw. mental nicht mehr erreichbare Person ist gegangen und doch immer noch gegenwärtig. Wenn man psychodynamisch vorgeht, fokussiert man auf die Frage, was unwiederbringlich verloren ist, und betrauert anschließend den verlorenen Teil. Danach wird der noch vorhandene Teil der abwesenden Person gewürdigt, z. B. ihre Gedanken, die Symbole aus ihrem Leben, die Rituale, die sie mochte und gerne fortgesetzt hätte, und manchmal die physischen Merkmale, die jetzt in einem anderen Menschen weiterleben. Diese Denkart ist vielen Menschen neu und ein regelrechter Test ihrer Resilienz.

Als ich 1974 die Familien von in Südostasien vermissten Piloten behandelte, wurde mir klar, dass Sinn nicht aus einem konkurrenzbetonten Kontext erwachsen kann, in dem bestimmt wird, wer absolut im Recht ist und wer absolut im Unrecht ist. Sinn entwickelt sich nicht durch Wettbewerb. Wenn Menschen entweder als Engel oder als Übeltäter hingestellt werden, verliert sich die Suche nach einem positiven Sinn in der Jagd nach dem Absoluten. Der einem uneindeutigen Verlust zugeschriebene Sinn, der Wachstum und Resilienz fördert, entsteht vielmehr aus dem Zusammenfließen von Wahrnehmungen, die schließlich zum gleichen Ziel führen: dass Betroffene mit der Ambiguität auf positive Weise leben lernen.

Im Rahmen der Betreuung nach 9/11 trafen wir viele Familien, die von Natur aus resilient waren und ohne therapeutische Maßnahmen zwei gegensätzliche Vorstellungen über vermisste Angehörige aushalten konnten. So sagte der Vater eines Elektrikers, der im World Trade Center gearbeitet hatte: »Mein Sohn ist nun schon so lange vermisst; wahrscheinlich ist er tot. Ich habe aber das Gefühl, dass er hier bei mir ist und immer da sein wird.« Ein halbes Jahr nach den Anschlägen sagte eine junge Mutter: »Ich schaue jetzt wieder nach vorne, um der Kinder willen; aber ich gebe die Hoffnung noch nicht auf, dass sie meinen Mann, seinen Körper, finden.« Dialektisches Denken weist auf Resilienz hin, die den Heilungsprozess in Gang setzt, auch wenn die Verunsicherung noch anhält. Der einzige Weg aus dem emotionalen Dilemma, dass es keinen Körper zu beerdigen gibt, besteht darin, dass das permanente Gewicht beider Vorstellungen akzeptiert wird: »Ich muss nach vorne schauen und das Leben ohne den geliebten Menschen organisieren, aber gleichzeitig habe ich Hoffnung.« Der Sohn des erwähnten Vaters wurde übrigens nie gefunden. Und von dem Ehemann der erwähnten Frau fand man nur noch einen Körperteil. Diese Klarheit gab ihr Trost.

Religiosität und Spiritualität

Viele Menschen, die das Trauma eines uneindeutigen Verlusts erleben, finden Sinn durch den Glauben an Gott. Andere Betroffene suchen Sinn in einer Spiritualität, durch die sie die Unklarheit annehmen und damit leben können. Wieder andere finden Sinn mithilfe der Natur oder Kunst: an Orten also, an denen widersprüchliche Wahrheiten häufig nebeneinander existieren. Viele Menschen finden Sinn in einem uneindeutigen Verlust beispielsweise dadurch, dass sie Musik von Bach hören. Aus meiner persönlichen Sicht ist es Mahlers Musik, die dem Widerspruch zwischen Abwesenheit und Anwesenheit eine Bedeutung gibt.

Wenn der Therapeut seinen Klienten helfen kann, Zugang zum spirituellen Teil ihres Lebens zu finden, kann das für den therapeutischen Prozess förderlich sein (Kersting 2003). Doch wie nähern wir uns religiösen und spirituellen Themen bei Klienten, die einen uns fremden kulturellen und religiösen Hintergrund haben? Wie können sich Therapeuten und Therapeutinnen im Krankenhaus, in der Schule oder einem konfessionell neutralen klinischen Setting ethisch korrekt verhalten? Können wir, die wir nicht als Religionslehrer oder Seelsorger geschult sind, es ethisch vertreten, wenn in Therapiesitzungen gebetet wird, wenn wir mit den Klienten nach Möglichkeiten suchen, auch außerhalb der Praxisräume zu beten, wenn wir spirituelle Reisen mit ihnen unternehmen, über Wege der Vergebung sprechen oder Bibeltexte heranziehen, um gesunde geistige und gefühlsbezogene Gewohnheiten oder Interaktionen der Klienten zu verstärken?

Auch wenn ich darauf achte, die Grenzen meiner Profession nicht zu überschreiten, entscheide ich mich bei meiner Arbeit immer wieder für religiöse Herangehensweisen. Mit zwei Brüdern, die tief gläubig waren und in der Sache ihres Familienunternehmens gegeneinander prozessierten, sprach ich über die Geschichte von Kain und Abel aus dem Alten Testament. Was sagte die Geschichte den beiden Klienten? Wie stellten sie sich den Ausgang ihrer eigenen Geschichte vor? Durch das Gespräch über Kain und Abel konnte ihr Eigentumskonflikt externalisiert und der Diskurs auf eine symbolische Ebene gehoben werden. Die Gemüter beruhigten sich. Klientinnen, für die Machtkämpfe etwas Unweibliches sind, verweise ich auf starke Frauen in biblischen Geschichten, etwa auf Deborah und Ruth, die weibliche Kompetenz verkörpern. Unter solchen Umständen kann der Verweis auf religiöse Geschichten und sogar auf ganz bestimmte Texte hilfreich und angemessen sein.

In Therapien werden oft Gedanken artikuliert, die die Vergebung für einen erlittenen Verlust thematisieren. Je nach Überzeugungen und Wertvorstellungen der betroffenen Paare oder Familien ziehe ich spirituelle Geschichten oder Parabeln aus der östlichen und westlichen Welt heran. Im Kosovo, wo Menschen in den späten 1990er Jahren verschleppt wurden und alle an Vergeltung dachten, fragte ich albanische Muslime, ob ihre Religion den Vergebungsgedanken kenne. Sie bejahten zwar meine Frage, waren aber entsetzt, dass Vergebung ein therapeutisches Ziel sein könnte. Diese Menschen hatten gerade angefangen zu begreifen, welchen Sinn das friedvolle Zusammenleben mit früheren Feinden hat.

In normalen Ausbildungs- und Supervisionssituationen thematisiere ich Fragen wie etwa die, wie der Tod wahrgenommen wird und welchen Sinn ein uneindeutiger Verlust haben kann. Wenn sich unter den Teilnehmern Hindus, Christen, Juden, Muslime, Mormomen, Unitarier und Atheisten befinden, sind die Seminare ideenreich und interessant. Selten sind alle diese Religionen im Detail bekannt, aber wir können auf einer allgemeinen Ebene respektvolle Fragen stellen und auf Sinngehalte achten. Supervisoren und Therapeuten haben die ethische Aufgabe, ein sicheres Umfeld für einen solchen Diskurs zu schaffen. Weil die Theologie nicht mein Spezialgebiet ist, verweise ich Supervisanden und Klienten oft an ihre spirituellen Gemeinschaften, wo sie auf ihre religiösen Fragen eine Antwort bekommen können. So verfahre ich auch beispielsweise mit juristischen und medizinischen Fragen, für deren Beantwortung mir das Fachwissen fehlt. Dies ist für mich eine Sache der Ethik.

Therapeuten, die Klienten aus kulturellen und ethnischen Kontexten behandeln, die ihnen fremd sind, oder die es als Ausbilder mit Menschen aus fremden Kulturen zu tun haben, können auch weitere Fachleute wie etwa Geistliche oder auch Naturheiler und Schamanen hinzuziehen, die mit nativen Interventionen wie etwa der indianischen Schwitzhütte vertraut sind und dadurch spirituelle Heilung erlangen.[14]

In den USA wenden sich viele Menschen der Spiritualität und Religiosität zu, um daraus Resilienz entwickeln zu können (Dingfelder 2003; Dittmann 2003; Kersting 2003). Während in der Forschung weitere Studien und bessere Messverfahren gefordert werden, scheint es sich abzuzeichnen, dass sich religiöse Überzeugungen und Spiritualität auf manche Menschen positiv auswirken können. Aus meinen eigenen Erfahrungen mit uneindeutigen Verlusten weiß ich, dass religiöse und spirituelle Überzeugungen häufig die Toleranz gegenüber unbeantworteten Fragen steigern und folglich die Resilienz fördern. Doch ich habe auch Fälle gesehen, in denen religiöse Überzeugungen genau das Gegenteil bewirkt haben.

Bei meiner therapeutischen Arbeit folge ich zwar der Hypothese, dass Resilienz und Gesundheit durch Spiritualität und Religiosität gefördert werden können, bleibe aber offen für die unterschiedlichen Überzeugungen – die mir tatsächlich begegnen. Meine Aufgabe ist es natürlich nicht, Menschen zu bekehren oder Dinge schlechtzumachen, sondern darauf zu hören, wie Menschen ihre Situation wahrnehmen und interpretieren, und dann die positiven Aspekte ihrer Deutungen für ihre Gesundheit und Resilienz nutzbar zu machen.

Vergebung

Die Verknüpfung von Vergebung und Sinn geht auf Viktor Frankl (1977) zurück. Er hat in den Konzentrationslagern während des Zweiten Weltkriegs sowohl Freundlichkeiten als auch Brutalität erfahren. Aus seinen Erfahrungen heraus hat Frankl seine Sicht von Humanität auf die konkurrierenden Begriffe der *Unanständigkeit* und *Anständigkeit* hin neu konzipiert und sich von Konzepten wie Rasse, Ethnizität oder Nationalität verabschiedet. Auf diesem Wege könne er seinen Peinigern größtenteils vergeben. Frankl erklärt dies: »[E]s gibt auf Erden zwei Menschenrassen, aber auch nur diese beiden: die ›Rasse‹ der anständigen Menschen und die der unanständigen Menschen. Und beide ›Rassen‹ sind allgemein verbreitet: In alle Gruppen dringen sie ein und sickern sie durch; keine Gruppe besteht ausschließlich aus anständigen und ausschließlich aus unanständigen Menschen.« (S. 138) Ich empfinde diese Gedanken als hilfreich, wenn man von Trauma und Verlust betroffene Menschen behandelt, für die Religion oder Rasse das entscheidende Merkmal des Feindes bzw. der Feind an sich ist. Wenn man seine Auffassung von Rache und von der Boshaftigkeit der Einzelnen in bestimmten Gruppen Schritt für Schritt überdenkt, sind Vergebung und positive Sinnzuschreibung und mithin der Blick nach vorne möglich. Klienten sollten allerdings die Möglichkeit haben, diesen Prozess sehr langsam anzugehen.

Kleine gute Taten

In Verlusten ist oft schwer ein Sinn zu entdecken. Armour (2002) hat Familien ermordeter Angehöriger untersucht und empfiehlt, durch kleine gute Taten der Situation Sinn zu verleihen. Im Kosovo sprachen wir mit Betroffenen über den Schmerz, den ein Mensch empfindet, wenn Angehörige vom Feind verschleppt werden und er nichts über ihr Schicksal erfährt. Was heißt es zum Beispiel für gequälte Frauen und Mütter, dem Feind einen kleinen Schritt entgegenzugehen? Eine Mutter äußerte sich so: »Für mich bestand dieser Schritt darin, an diesem Workshop teilzunehmen.« Am Tag darauf erzählte sie, welche Gedanken ihr über Nacht gekommen seien. Sie könne anderen Familien ermordeter

Angehöriger oder vermisster Kinder helfen, ebenso zu handeln – und damit eine kleine positive Tat vollbringen, z. B. die, jemanden von der anderen, der feindlichen Seite zu grüßen.

Diese Art der Suche nach positivem Sinn ist zugegebenermaßen ein quälend langsamer Prozess, der unendliche Geduld erfordert. Außerdem sind Überlebende traumatischer Ereignisse nicht immer einfache Menschen. Sie sind ständig auf der Hut und schwanken meistens zwischen Depression und Wut. Dies ist ein guter Nährboden für Gegenübertragung (siehe Epilog). Betonen möchte ich an dieser Stelle, dass man in der therapeutischen Arbeit mit Menschen, die einen uneindeutigen Verlust erlebt haben, absolut präsent und geduldig sein muss. Wir beginnen mit sehr, sehr kleinen Schritten.

Rituale

Rituale sind so angelegt, dass die Betroffenen einen Sinn in dem erlittenen Verlust finden können. Religionsgemeinschaften ehren allerdings mit Verlustritualen nur die Verstorbenen, deren Tod bestätigt ist. Nachdem ich in einer kanadischen Radiosendung über das Phänomen des uneindeutigen Verlusts gesprochen hatte, schrieb mir eine Frau aus dem Yukon: »Unsere Gesellschaft hat Rituale für diejenigen, die tot sind, aber nicht für diejenigen, die vor unseren Augen peu à peu dahinschwinden.« Familien von Angehörigen, die mental nicht mehr erreichbar oder physisch vermisst sind, wissen um die schmerzliche Tatsache, dass es für uneindeutige Verluste keine Rituale gibt. Von daher ist es die Aufgabe von Therapeuten und Therapeutinnen, betroffenen Familien bei der Gestaltung von Ritualen zu helfen. Weil dem eindeutigen Verlust durch gesellschaftliche oder religiöse Rituale Sinn gegeben wird, müssen wir als Therapeuten bei uneindeutigen Verlusten den Betroffenen helfen, die gewohnten Rituale im Blick auf das Leben mit der abwesenden Person neu zu gestalten. Natürlich sind Rituale für Familien, die mit einem uneindeutigen Verlust konfrontiert sind, verwirrend, doch können solche Familien durch die therapeutische Arbeit in ihrer Suche nach Sinn unterstützt werden.

Nie werde ich die Familie Goldstein vergessen. Meine Kotherapeutin und ich besuchten die Mehrgenerationenfamilie zu Hause und sprachen über ihre internen Spannungen wegen dem Wunsch der Großmutter, nach Florida zu reisen und ihre Schwester zu besuchen. Der Ehemann der Großmutter lebte noch, litt aber an fortgeschrittener Alzheimer-Krankheit. In der Zeit, in der sie weg wäre, müsste der Patient in ein Pflegeheim gegeben werden. Die erwachsenen Söhne hielten das Verhalten ihrer Mutter für treulos, aber einer der Enkel nahm die Großmutter in Schutz: Sie arbeite doch sehr schwer und habe

Urlaub verdient. Nach einem fast zweistündigen Gespräch war sich die Drei-Generationen-Familie einig, dass die Großmutter nach Florida reisen sollte und ihr Urlaub keine Missachtung ihres Ehemannes sei. Der Stress der Familie war gemildert. Inzwischen war es Abend geworden, und ein Mitglied der Familie verkündete, dass das Essen auf dem Tisch stehe, und lud uns dazu ein. Da ertönte aus der Tiefe des Raums die laute Stimme des Schwagers der Großmutter, eines älteren Herrn, der während des Familiengesprächs nichts gesagt hatte: »Hier hält niemand die Schiwa. Noch lebt mein Bruder.«[15] Er hatte Recht. Meine Kotherapeutin und ich verabschiedeten uns, und die Familie aß allein zu Abend. Dieses Ereignis hat uns nicht nur gezeigt, welche Bedeutung das Ritual des gemeinsamen Essens für diese Familie hatte, sondern uns auch darauf hingewiesen, dass Therapeuten wachsam und sensibel mit folgender Tatsache umgehen müssen: Eine Familie weiß selbst am besten, was bestimmte Handlungen in ihrer Kultur bedeuten.

Positive Zuschreibung

Die Bedeutung, die einem belastenden Ereignis wie dem uneindeutigen Verlust zugeschrieben wird, kann negative Folgen haben (und den Heilungsprozess behindern) oder sich positiv auswirken (und den Wunsch nach mehr Lebensqualität und die Kraft für Veränderung steigern). Wenn der Verlust beispielsweise als gottgegeben betrachtet und nicht als selbstverschuldet wahrgenommen wird, ist die Konsequenz weniger verheerend. Oder wenn die Handlung der vermissten Person von der Gemeinschaft als Heldentat aufgefasst wird (wie das bei Soldaten oder Feuerwehrleuten der Fall ist), dann scheinen die betroffenen Familien dem Verlust eine eher positive Rahmung zu geben. Zuschreibungen, die auf der individuellen, familialen und gemeinschaftsbezogenen Ebene für positiv gehalten werden, sind für das Leben mit einem uneindeutigen Verlust und den Erhalt von Resilienz langfristig tatsächlich förderlich. Als Therapeuten müssen wir herausfinden, wie der Klient die Ursache des erlittenen Verlusts wahrnimmt, und seinen negativen Zuschreibungen eine möglichst positive Wendung geben. Das bedeutet nicht, dass der Klient keine Verantwortung für seine Fehler übernehmen sollte. Wolin und Wolin (1993) verwenden den Ausdruck *Stolz des Überlebenden*, um die positive Attribuierung zu bezeichnen, die ein Mensch nach schlimmen Geschehnissen vornimmt.

Opfer für ein höheres Gut oder die Liebe

Wenn jemand sein Leiden als Opfer für einen geliebten Menschen wahrnimmt, ergibt die Situation für ihn einen Sinn und lässt sich folglich besser ertragen. Eine Frau opfert sich, um ihre Kinder zu retten; ein Soldat gibt sein Leben hin, um seine Kameraden zu retten. Wenn Hinterbliebene den Tod eines Menschen als Opfer um eines höheren Gutes willen begreifen, finden sie zur Transzendenz, die ihrerseits die Resilienz stärkt. Nach 9/11 z. B. half es den Hinterbliebenen, mit ihrer Situation zurechtzukommen, wenn sie ihre unter den Türmen verschwundenen Angehörigen als Helden betrachteten; so konnten sie ihren Verlust besser bereifen: »Natürlich kämpfte er gegen die Entführer im Flugzeug. So war er eben. Wir sind stolz auf ihn«. Auch Frankl (1977) erkennt einen Sinn darin, wenn Menschen sich für andere opfern. An einer Stelle spricht er davon, »nicht umsonst sterben« zu müssen: »Für diesen Mann war Leiden und Sterben nicht sinnlos, sondern – als Opfer – voll tiefsten Sinnes geworden« (S. 134). Leiden und Tod sollten zumindest einen Sinn haben, z. B. den, dass man das Leben anderer Menschen rettet, wenn man schon sein eigenes nicht retten kann.

Erweitert man den Gedanken der Selbstopferung, dann ist eine mögliche Konsequenz: Genauso wie das Leiden um der Rettung anderer Menschen willen einen Sinn hat, hat es einen Sinn, zu Ehren eines geliebten Menschen, den man verloren hat, sein eigenes Leben weiterzuleben und nach vorne zu schauen. Eine junge Frau, die ihren Mann verloren hat, bringt die Liebe zu ihrem Mann vielleicht so zum Ausdruck, dass sie trotz ihrer Notlage für ihr Neugeborenes da ist. Sie tut dies nur aus Liebe zu ihrem Mann – und ihrem gemeinsamen Kind. Die Liebe zu ihrem Mann gibt ihr die Kraft, ihr Kind großzuziehen und zuversichtlich in die Zukunft zu blicken. Manche Menschen gewinnen Resilienz aus ihrer Liebe zu Gott, doch viele andere erlangen Resilienz aus ihrer Liebe zu einem anderen Menschen (siehe Kap. 9).

Leiden als etwas Unvermeidbares wahrnehmen

Eine weitere Konsequenz des Opfergedankens ist die Einsicht, dass Sinnsuche nicht notwendig mit Leidvermeidung gekoppelt ist. Diese Betrachtungsweise erscheint Menschen, die es gewohnt sind, ihr Schicksal selbst in die Hand zu nehmen und die Dinge nach eigenen Vorstellungen zu gestalten, möglicherweise fremd. Das Schicksal verdüstert sich, wenn ein uneindeutiger Verlust eintritt. Die Ungewissheit kann Leiden verursachen. Im psychologischen Feld finden sich inzwischen auch andere Anschauungen zum Thema Kontrolle über das Leiden (Dingfelder 2003; Wright 1997). Hier versucht man, mit östlichen

Denkweisen das Leiden depressiver und psychisch kranker Menschen zu verstehen, und kommt zu dem Schluss, dass der Glaube an etwas Dauerhaftes (im Gegensatz zur Veränderlichkeit) die Zufriedenheit verhindert und das Leiden erhöht. Anders ausgedrückt: Die Auffassung, dass das Leben so sein müsse, wie wir es gewöhnt sind, verringert das Leiden weniger als die Vorstellung, dass das Leben sich verändert und dass man sich anpassen kann. Unabhängigkeit und Eigenständigkeit stehen nach buddhistischer Lehre der Entwicklung von Resilienz und der Linderung von Leiden im Wege, während sie in westlich geprägten Kulturen einen Wert darstellen. Wir streben nach Eigenständigkeit und Selbstwertgefühl. Wenn sich beispielsweise ein depressiver Mensch nur auf sein eigenes Selbst konzentriert, kann ihn das noch mehr niederschmettern, weil er sein Leiden als persönliches Versagen wahrnimmt. Ohne zu stark auf die eigene Person zu fokussieren, kann der Depressive, dem buddhistischen Mönch ähnlich, sein Leiden »als unvermeidlichen Teil der menschlichen Bedingtheit« (Dingfelder 2003, S. 48) sehen.

Diese Strategie ist jedoch mit Vorsicht anzuwenden. Wenn ich mit Klienten therapeutisch arbeite, muss ich sicher sein, dass ihr Leiden tatsächlich unvermeidbar ist. Manche Menschen leugnen ihr Leiden (z. B. ihre Suchtkrankheit) oder wollen die Tatsachen nicht wahrhaben (und verweigern z. B. genetische Untersuchungen auf unheilbare Krankheiten; Boss 2000). Klienten zu helfen, dass sie ihr Leiden in etwas Positives umdeuten, ist *nicht* dienlich, wenn das Problem in der Ambiguität aufgrund von Krankheiten besteht, die behandelbar sind, oder wenn Situationen vorliegen, die therapeutisch und per Intervention gelindert werden könnten. Auf jeden Fall muss man herausfinden, ob eine Situation der Veränderung zugänglich ist. Die Strategie, den Klienten zu helfen, dass sie ihr Leiden in etwas Unvermeidliches umdeuten, ist folglich auf Situationen begrenzt, die wirklich unvermeidbar und ohne Korrektur- und Lösungsmöglichkeit sind.

Hoffnung

Die Suche nach Sinn muss eine gewisse Zukunftshoffnung in sich tragen – die Hoffnung, dass der Angehörige wieder auftaucht, dass man vom Schmerz befreit wird oder dass man sein Zuhause und seine Familie wieder findet. Wenn sich derlei Hoffnungen zerschlagen, ist auch der Lebenssinn verloren. An diesem Punkt sind Klienten am verwundbarsten. Als Therapeuten müssen wir solchen Menschen helfen, neue Hoffnungen zu entwickeln und die Selbstsorge zu intensivieren, damit lebensbedrohliche Krankheiten verhindert werden. Um die Isolation des Klienten und seine Verzweiflung wegen seiner hoffnungslosen Situation zu überwinden, bitte ich ihn, einen Freund, einen Angehörigen oder ein Haustier zur Therapiesitzung mitzubringen, um seine Bindung an das reale Leben außerhalb des Behandlungsraums zu verstärken. Wenn Hoffnungen zerschlagen und Träume zerstört sind, ist es unsere erste Aufgabe, den Klienten zu helfen, neue Hoffnungen für sich zu entdecken. Einem Menschen die Hoffnung zurückzugeben, das ist das übergeordnete Ziel aller Strategien, die im Umgang mit Verlust und Trauma angewendet werden (mehr dazu in Kap. 9).

Fazit

Wenn die Abwesenheit bzw. Anwesenheit eines Angehörigen im Dunkeln bleibt, ist es enorm wichtig, dass die Betroffenen der Situation einen Sinn geben, damit sie Gesundheit und Resilienz erlangen und zuversichtlich in die Zukunft blicken können. Im Rahmen der Betreuung nach 9/11 hörten wir von einigen Hinterbliebenen, dass ihre Angehörigen zum Zeitpunkt der Anschläge deshalb in den Twin Towers waren, weil dies Bestimmung beziehungsweise Gottes Wille gewesen sei. Die meisten von ihnen vertrauen weiterhin darauf, dass Gott sie durch die Mühsal des Lebens begleiten wird und sie nach vorne schauen können. Andere Hinterbliebene scheinen aufgrund inhärenter Persönlichkeitsmerkmale über ein hohes Maß an Ambiguitätstoleranz zu verfügen. Der Schlüssel zur Resilienz ist in jedem Fall die Fähigkeit, zwei gegensätzliche Vorstellungen gleichzeitig in sich tragen zu können. Unabhängig vom gewählten Weg gestaltet sich die Suche nach Sinn schwieriger, wenn ein Verlust uneindeutig ist. Um den Klienten zu befähigen, in der Unklarheit einen Sinn zu entdecken, ist der systemische Ansatz des Sowohl-als-auch notwendig. Eigenständigkeit allein reicht nicht aus, um in einem uneindeutigen Verlust einen Sinn entdecken zu können.

Therapeuten und Therapeutinnen müssen erforschen, wie sie ihre berufliche Arbeit und ihre persönlichen Erfahrungen wahrnehmen und welchen Sinn sie beiden Seiten zuschreiben. Auch wir müssen etwas oder jemandem außerhalb unseres eigenen Selbst vertrauen, damit wir – ich darf wohl sagen – unsere Vermessenheit zu glauben, dass wir immer die richtigen Antworten parat haben müssen, ablegen können. Wenn heutzutage Lösungen für Probleme erwartet werden, kämpfen wir genauso wie unsere Klienten darum, in Ungewissheit und Ambiguität einen Sinn zu finden.

Kapitel 5
Beherrschbarkeit relativieren

Bei der Frage, wie Menschen trotz chronischer Belastungen und trotz der Konfrontation mit traumatischen Verlusten resilient bleiben, muss man bedenken, dass Reaktionen von der Weltsicht des Einzelnen abhängen und davon, wie viel Kontrolle er seiner Ansicht nach haben sollte, um sein Leben nach *seinen* Vorstellungen bewältigen zu können. Diese Art der Kontrolle wird an dem Begriff der Beherrschbarkeit *(mastery)* deutlich, der durchgängig ein Stress- und Traumamoderator (Pearlin & Schooler 1978; Pearlin et al. 1981) ist. Wie und ob ein Mensch Situationen bewältigt, hängt von seinem Verständnis von Beherrschbarkeit (also seiner Vorstellung von der Fähigkeit, das Leben zu meistern) und seiner Handlungsbefähigung *(agency)* ab (also seiner Fähigkeit, gegebenenfalls mit Macht das Leben zu bezwingen. Auch die Resilienz eines Menschen hängt von seiner Einstellung zur Beherrschbarkeit ab. Das Gefühl, sein Leben in der Hand zu haben, kann selbst in Fällen langfristiger uneindeutiger Verluste Depression und Symptome von somatischem Stress mildern. Um aber der Ambiguität und Ungewissheit resilient begegnen zu können, müssen wir unser Bedürfnis nach Beherrschbarkeit mäßigen.

Ausgerechnet als ich mit dem Verfassen dieses Kapitels anfing, wurde meine 91 Jahre alte Mutter, die mir die Bedeutung von Beherrschbarkeit beigebracht hatte, in ein Pflegeheim eingewiesen. Sie, die schwere Zeiten erlebt hatte, war die verkörperte Beherrschbarkeit, und meinen drei Geschwistern und mir hatte sie immer erzählt, dass wir, wenn wir nur hart arbeiteten, alles erreichen könnten. Die Arbeit war nach ihrer Auslegung der calvinistischen Lehre eine Art moralisches Gewebe und würde ganz gewiss von Erfolg gekrönt sein. Nun musste sie, die unter hydropischer Herzdekompensation litt, Schwerarbeit verrichten, um überhaupt atmen zu können.

Wenn man spürt, dass sich der Gesundheitszustand der Eltern verschlechtert, versagt das Gefühl der Beherrschbarkeit, weil man realisiert, dass man den Krankheitsverlauf nicht ändern kann. Für mich war diese Zeit gekommen. Ich sprach mit meiner Mutter darüber, dass laut ärztlicher Auskunft ihre Nieren nicht mehr richtig arbeiteten, und war nicht überrascht, als sie mich fragte: »Was können wir tun, damit das wieder anders wird?« Ich sagte ihr, dass die

Ärzte nichts mehr tun könnten. Da wurde sie ganz ruhig. Ich sagte ihr, dass sie sehr tapfer sei. Sie lächelte. Wir beide wussten, dass sie bald sterben würde, und auch das Sterben wollte sie gut machen. Doch Menschen, die ihre Probleme immer bewältigt haben, können nicht leicht sterben. Sehr widerwillig und mit zitternder Hand unterschrieb ich den Vertrag mit dem Pflegeheim. Dass man seinen Wunsch nach Beherrschbarkeit relativieren muss, wird einem dann beigebracht, wenn man es am wenigsten erwartet.

Unheilbare Krankheiten und Tod gehören schon immer zu dem durch einen Verlust ausgelösten Trauma, doch heute wird unser Glaube an die Beherrschbarkeit ohne die Warnung, dass wir nicht jedes Problem beseitigen können, tendenziell durch subjektive und kulturell bedingte Einstellungen gestärkt, die ihrerseits noch durch einen riesigen Technologieapparat untermauert werden. Gefühle des Versagens können lähmende Wirkung haben. Wenn Menschen so sozialisiert und darauf konditioniert sind, dass sie die Beherrschbarkeit zum Dogma erheben, ohne jemals davon abzurücken, dann können sie schlecht ihre Resilienz bewahren, wenn die Dinge sich anders als erwünscht entwickeln – oder wenn Probleme keine Lösungen haben.

Aus eigener Erfahrung und der therapeutischen Arbeit mit Menschen, die mit vielen Arten uneindeutiger Verluste konfrontiert gewesen sind, habe ich Folgendes gelernt: Je mehr man es schätzt, Verantwortung zu übernehmen und die Dinge nach eigenen Vorstellungen zu gestalten, desto quälender wird es, wenn ein Verlust keine Lösung hat oder nicht abgeschlossen werden kann. Obwohl ich viel von Beherrschbarkeit halte und mich der Auffassung anschließe, dass sie Depressionen und gesundheitliche Probleme verhindern hilft, sehe ich ebenso die Notwendigkeit, das Gefühl der Beherrschbarkeit zu relativieren. Wenn Menschen resilient sein sollen, vor allem in Fällen uneindeutiger Verluste, müssen sie lernen, ihr Bedürfnis nach Beherrschbarkeit abzuschwächen.

Was versteht man unter Beherrschbarkeit?

Der Medizinsoziologe Leonard Pearlin[16] definiert Beherrschbarkeit als »Gefühl der Kontrolle über das eigene Leben« (1995, S. 12). Sein Forschungsfragebogen zum Thema Beherrschbarkeit beinhaltet Items wie z. B.: »Ich kann einfach alles erreichen, was ich mir vornehme«; »Es gibt tatsächlich keine Möglichkeit, wie ich einige Probleme lösen kann«; »Ich habe wenig Kontrolle über das, was mit mir geschieht« (Pearlin & Schooler 1978, S. 20; siehe auch: Gaugler, Zarit & Pearlin 2003; Pearlin et al. 1981; Pearlin & Pioli 2003; Pearlin, Pioli &

McLaughlin 2001). Als ich diesen Fragebogen zum ersten Mal las, war mir, als ob ich den calvinistischen Ratschlag meiner Mutter hörte: Wenn du hart arbeitest, kannst du deine Probleme lösen und alles erreichen, was du willst.

Pearlins Konzept von Beherrschbarkeit ist nicht gleichzusetzen mit den Begriffen der Selbstwirksamkeit und Kontrollüberzeugung. Der Begriff der Selbstwirksamkeit »fokussiert auf die Kontrolle, die man hinsichtlich der Durchführung spezieller Aufgaben ausübt«, und der Begriff der Kontrollüberzeugung »betont die Quellen der Kräfte, die auf das Leben eines Menschen einwirken«, während unter Beherrschbarkeit »die Kontrolle über solche Kräfte unabhängig von ihrer Quelle« (Pearlin 1995, S. 16) verstanden wird. Die Quelle könnte eine Krankheit oder ein terroristischer Anschlag sein. Vor diesem konzeptuellen Hintergrund und auf der Basis jahrzehntelanger Forschung, in der die Belastungen pflegender Angehöriger von Menschen mit Aidserkrankung und Alzheimer-Krankheit untersucht worden sind, hat Pearlin den Zusammenhang zwischen chronischen Stressoren, sozialen Kraftfeldern und Gesundheit deutlich gemacht. Vor allem schafft er eine Grundlage dafür, Sinn und Beherrschbarkeit miteinander zu verknüpfen, wenn er dokumentiert, wie Menschen ein und demselben Ereignis deshalb unterschiedliche Bedeutungen zuschreiben, weil sie – real oder in ihrer Vorstellung – unterschiedliche Fertigkeiten hinsichtlich der Beherrschbarkeit haben (Pearlin 1995).

Laut Pearlin ist Beherrschbarkeit aus zwei Gründen ein starker Stressmoderator. Zum einen verringert das Gefühl der Kontrolle an sich schon das Gefühl, von bedrohlichen Bedingungen verletzt zu werden, wodurch auch die Angst vor bedrohlichen Bedingungen verringert wird. Zum anderen kann Beherrschbarkeit die Funktion einer sich selbst erfüllenden Prophezeiung haben. Das heißt: Wenn ein Mensch das Gefühl hat, eine Bedrohung kontrollieren zu können, verhält er sich tendenziell entsprechend und kann so diese Bedrohung vielleicht tatsächlich erfolgreich abwehren. Für Pearlin (1995) hat Beherrschbarkeit eine befreiende Qualität, aufgrund deren man an die Bedrohungen des Lebens mit mehr Gestaltungswillen und Kraft herangehen kann. Auf dieser Basis kann eine an Beherrschbarkeit ausgerichtete Orientierung die Resilienz fördern, da sie »das Spektrum der Bewältigung und die Kraft dazu« (S. 17) erhöht.

Wird aber die Vorstellung von Beherrschbarkeit über- oder unterschätzt und zum falschen Zeitpunkt umgesetzt, kann dies die Resilienz schwächen. Wenn etwa ein Mensch darauf beharrt, eine unauflösbare Situation innerhalb einer bestimmten Zeit korrigieren zu müssen, lähmt ihn das, und es kann zerstörerische Wirkungen haben. Ein zu gering ausgeprägtes Gefühl der Beherrschbarkeit hat beispielsweise der ältere Mann, der sich bei der Pflege seiner an Alzheimer-Krankheit leidenden Frau mit beginnendem Dekubitus nicht von außen helfen lässt, sondern sich stattdessen dem Alkohol zuwendet. Ein zu stark ausgeprägtes Gefühl der Beherrschbarkeit haben zum Beispiel die Eltern, die ihr seit Jahrzehnten im Koma liegendes Kind durch Maschinen künstlich am Leben halten. In beiden Fällen kann der uneindeutige Verlust nicht aufgelöst werden. Aber die Betroffenen können ihre Vorstellung von Beherrschbarkeit der Situation entsprechend anpassen.

Das Gefühl der Beherrschbarkeit, so Pearlin (1995), helfe durchgängig, Depressionen zu mildern und Symptome somatischen Stresses abzubauen. Im Hinblick auf Resilienz sieht Pearlin im Gefühl der Beherrschbarkeit »Interventionen, die Menschen spontan und auf natürliche Weise zu ihrem eigenen Vorteil mitreißen« (S. 22). Für den therapeutischen Umgang mit uneindeutigen Verlusten heißt das, dass wir das Bedürfnis der Klienten nach Beherrschbarkeit als etwas ganz Normales hinstellen und ihnen gleichzeitig helfen, ihre Vorstellung von mehr, weniger oder zeitlich passender Beherrschbarkeit auszuloten.

Zusammenhang zwischen Beherrschbarkeit einerseits und uneindeutigem Verlust und Resilienz andererseits

Die Untersuchungen von Kiecolt-Glaser et al. (1991) und Pearlin (1995) haben gezeigt, dass es der Gesundheit schaden kann, wenn im Leben fortwährend ein Stressor vorhanden ist, der nicht durch das Gefühl der Beherrschbarkeit moderiert wird. Ferner kann – auch wenn die Untersuchungsergebnisse schwanken – persönlicher Stress in Beziehungsstress ausarten und zum Beispiel zu Familienkonflikt, Scheidung und Eheproblemen führen (Boss 2002b; Pearlin 1995).

Obwohl sich Therapeuten und Forscher seit Jahrzehnten darüber einig sind, dass Menschen, die keine Kontrolle über ihr Leben zu haben glauben und keine Optionen für sich sehen, gefährdet sind, wird kaum erwähnt, dass daran vielleicht die Ambiguität der Lebenssituation schuld sein könnte. Mit dem vorliegenden Buch will ich belegen, dass der gefährliche Zustand der Hilflosigkeit oftmals durch Situationen entsteht, die der Mensch nicht kontrollieren kann. In solchen Fällen bleibt nichts anderes übrig, als das Bedürfnis nach Beherrschbarkeit zu relativieren, indem die Betroffenen damit leben lernen, niemals etwas Definitives über die Abwesenheit beziehungsweise Anwesenheit des vermissten bzw. mental nicht mehr erreichbaren Angehörigen zu erfahren. Das Argument dieses Kapitels ist, dass Hilflosigkeit sich verschärft, wenn *unmoderierte* Beherrschbarkeit zur Kontrollnorm erhoben wird.

Vor nicht allzu langer Zeit wurde ich in New York an das unvermindert existierende Gefühl der Beherrschbarkeit erinnert, als ich mit einem jungen Journalisten sprach. Er fragte: »Weshalb sind wir noch immer nicht über 9/11 hinweg?« Mein Antwort erschien ihm allzu simpel: »Weil wir versuchen, darüber hinwegzukommen.« Ich erklärte dem Journalisten, dass Menschen über einen derart traumatischen Verlust nicht »hinwegkommen« könnten, sondern lernen müssten, mit Verlust und Ambiguität zu leben. Der Wunsch, die Situation abzuschließen und hinter sich zu lassen, um das Leiden beenden und zu einem normalen Leben zurückkehren zu können, sei zwar verständlich; zu glauben, dass wir die Situation nach *unseren* Vorgaben gestalten könnten, sei aber unrealistisch. In einer Stadt der unbegrenzten Möglichkeiten ist das Gefühl der Beherrschbarkeit seit 9/11 für immer gedämpft, aber dieser Dämpfer hat uns auch stark gemacht.

Theoretischer Hintergrund

Um für den therapeutischen Umgang mit uneindeutigen Verlusten eine neue theoretische Perspektive zu entwickeln, verknüpfe ich Konzepte aus Psychiatrie, Soziologie, Psychologie und Familientherapie. Vor allem frühere soziologische und medizinische Konzepte zeigen, dass das Gefühl der Beherrschbarkeit (im Gegensatz zur Hilflosigkeit) sowie das Gefühl der Kohärenz und der Handhabbarkeit entscheidend dafür sind, dass Menschen vor Depression, somatischer Krankheit und sonstigen schädlichen Stresswirkungen geschützt sind. Wie erwähnt, sind Menschen, für die Beherrschbarkeit einen enorm hohen Stellenwert hat, in Situationen uneindeutiger Verluste weniger resilient. Obwohl jeder Mensch bis zu einem gewissen Grad das Gefühl der Beherrschbarkeit braucht, um Hilflosigkeit und Krankheit zu vermeiden, muss dieses Gefühl um der Gesundheit willen modifiziert werden. An diesem Punkt laufen die Überlegungen des Sozialpsychologen Seligman mit den in Soziologie und Psychiatrie entwickelten Gedanken zusammen.

Martin Seligman (1986) definiert erlernte Hilflosigkeit als Situation, in der das Gefühl der Beherrschbarkeit ausgelöscht ist. Seiner Aussage nach kann das Trauma reduziert werden, wenn ein Mensch lernt, dass der Schmerz kontrollierbar ist; das Trauma besteht weiter, wenn ungewiss ist, ob der Schmerz kontrolliert werden kann (Seligman 1986). Wenn ein Mensch unkontrollierbaren Ereignissen ausgesetzt ist und sich aus seiner Not nicht befreien kann (wie das bei einem uneindeutigen Verlust der Fall ist), dann »[beeinträchtigt dieser Lernprozeß] die Motivation zu reagieren und führt dadurch tiefgreifende Störungen der Motivation zu instrumentellem Verhalten herbei« (Seligman 1986, S. 70). Das bedeutet, dass die Motivation zur Veränderung durch Gefühle der Hilflosigkeit blockiert ist. Auch im Hinblick auf zukünftige Stressoren sei die auf Beherrschbarkeit gerichtete Orientierung blockiert, so Seligman, weil erlernte Hilflosigkeit zu »kognitiven Störungen« (S. 70) in der Fähigkeit zu effektivem Handeln führe.

Wie Frankl und Antonovsky stellt auch Seligman (1986) fest, dass von all den Variablen, die mit psychosomatischen Krankheiten in Verbindung gebracht werden, der »Lebenswille« und nicht die »fatalistische Schicksalsergebenheit« (S. 174) die wirksamste Variable sein kann. Seligmann (1986) sagt dazu: »[D]ie Erwartung, daß eine Konsequenz von den eigenen willentlichen Reaktionen unabhängig ist, (a) senkt die Motivation, diese Konsequenzen kontrollieren zu wollen, (b) interferiert mit der Fähigkeit zu lernen, daß die eigenen Reaktionen die Konsequenz tatsächlich kontrollieren, und – wenn die Konsequenz traumatisch ist – (c) löst diese Erwartung so lange Furcht aus, wie das Individuum sich der Unkontrollierbarkeit der Konsequenz nicht sicher ist; danach führt sie zu Depression.« (S. 52) Manche Menschen neigen zwar mehr zu Depression und Angst als andere, aber die Wahrnehmung, hilflos zu sein und keine Kontrolle zu haben, führt sogar bei den stärksten Menschen zu Depression und Angst. Solche Gefühle sind untrennbar mit der Erfahrung eines uneindeutigen Verlusts verbunden.

Inzwischen ist vielleicht deutlich geworden, dass Seligmans Überlegungen zum Thema Hilflosigkeit, Pearlins Gedanken zum Gefühl der Beherrschbarkeit, Antonovskys Kohärenzgefühl und Frankls Ausführungen zur Sinngebung theoretisch zusammenlaufen. Dem möchte ich das Konzept des uneindeutigen Verlusts hinzufügen, weil es für die genannten Aspekte eine ernsthafte Herausforderung darstellt. Ambiguität begünstigt die Kette aus Hilflosigkeit, Inkohärenz, Unkontrollierbarkeit, Sinnlosigkeit und fehlender Beherrschbarkeit. Alle diese Momente blockieren die Resilienzentwicklung und sind der Gesundheit abträglich.

Methodologische Voraussetzungen

Wie können wir das Gefühl der Beherrschbarkeit um der Resilienz und Gesundheit willen relativieren? Wenn widrige Ereignisse als kontrollierbar wahrgenommen würden und Einsatz und Konsequenz vorhersagbar seien, so Seligman (1986), wirke sich das angstmildernd aus. Aufgrund dieser Erkenntnis sollten unsere Interventions- und Behandlungsmethoden auf Vorhersagbarkeit ausgelegt sein, was aber in Fällen uneindeutiger Verluste unmöglich zu leisten ist. Ich behandle Familien mit einem komatösen Angehörigen, von dem niemand weiß, ob und wann er aufwacht. Ich behandle Familien, in denen psychische Krankheiten vorliegen, deren Ausbruch niemand vorhersagen kann. Ich behandle Familien, die einen Angehörigen physisch vermissen und keinerlei Informationen über seinen Verbleib haben. Da im Falle eines uneindeutigen Verlusts nichts vorhersagbar ist, müssen wir überlegen, wie wir intervenieren können.

Relativierung des Gefühls der Beherrschbarkeit heißt im therapeutischen Rahmen, dass das relativiert wird, was man unter Beherrschbarkeit (und Hilflosigkeit) versteht. Jeder Mensch geht von seinen eigenen Prämissen aus, und wie stark sein Gefühl der Beherrschbarkeit ausgeprägt ist, hängt von seinem kulturellen Hintergrund, seiner Geschlechts- und Schichtzugehörigkeit und von seinem gesundheitlichen Zustand ab. Die Armen und Unterprivilegierten haben nur wenig Kontrolle über ihr Leben. Doch alle – ob reiche oder arme – Menschen, die an einer unheilbaren Krankheit leiden, sagen, dass sie stärker unter dem Verlust der Kontrolle über ihr Leben leiden als unter der Krankheit an sich. In vielen Kulturen haben die Frauen ihr eigenes Leben weniger unter Kontrolle als die Männer, doch afroamerikanische Frauen haben mir erzählt, dass sie sich zum Schaden ihrer Gesundheit oft gezwungen fühlten, der Erwartung ihrer Kultur zu entsprechen und immer stark zu sein. Aber auch als Mann hat man nicht immer die Kontrolle über sein eigenes Leben. Ethnischer Hintergrund, Schichtzugehörigkeit und gesundheitlicher Zustand können noch schwerer wiegen als Geschlechtszugehörigkeit.

Wie kann das Gefühl der Beherrschbarkeit relativiert werden?

Professionelle Helfer können vielleicht nur schwer akzeptieren, dass sie die Probleme des Klienten nicht zu lösen oder seinen Schmerz nicht zu lindern vermögen. In Fällen uneindeutiger Verluste verändert sich – für die Klienten wie für die Therapeuten – das Ziel. Wenn die bevorzugte Lösung unmöglich ist, arbeitet man darauf hin, das Gefühl der Beherrschbarkeit zu relativieren. Das setzt die Fähigkeit voraus, eine unvollkommene Situation zu akzeptieren. Dies verlangt enorme Flexibilität und die Entschlossenheit, die Ambiguität zu akzeptieren und mit ihr zu leben, statt sich weiterhin als das hilflose Opfer der Situation zu begreifen. Gleichgültig, ob ethnischer Hintergrund, Schichtzugehörigkeit, gesundheitlicher Zustand, Sozialisation, religiöse Überzeugungen oder psychische Disposition das Bedürfnis nach Beherrschbarkeit prägen, müssen sich Therapeuten ein Bild davon machen, inwieweit die Klienten – und sie selbst – mit uneindeutigen Verlusten leben können. Das übergeordnete Ziel besteht darin, weiterleben zu lernen, auch wenn die Situation nicht abgeschlossen werden kann und weder absolute Abwesenheit noch absolute Anwesenheit zu erreichen ist. Die nachstehend aufgezählten Schritte sollen helfen, das Gefühl der Beherrschung zu relativieren. Alle Aspekte werden im Abschnitt »Leitfaden zur Intervention« (S. 149 ff.) ausführlich besprochen.

- Akzeptieren, dass die Welt nicht immer gerecht und anständig ist.
- Erkennen, woher die Einstellung zur Beherrschbarkeit kommt.
- Schuld externalisieren.
- Selbstbeschuldigungen verringern.
- Früher vorhandene Fähigkeiten wiederentdecken.
- Entscheidungen zustande bringen.
- Erfolgserlebnisse mehren.
- Zuschreibungen mildern.
- (Mitunter) akzeptieren, was nicht zu ändern ist.
- (Mitunter) das Gefühl der Unbezwingbarkeit entwickeln.
- Die Ausnahmen kennen.
- Rituale wiederbeleben.
- Das eigene Selbst beherrschen.

Wann muss das Gefühl der Beherrschbarkeit relativiert werden?

Wenn Menschen das Gefühl der Beherrschbarkeit überbewerten, werden sie innerlich zerbrechlich und sind nicht mehr resilient. Dennoch müssen Einsatz und Konsequenz im Leben und im Beziehungsumfeld eines Menschen bis zu einem gewissen Grad vorhersagbar sein, damit er seine Hoffnung auf Zukünftiges bewahren kann. In der Therapie verfolgen wir das Ziel, zu hohe beziehungsweise zu niedrige Erwartungen an die Möglichkeiten der Beherrschbarkeit auf ein Mittelmaß zu bringen. Dadurch wird das Gefühl der Beherrschbarkeit nicht abgewertet, sondern moderiert. Die folgenden Auffassungen sollten korrigiert werden:

Das Gefühl der Beherrschbarkeit wird überbewertet

Das Streben nach Vollkommenheit ist oftmals Ausdruck eines allzu starken Wunsches nach Beherrschbarkeit und Kontrolle. Die absolute Abwesenheit bzw. Anwesenheit eines Menschen ist schon unter normalen Umständen selten; aber in Fällen uneindeutiger Verluste ist sie ein unerreichbares Ziel. Wenn Betroffene bedingungslos nach Klarheit über den Zustand ihres vermissten oder mental unerreichbaren Angehörigen suchen, behindert das den Prozess, mit der Ambiguität leben zu lernen, und schwächt ihre Resilienz.

Das Gefühl der Beherrschbarkeit wird unterbewertet

Passivität oder Fatalismus sind oftmals Ausdruck eines allzu geringen Wunsches nach Beherrschbarkeit und Kontrolle. Statt Bewältigungsstrategien zu mobilisieren, warten manche Menschen auf die wunderbare Intervention, was zu Depression und gesundheitlichen Problemen führen kann. Die aktive Bewältigung, die ein paar Fertigkeiten hinsichtlich Beherrschbarkeit voraussetzt, fördert Gesundheit und Resilienz optimal.

Das Gefühl der Beherrschbarkeit kommt zur falschen Zeit

In den frühen Phasen nach der Diagnose einer lebensbedrohlichen Krankheit oder nach einer Katastrophe ist es sinnvoll, aktiv nach Heilungsmöglichkeiten und Lösungen zu suchen. Auf Beherrschbarkeit gerichtete Fertigkeiten und Verhaltensweisen helfen, potenzielle Möglichkeiten der Problemlösung zu entdecken. Doch mit der Zeit muss man die Wahrscheinlichkeit einer Heilung oder Lösung neu bewerten und allmählich die Situation zu akzeptieren versuchen.

Man glaubt, dass die Bemühungen immer zum gewünschten Ergebnis führen

Optimismus ist zwar ein hoher Wert, aber die Vorstellung, dass man durch seine Bemühungen garantiert das gewünschte Ergebnis bekommt, führt nicht zur Resilienz. Im Falle eines uneindeutigen Verlusts sind Menschen, die ohne »Plan B« durchs Leben gehen, der Desillusionierung und Gefühlen des Versagens ausgeliefert. Zu glauben, dass die getätigten Investitionen zum gewünschten Ergebnis führen, verhindert die Moderation des Gefühls der Beherrschbarkeit und stellt ein Hindernis für die Resilienz dar.

Man glaubt, dass guten Menschen nichts Schlechtes widerfahren kann

Wir können hoffen, dass uns Gutes widerfahren wird, wenn wir hart arbeiten und moralisch handeln, aber es gibt keine Garantie, dass dies zu allen Zeiten und für alle Menschen zutrifft. Wenn wir strikt an der Auffassung festhalten, dass nur schlechten Menschen Schlechtes widerfährt, beschuldigen wir am Schluss die Opfer – also uns selbst oder andere, die mit dem Unglück eines uneindeutigen Verlusts konfrontiert sind. Allzu sehr daran zu glauben, dass guten Menschen niemals etwas Schlechtes widerfährt, verhindert die Moderation des Gefühls der Beherrschbarkeit und stellt ein Hindernis für die Resilienz dar.

Man beschuldigt sich oder andere, zur Problemlösung unfähig zu sein

Wenn Menschen sich oder andere in ihrem Beziehungsnetz für den uneindeutigen Verlust verantwortlich machen, verhindert dies, dass das natürliche System des sozialen Rückhalts mobilisiert wird. Die Schuldzuweisung wird zu einer Barriere zwischen dem betroffenen Menschen und den anderen, die für ihn wichtig sind. Selbstbeschuldigungen verhindern, dass das Gefühl der Beherrschbarkeit relativiert wird und Resilienz sich entwickeln kann, weil die betroffene Person vor lauter Schuld- und Schamgefühlen gelähmt ist.

Therapiemethoden und Wege zu einem moderaten Gefühl der Beherrschbarkeit

Damit Klienten ihre Vorstellungen von Beherrschbarkeit relativieren können, sollten sie die Möglichkeit haben, ihre Geschichten auf freiwilliger Basis im Kreise vertrauter und vertrauenswürdiger Menschen zu erzählen. Zu diesem Kreis zählen oft die Familie und die Gemeinde. Durch ein zu starres Gesprächsformat, das einzelne Personen von ihrer Familie oder die Kinder von ihren Eltern trennt, wird das Gefühl der Beherrschbarkeit geschwächt und das der Hoffnungslosigkeit gesteigert. Die Menschen, die mit dem Trauma des uneindeutigen Verlusts konfrontiert sind, sollten gemeinsam mit dem Therapeuten sowohl den Kreis auswählen, dem sie ihre Geschichte erzählen wollen, als auch den Zeitpunkt festlegen, zu dem sie erzählen wollen.

Um das Gefühl der Beherrschbarkeit im Falle eines uneindeutigen Verlusts zu relativieren, kann man narrative Mittel (White & Epston 1990) einsetzen.

Auch wenn die durch das Erzählen gewonnenen Erkenntnisse den Menschen helfen, ihre nach dem erlittenen Verlust angewandten beziehungsorientierten Methoden der Problemlösung, Entscheidungsfindung, Rollenzuschreibung und der Artikulation von Erwartungen entsprechend anzupassen, bietet der narrative Ansatz darüber hinaus die dringend benötigte erfahrungsbasierte Komponente. Das heißt, dass die narrative Perspektive auch dazu genutzt wird, die Bedeutung der Beziehungserfahrung nach erlittenem Verlust und Trauma zu relativieren. Dickerson (2004), der hinter der narrativen Herangehensweise ein breiteres Spektrum als nur den Erkenntnisgewinn sieht, stellt fest, dass »durch die narrative Metapher die Erfahrung in Sinnsystemen angesiedelt wird, die auf größeren kulturbezogenen Narrationen beruhen. Der narrative Ansatz ist also nicht so sehr kognitiv-behavioral ausgelegt, sondern eher eine auf Erfahrung und Sinngebung hinführende Darstellung der Lebensgeschichte.« (S. 340) Genau diese auf das Erleben gerichtete Sicht des narrativen Ansatzes ist geeignet, im Falle eines uneindeutigen Verlusts das Gefühl der Beherrschbarkeit zu relativieren.

In der Therapie sollte man den narrativen Diskurs wählen: um zu bestimmen, welche Erwartungen das einzelne Familienmitglied mit Beherrschbarkeit und Kontrolle verbindet; um zu bestimmen, wie die Klienten Optionen oder Wahlmöglichkeiten wahrnehmen; und um die kollektive Sichtweise – sofern es eine gibt – zu bestimmen. Dies trägt zur Klärung der Frage bei, wessen Sichtweisen in der Familie am meisten bzw. am wenigsten Einfluss darauf haben, wie die einzelnen Mitglieder sowohl Schuld als auch Optionen wahrnehmen. Mit anderen Worten: Diese Art von Diskurs kann eine Machtdynamik freilegen, die abgemildert werden muss, wenn ein Mensch sich hilflos und in die Ecke gedrängt fühlt. In solchen Fällen können wir das Gefühl der Beherrschbarkeit dadurch steigern, dass wir die Erzählungen der Klienten auf Signale von Resilienz und Kompetenz abhören – und ihre bisherigen Erfahrungen, die auf Beherrschbarkeit und Kompetenz hinweisen, aufzeichnen und explizit machen. Wenn sich in Erzählungen zeitlich unpassende Bemühungen um Beherrschbarkeit zeigen oder ein allzu intensives Beharren auf dem Versuch, das Problem zu lösen, deutlich wird, sollte man die Erzählenden auffordern, ihre Geschichte auf eine andere Art darzustellen und sich auszumalen, wie sie die Situation hätten anders wahrnehmen und bewältigen können oder wie sie diese in Zukunft bewältigen könnten. Das eigentliche Ziel ist die Demonstration, dass durch die Fähigkeit, das Gefühl der Beherrschbarkeit zu relativieren, Resilienz und Gesundheit erhalten werden.

Im Geschichtenerzählen und im narrativen Diskurs können wir bestimmen, welche individuellen und familialen Überzeugungen und Wertvorstellungen in puncto Zuständigkeit und Kontrolle über das eigene Schicksal bestehen. Waren die Klienten schon einmal mit Ambiguität konfrontiert? Wie kamen sie damit zurecht? Wie haben sie ihr Leben gemeistert, als sie feststellten, dass es für ihr Problem keine Lösung gibt? Generell gilt, dass es für Menschen, die in der Vergangenheit schon einmal mit Ambiguität leben lernen mussten, leichter ist, ein zweites Mal mit der Unklarheit zurechtzukommen. Aus den Geschichten, in denen es um Überleben und Wachstum geht und die von Menschen erzählt werden, die an Ambiguität und Unkontrollierbarkeit gewöhnt sind, können andere lernen.

Bindungen stärken und nicht die Trennung betreiben

Wenn Menschen mit Trauma und Verlust konfrontiert sind, ist das Gefühl, mit geliebten Menschen verbunden zu sein, ein entscheidendes Moment im Heilungsprozess. Bindungen an andere Menschen sollten niemals durch eine Therapie unterbrochen werden. Krisenberater und Trauertherapeuten müssen bei Interventionen bestehende Beziehungsnetze oder das *natürliche soziale Netz* des Opfers berücksichtigen (Groopman 2004). Am besten geht man dabei so vor, dass eine vertraute und vertrauenswürdige Gruppe, beispielsweise die Familie, gute Freunde oder Seelsorger der Familie, in die Behandlung eingebunden werden.

Um Beziehungsbrüche zwischen einzelnen Personen und der Familie zu verhindern, sollte man in dem durch den uneindeutigen Verlust erzeugten Konflikt vermitteln. Gesteigert werden muss die Toleranz gegenüber gegensätzlichen Wahrnehmungen der verschwundenen Person. Hilfe brauchen die Klienten bei der Neugestaltung von Rollen, Regeln und Grenzen, doch eine gewisse Flexibilität muss erhalten bleiben, falls die abwesende Person zurückkehrt. Konflikte und Familienzerwürfnisse können nur vermieden werden, wenn Betroffene und Therapeuten sich in der schweren Zeit der Ambiguität geduldig über nachvollziehbare Unstimmigkeiten in ihren Wahrnehmungen austauschen. Wenn es über den Verbleib des abwesenden Angehörigen keine eindeutigen Informationen gibt oder sein Zustand weiterhin unklar bleibt, muss der Therapeut die betroffenen Paare oder Familien darin unterstützen, trotz ihrer unterschiedlichen Wahrnehmungen der uneindeutigen Situation zusammenzubleiben.

Die therapeutische Beziehung

Als Therapeut muss man wissen, dass die Wahrnehmungen der Klienten wichtig sind. Wir müssen sie fragen, wie sie ihrer Ansicht nach mit dem Trauma eines uneindeutigen Verlusts fertig werden können. Halten sie es für möglich, den Verlauf ihrer Situation zu ändern? Haben sie das Gefühl, dass sie in gewisser Weise ihrer Situation noch Herr sind? Haben sich ihre Vorstellungen von Beherrschbarkeit im Laufe der Zeit verändert? Hat Beherrschbarkeit für sie einen anderen Sinn bekommen? Hat ihre Kultur oder ihr Lebensumfeld einen Einfluss auf ihr Gefühl der Beherrschbarkeit? Menschen in Armut oder ohne sprachliche Kompetenz beispielsweise erleben sich als machtlos und haben das Gefühl, wenig Kontrolle über ihr Leben zu haben. Wahrnehmungen der Machtlosigkeit können ihren Ursprung auch in einer problematischen Herkunftsfamilie oder in früheren Traumata haben, aufgrund deren der Betroffene in einem Opferstatus verharrt und nicht zu einer aktiven Lebensbewältigung gefunden hat. Vorstellungen von Beherrschbarkeit können unabhängig davon, ob sie einen realen Bezug haben oder imaginiert sind, dazu beitragen, Interventionen auf individueller und beziehungsbezogener Ebene zu gestalten.

Auch als Therapeut muss man seinen Wunsch nach Beherrschbarkeit relativieren, wenn Klienten mit beispiellosen Verlustsituationen konfrontiert sind. Im Rahmen der Betreuung nach 9/11 habe ich Journalisten, Fernsehproduzenten, Führungskräfte und sogar Therapeuten erlebt, die den Familien, Freunden und Kollegen vermisster Personen voller Ungeduld und sogar gereizt begegneten, weil diese ihre traumatischen Erlebnisse nicht abschließen konnten. Dieses Nicht-Abschließen-Können gab vielen Therapeuten das Gefühl, sie hätten ihre Arbeit nicht ordentlich verrichtet. Immer wieder wurde ich gefragt: »Weshalb können diese Menschen nicht begreifen, dass niemand mehr lebt?« Das ist genau der Punkt! Sie konnten den toten Körper des Vermissten nicht *sehen*, also hatten sie keinen eindeutigen Beweis für seinen Tod. Sie hofften weiter auf ein Wunder. Und hin und wieder – gerade so oft, um Hunderte von Familien hoffen zu lassen – hat man tatsächlich noch jemanden lebend gefunden – im Krankenhaus oder in einem anderen Land.

Häufig kann ich nicht verstehen, weshalb man Klienten, die eine traumatische Situation nicht abschließen können, so wenig Empathie entgegenbringt – bis ich erkenne, dass das Unbehagen, etwas nicht zu wissen und eine Situation nicht bewältigen zu können, in der Therapeutenausbildung selten thematisiert wird. Doch unbeantwortete Fragen gehören untrennbar zu den klinischen Problemen, die uns von traumatisierten Menschen, entwurzelten

Familien, von Menschen, die gerade ihren Arbeitsplatz verloren haben, und Arbeitlosen oder von Pflegepersonen, die unheilbar kranke Angehörige zu Hause versorgen, präsentiert werden. Über unser eigenes Unbehagen darüber, dass es für das Problem eines Klienten keine Lösung gibt, wird selten gesprochen. In unserer Therapeutenausbildung wird Wert darauf gelegt, dass wir kurieren oder heilen. Wenn wir uns allerdings zu sehr an diese Perspektive klammern, ist unsere Unfähigkeit, den Schmerz des Klienten zu beseitigen, als therapeutischer Fehlschlag zu betrachten. Das Gefühl der Beherrschbarkeit relativieren heißt erkennen, dass vieles in unserer therapeutischen Arbeit und in unserem Leben unbekannt und ungelöst bleibt.

Das Studium des eigenen Selbst ist der erste Schritt, das Gefühl der Beherrschbarkeit zu relativieren. Damit wir mehr Empathie zeigen können, wenn unseren Klienten das Gefühl der Beherrschbarkeit fehlt, müssen wir unsere eigene Situation der Unvollkommenheit erkennen. Wenn wir zuerst uns selbst und unsere Beziehungen erkunden, können wir den Klienten mit mehr Empathie begegnen und ihr Leiden verstehen. Das Thema Selbstreflexion wird im Epilog ausführlicher behandelt.

Leitfaden zur Intervention

Mit folgenden Schritten kann man Menschen helfen, das Gefühl der Beherrschbarkeit zu relativieren, damit Gefühle der Hilflosigkeit, die zu Depression und somatischen Krankheiten führen können, vermieden werden. Die aufgezählten Aspekte erfassen zwar Gemeinsamkeiten von Paaren und Familien, die jeweiligen Interventionen müssen aber auf den Einzelfall zugeschnitten werden und die Vielfalt der Klienten berücksichtigen.

Akzeptieren, dass die Welt nicht immer gerecht und anständig ist

In unserer Kultur ist die Ansicht weit verbreitet, dass die Welt gerecht und anständig sei (Lerner 1971; Lerner & Simmons 1966). Man glaubt, dass die Menschen die Geschehnisse, auch die aus dem größeren Umfeld kommenden, unter Kontrolle hätten und beherrschen könnten. Um diese Auffassung vertreten zu können, müssen wir, so Festinger (1978), auch an eine objektive Passung zwischen Anstrengung und Ergebnis glauben – und daran, dass diese Passung von *allen* Menschen erreicht werden kann. Wer diesem Glauben an Gerechtigkeit anhängt und die Beherrschbarkeit als gegeben annimmt, kann sagen, dass er im Falle eines Verlusts irgendwie das bekommt, was er verdient. Oder wenn wir erwarten, dass gute Menschen alles meistern, was ihnen oder ihren Angehörigen widerfährt, dann ist die Unfähigkeit, zu heilen oder einen Verlust aufzulösen, als Fehlschlag zu begreifen und verdient Schuldzuweisung. Deshalb besteht bei einer Traumaintervention unsere erste therapeutische Aufgabe meistens darin, den Hinterbliebenen zu sagen, dass der Verlust – und die Ambiguität – nicht ihre Schuld ist.

Erkennen, woher die Einstellung zur Beherrschbarkeit kommt
Lebenskontext, Umwelt und Kultur spielen eine wichtige Rolle, wenn das Gefühl der Beherrschbarkeit im Hinblick auf das Leben mit einem uneindeutigen Verlust relativiert werden soll. Wenn Menschen schon durch äußere Zwänge (Folter, Vergewaltigung, Inzest, Missbrauch, Armut, Stigmatisierung, Vorurteile, Status als Mensch zweiter Klasse) ihrer Macht beraubt worden sind, ist es nicht anständig, ihnen auch noch das Eingeständnis ihrer Hilflosigkeit abzuverlangen. Nordamerikanische Indianer beispielsweise wehren sich gegen ein solches Ansinnen und suchen bei Alkoholabhängigkeit lieber Schwitzhütten auf, als sich Zwölf-Schritte-Programmen zu unterwerfen. Im US-Bundesstaat Minnesota hat man eigens für Frauen, Jugendliche und Indianer inzwischen Behandlungsstrategien entwickelt, die durchgängig weniger Gewicht auf die Preisgabe von Macht legen, sondern die kognitive Befähigung der Klienten hervorheben. Derlei Verschiebungen in den therapeutischen Ansätzen sind Zeichen dafür, dass die Gemeinde der Therapeuten ihre Wertvorstellung von Beherrschbarkeit ebenfalls relativiert.

Zum Lebenskontext gehört unter anderem der Einfluss, den Geschlechtszugehörigkeit und ethnischer Hintergrund ausüben und der zu berücksichtigen ist, wenn man einen Klienten auf sein Gefühl der Beherrschbarkeit hin einschätzt. Pearlin und Schooler (1978) haben das Gefühl der Beherrschbarkeit gemessen und festgestellt, dass Männer im Vergleich zu Frauen tragfähigere psychosoziale Ressourcen aufweisen, die ihnen größere Resilienz und Widerstandskraft gegenüber Stressoren des Lebens geben. Zum überwiegenden Teil haben Männer heute immer noch mehr Handlungsbefähigung als Frauen, vor allem dann, wenn diese wegen der Kinder zu Hause bleiben, die kranken Angehörigen versorgen oder Sterbende pflegen. Statt von bereits entrechteten Klienten zu verlangen, dass sie sich den Machtverhältnissen fügen, beginne ich mit kleinen Schritten, indem ich sie beispielsweise den Zeitpunkt der Therapiesitzung bestimmen lasse, oder ich frage sie, welche Personen sie in ihre Behandlung einbeziehen möchten.

Allgemeinere Fragen sind: Wo haben Fatalismus und Schicksalsergebenheit ihren Ursprung? War zuerst die Vorstellung von Beherrschbarkeit vorhanden oder eher das fatalistische Denken? Halten die fatalistischen Gedanken den Klienten davon ab, seine Situation zu meistern, oder begünstigt der Mangel an Ressourcen sein fatalistisches Überzeugungssystem im Sinne einer Anpassungsmöglichkeit? Fatalismus ist kurzfristig vielleicht funktional, wenn ein Verlust eintritt und nichts dagegen getan werden kann, er kann aber langfristig dysfunktional werden, weil er den Status quo verstärkt. Ein Mensch kann zwar überleben, aber seine Lebensumstände bessern sich nicht, wenn er sich für Veränderung nicht offen zeigt.

Die Überzeugung, dass die Familie oder die Gemeinschaft Kontrolle über eine Verlustsituation hat, fördert den Prozess der Entwicklung aktiver Verhaltensweisen, mit deren Hilfe das Ereignis gemeistert oder innerhalb der Familie Anstöße gegeben werden können, durch die sich Dinge verändern (Boss 2002b). Wenn Klienten eine fatalistische Grundhaltung zeigen, muss der Therapeut eruieren, ob diese Weltsicht ihren Ursprung in kulturbedingten oder situativen Umständen hat, die sich ihrer Kontrolle oder Psyche entziehen.

Schuld externalisieren

Unabhängig von der Weltsicht hilft es Individuen, Paaren und Familien, wenn der Therapeut ein externes Moment, nämlich die mit dem uneindeutigen Verlust verbundene Ambiguität, dafür verantwortlich machen kann, dass sie sich hilflos fühlen und ihnen die Kraft der Beherrschbarkeit fehlt. Wenn Menschen einen uneindeutigen Verlust erlitten haben, hört man oft die Aussage: »Wenn ich nur dieses oder jenes getan hätte!« Therapeuten und Therapeutinnen haben die Aufgabe, die Schuldgefühle des Klienten externen Ursachen zuzuschreiben. Deshalb besteht der nächste Schritt darin, die Sichtweise des Klienten, dass die Situation sein eigener Fehler gewesen sei, weil er etwas nicht gut gemacht habe, zu verändern.

Selbstbeschuldigungen verringern

Eine andere Möglichkeit, das Gefühl der Beherrschbarkeit zu relativieren, besteht darin, dass man den Blickwinkel auf die Selbstbeschuldigungen verändert. In New York erzählte mir eine junge Witwe, dass sie sich Vorwürfe mache, ihren Mann am Morgen des 11. September 2001 nicht um sechs Uhr morgens geweckt zu haben, als sein Wecker nicht klingelte. Weil er später zur Arbeit gegangen war, befand er sich gerade im World Trade Center, als die Türme zusammenbrachen. In den ersten zwei Jahren machte sie sich Vorwürfe, obwohl sie wusste, dass ihr Mann den Wecker falsch gestellt hatte. Als ich sie anlässlich des zweiten Jahrestages von 9/11 wieder traf, hatte sie ihre Sichtweise relativiert. Sie erzählte mir, dass sie sich nicht mehr für den Tod ihre Mannes schuldig fühle, nur weil sie ihn nicht geweckt habe, sondern die Verspätung als seinen Wunsch betrachte, an diesem fatalen Morgen noch eine Stunde mit ihr und der Familie zu verbringen, bevor er getötet wurde.

Früher vorhandene Fähigkeiten wiederentdecken

Therapeuten sollten bei ihren Klienten auf Zeichen früherer Resilienz achten. Genauso wie es einem Menschen aufgrund früherer Gefühle der Hilflosigkeit schwer fallen kann, Hoffnung zu schöpfen, kann es ihm aufgrund früherer Erfahrungen leicht fallen, das Gefühl der Beherrschbarkeit ein zweites Mal zu relativieren. Geschichten über früher einmal vorhandene Fähigkeiten können vom Klienten oder von anderen Personen erzählt werden. Darin liegt der Vorteil der therapeutischen Arbeit mit Gruppen. Auch Großeltern und ältere Menschen sollten in einer narrativ ausgelegten Gruppenintervention nicht fehlen, damit sie über kompetente Bewältigungsmöglichkeiten berichten können. Wenn in der Gruppe keine Geschichten erzählt werden, greife ich auf die Literatur zurück. So verwende ich beispielsweise gerne die Geschichte der beiden alten Inuit-Frauen, die von ihren eigenen Kindern, da ein sehr strenger Winter bevorsteht und die Nahrungsmittel knapp sind, in der verschneiten Wildnis zurückgelassen werden – und dort überleben (Wallis 1998). Von anderen Menschen lernen wir, das zu überstehen, was wir vielleicht jetzt gerade erleben. Als ich meine Mutter am Ende ihres Lebens betreute, konnte ich viel von Freunden und Kollegen lernen, die schon über große Entfernungen Angehörige betreut und dies gut gemacht hatten, ohne dass ihre eigene Gesundheit darunter gelitten hätte. Wir lernen zwar aus unseren eigenen Erfahrungen, aber wir lernen auch dadurch, dass wir den Erzählungen anderer Menschen zuhören, die schon vor uns die gleiche Art uneindeutiger Verluste durchlitten haben.

Entscheidungen zustande bringen

Das mit einem uneindeutigen Verlust verbundene fortwährende Trauma zermürbt Menschen. Ihr Gefühl der Beherrschbarkeit, ob auf individueller Ebene oder als Paar oder Familie, zerbröckelt nicht nur aufgrund psychischer Umstände, sondern auch aufgrund rein physischer Erschöpfung, die aus dem Gefühl der Unkontrollierbarkeit entsteht. In der Therapie muss dann legitimerweise über Zeit- und Stressmanagement gesprochen werden und darüber, wie der Klient mehr Hilfe, mehr Unterstützung, mehr Schlaf und mehr Erholung bekommen kann. Hier können Peergroups oder Mehrfamiliengruppen hilfreich sein. Pflegende Angehörige, die ans Haus gebunden sind, können durch

Unterhaltungs- und Informationsgruppen neuen Schwung bekommen, aber wir müssen auch dafür sorgen, dass Pflegepersonen die Möglichkeit haben, solche Gruppen zu besuchen und sich Auszeiten zu nehmen.

Erfolgserlebnisse mehren

Nach erlittenem Verlust und Trauma müssen Reaktionen des Klienten, die seine Hilflosigkeit vergrößern, langsam ersetzt werden durch Verhaltensweisen, die ihn zur aktiven Bewältigung seiner Situation befähigen. Wenn Menschen lernen, dass ihr Trauma eindeutig nicht kontrolliert werden kann, »weicht die Furcht der Depression« (Seligman 1986, S. 71). Im Falle eines uneindeutigen Verlusts ist die Situation per se unkontrollierbar, und Depressionen sind häufig die Konsequenz. Als Therapeut muss man den Klienten zu Aktivitäten ermuntern, die er leicht bewältigen kann: zu kleinen Schritten, mit denen er das Gefühl der Kompetenz wiedererlangt. Um den Erfolg zu steigern, sollte die Isolation der Verbindung zu anderen Menschen weichen, die Hilflosigkeit durch die Überzeugung ersetzt werden, dass man etwas zur Veränderung tun kann, und die Verunsicherung dem Vertrauen in eine kohärente und bewältigbare Welt weichen. Mit Erholung und Befähigung zur Situationsbewältigung ist das Ziel verbunden, dass sich der Klient Optionen, Informationen und sozialen Rückhalt erschließt und neue Hoffnungen und Träume entwickelt (Boss 2002b).

Zuschreibungen mildern

Ob Menschen, die einen uneindeutigen Verlust erlitten haben, das Gefühl der Beherrschbarkeit oder das Gefühl der Hilflosigkeit entwickeln, hängt auch davon ab, welche Ursache sie ihrem Verlust zuschreiben. Starre und schroffe Zuschreibungen müssen abgeschwächt werden. Je nach ethnischem oder religiösem Hintergrund der Betroffenen werden Verlust und Trauma als Gottes Wille, Fatalismus oder Pech erlebt. Manche Klienten sind vielleicht allzu fest davon überzeugt, dass sie die Geschehnisse nicht beeinflussen oder verhindern konnten; andere Klienten sind vielleicht allzu fest davon überzeugt, dass sie selbst die Ursache allen Übels sind. Auch wenn durch den Umstand, dass Verlust und Trauma dem Schicksal zugeschrieben werden, soziale und umweltbezogene Veränderungen gehemmt werden können, fördern auf Akzeptanz ausgerichtete Überzeugungen die Entwicklung von Resilienz oft bei solchen Menschen, die kaum Zugang zu Ressourcen (Kagitcibasi 1983) oder keine klaren Informationen über ihre Situation (Boss 2005) haben.

(Mitunter) akzeptieren, was nicht zu ändern ist

Wir dürfen uns nie damit abfinden, dass es Armut und Menschen ohne Ressourcen gibt. Und dennoch: Wenn das Leiden an einem uneindeutigen Verlust nicht aufgelöst werden kann, brauchen die Betroffenen Geschichten darüber, wie andere Menschen ihre Machtlosigkeit gegenüber widrigen Umständen akzeptiert haben. Akzeptieren bedeutet nicht nachgeben, sondern vielmehr, sich bewusst für das Annehmen der Situation entscheiden. So verstanden ist Akzeptanz eine Art Relativierung des Bedürfnisses nach Beherrschbarkeit. In der narrativen Therapie müssen wir Geschichten über Hilflosigkeit und Geschichten über das Akzeptieren auseinander halten. Wenn Menschen sich dafür entscheiden, den uneindeutigen Verlust zu akzeptieren und damit zu leben, hören sie auf, passive Opfer der Ambiguität zu sein. Dann sind sie nicht mehr hilflos. Wenn ein Mensch entscheidet, wie er der vermissten Person gedenken möchte, ist das Akzeptanz und nicht Hilflosigkeit. Wenn Probleme um des Überlebens willens gelöst werden, ist das Resilienz. Manchmal kann der Betroffene, wenn es seiner Gesundheit dient, seine Wahrnehmung hinsichtlich seines Schicksals auch ausagieren, um so ein zu starkes Gefühl der Beherrschbarkeit zu relativieren.

Wie schon erwähnt, sind Menschen ohne Ressourcen daran gewöhnt, wenig Kontrolle über ihr Leben zu haben, während begüterte und privilegierte Menschen daran gewöhnt sind, dass die Dinge nach ihren Vorstellungen laufen. In beiden Fällen muss das Gefühl der Beherrschbarkeit relativiert werden – allerdings in unterschiedlichen Richtungen. Arme Menschen können wir dazu ermuntern, sich häufiger an soziale Dienste in ihrer Gemeinde zu wenden und soziale Netzwerke zu nutzen. Besser gestellten Menschen können wir helfen, ihre Fähigkeiten der Problembewältigung neu auszurichten und ihr angestrebtes Ziel zu überdenken. Dazu ein Beispiel: Als eine leitende Angestellte, deren Vorstellung von Beherrschbarkeit unübertroffen war, ihre Schwester durch Brustkrebs verlor, kam sie nicht damit zurecht, dass sie das Leben ihrer Schwester nicht hatte retten können. Sie fand schließlich einen Weg zu helfen: zwar nicht ihrer Schwester, dafür aber anderen Frauen. Noch heute organisiert sie erfolgreich die jährlich stattfindende Sammelaktion zugunsten der Brustkrebsforschung im mittleren Westen der USA. Diese Frau relativierte ihr Bedürfnis nach Beherrschbarkeit dadurch, dass sie ihren Führungsqualitäten eine neue Richtung gab und den Sinn des Hoffens entdeckte.

Wir brauchen Geschichten über Menschen, die gefährliche Situationen dadurch überlebt haben, dass sie für einen Teil ihres Lebens die Verantwortung behalten haben. Heute drehen sich viele Filme und Erzählungen leider nur um

Helden, die alles gewinnen, und um Schurken, die alles verlieren. Doch das wirkliche Leben kennt solche Absolutheiten nicht. Auch Menschen leiden und werden hoffentlich dadurch resilient, dass sie gewinnen und bezwingen neu definieren. Doch nicht immer setzt sich das offensive Moment durch. Dies wird in dem Film *Der Pianist* (Polanski 2002) gut veranschaulicht. Der polnische Protagonist, ein begnadeter Pianist, akzeptiert, dass er sich vor den Nazis verstecken muss, und lebt verborgen in leer stehenden Wohnungen, wo er keinen Ton produzieren kann, ohne die Nachbarschaft auf seine Anwesenheit aufmerksam zu machen. Unter den entsetzlichsten Umständen überlebt der Pianist, weil er sich versteckt, aber zugleich behält er die Kontrolle über einen Teil seiner Existenz: Wenn er nicht real Klavier spielen kann, stellt er sich sein Klavierspiel vor und malt Noten in die Luft.

(Mitunter) das Gefühl der Unbezwingbarkeit entwickeln

In manchen Fällen brauchen Menschen das Gefühl der Unbezwingbarkeit. Beispielsweise der Soldat, der in den Krieg zieht, oder die Krebspatientin, die eine Chemotherapie beginnt, brauchen das Gefühl der Beherrschbarkeit, wenn sie mit ihrer Situation fertig werden sollen. Die Sterblichkeit des Menschen und alltägliche Fehlschläge zu leugnen ist vielleicht nicht hilfreich; doch wenn Menschen mit erschütternden Ereignissen konfrontiert sind, kann Leugnen helfen. Im Krieg können die Leugnung des drohenden Todes sowie das Vertrauen in die eigenen Fähigkeiten und die Hoffnung Sicherheit vermitteln. Für Kriegsgefangene oder unterdrückte Menschen kann die Passivität eine lebensrettende Option sein, doch selbst in solchen Situationen sind Menschen zu minimalen Handlungen fähig, durch die sie das Gefühl der Beherrschbarkeit wahren. Kriegsgefangene malen Botschaften an die Zellwände, damit sie um des eigenen Lebens willen ein Kommunikationsnetz aufrechterhalten; eine jahrelang in Einzelhaft gehaltene Geisel uriniert absichtlich neben das Klosettbecken, weil sie dadurch ihre Entführer auf sich aufmerksam macht. Jahrelang gefangene Menschen malen sich im Geiste vielleicht aus, wie sie Häuser bauen oder Bauernhöfe bewirtschaften, oder sie besinnen sich auf die Bibel. Derlei Handlungen, ob real oder fantasiert, helfen sogar in den schlimmsten und unmenschlichsten Situationen, das Gefühl der Beherrschbarkeit – und mithin die Hoffnung – zu bewahren.

Die Ausnahmen kennen

In Fällen von Suchtkrankheit ist ein übersteigertes Gefühl von Unbezwingbarkeit der Erholung und Gesundheit nicht förderlich. Damit Therapeuten und Therapeutinnen Behandlungsstrategien und Interventionen gestalten können, müssen sie zuerst einschätzen, wie sich der Klient seine Kontrolle über sein Leben vorstellt. In vielen Fällen bekommen Abhängige ihre Suchtkrankheit dadurch in den Griff, dass sie sich eingestehen, wie machtlos sie gegen die Sucht sind. Hier gibt es natürlich Ausnahmen. Wenn Menschen schon suchtkrank, stigmatisiert oder durch externe Einwirkungen viktimisiert sind, ist das Eingeständnis der eigenen Machtlosigkeit wahrscheinlich nicht effizient. In solchen Fällen sollte der Therapeut sich eher darauf konzentrieren, dass die Klienten stärker werden. Als ich einmal mit nordamerikanischen Indianern aus Barrow (Alaska), Duluth (Minnesota) und Montreal (Quebec) sprach, erzählten sie mir von einer Behandlung, die einem eher kontextuellen Ansatz folgt: Suchtkranke gewinnen aus eigener Kraft Kontrolle über ihre Abhängigkeit, indem sie sich wieder mit ihrer Stammesgemeinschaft zusammentun.

Rituale wiederbeleben

Wenn Klienten keine Rituale haben, mit denen sie ihrem durch einen uneindeutigen Verlust verursachten Trauma eine gewisse Normalität geben können, unterstützen wir sie darin, ein Ritual zu entwickeln, das ihren Überzeugungen und Wertvorstellungen entspricht. In Fällen, in denen die Hinterbliebenen keinen Körper zum Beerdigen haben und ihre Religion eine Beisetzung ohne Körper verbietet, helfen wir ihnen, mit Fantasie und Zuversicht ein neues Ritual zu entwickeln. Es kann auch von Vorteil sein, wenn wir uns an religiöse Gruppierungen oder Institutionen wenden und sie bitten, ihre Rituale in Katastrophenzeiten flexibler zu handhaben. Dazu waren viele religiöse Gruppierungen in New York nach den Anschlägen von 9/11 bereit. Institutionen, die die Einhaltung von Ritualen fordern, müssen ihr Bedürfnis nach Beherrschbarkeit relativieren, um dazu beitragen zu können, dass Familien von vermissten Personen mit ihrer Situation fertig werden.

Das eigene Selbst beherrschen

Wenn wie in Fällen uneindeutiger Verluste die Außenwelt nicht zu kontrollieren ist, kann es dem Klienten helfen und seinen Stress reduzieren, wenn er lernt, wie er seine Innenwelt in den Griff bekommen kann. Das subjektive Gefühl der Kontrolle hat mehr Gewicht als die objektive Kontrolle der Situation. Wenn sich eine Situation real nicht ändern lässt, können wir sie so uminterpretieren, dass sie nicht mehr als lähmend empfunden wird (Mandler 1993). Mit andere Worten: Durch eine positive Deutung kann der negative Erregungszustand gemildert werden. Wenn das Gefühl der Beherrschbarkeit sich nicht mehr auf den Versuch richtet, die Umwelt und die darin agierenden Menschen zu kontrollieren, sondern darauf, das eigene Selbst in den Griff zu bekommen, dann erfährt der Begriff der Beherrschbarkeit eine neue Definition, die beim therapeutischen Umgang mit uneindeutigen Verlusten dem Repertoire an Bewältigungsstrategien hinzuzufügen ist.

Am MIT (Massachusetts Institute of Technology) in den USA arbeiten Wissenschaftler aus der westlichen Welt und Buddhisten aus Tibet zusammen, um die Bewältigung von negativem Stress zu erforschen (Dingfelder 2003). Während man in der Psychologie Geist und Seele des Menschen erforscht, indem man andere Menschen beobachtet, widmen tibetische Mönche ihr ganzes Leben dem Selbststudium. Ihr aus der Meditation gewonnenes Wissen gibt ihnen eine einzigartige Resilienz: die innere Beherrschung. Der Buddhist betrachtet negative Gefühle nicht als etwas Unvermeidliches, sondern hält Stress erzeugende Emotionen für vermeidbar. In der westlichen Psychologie fokussiert man tendenziell auf Gefühlskontrolle, *nachdem* eine Person die negativen Emotionen bereits gespürt hat, während im Buddhismus die negativen Emotionen präventiv gesehen werden, *bevor* sie entstehen. Diese Vorgehensweise wird als Meditation der Geistesruhe bezeichnet (Ekman 2004).

Die auf Prävention ausgelegten Meditationstechniken zur Stressbewältigung haben Relevanz für die Frage, wie Menschen mit Ambiguität und Verlust leben lernen. Das allgemein anerkannte psychologische und auf der westlichen Sichtweise von Beherrschbarkeit beruhende Konzept besagt, dass wir zuerst das Problem kennen müssen, bevor wir es bewältigen können (Lazarus 1966). In der Meditation aber lernt man, wie man sich gegen das Eindringen quälender Gedanken wehrt, noch bevor man weiß, dass ein Problem besteht. Die Auffassung, dass man ohne Kenntnis der Tatsachen Situationen nicht bewältigen kann, kann und muss revidiert werden, vor allem in Fällen uneindeutiger Verluste. Unbeantwortete Fragen führen bei Menschen, die sich am buddhistischen Denken oder auch an anderen spirituellen Richtungen orientieren, weder zur Traumatisierung noch zur emotionalen Blockade.

Die folgende Zen-Geschichte eines unbekannten Autors zeigt, wie unser Bedürfnis nach Kontrolle zu Schwierigkeiten führen kann, wenn wir starr und ohne Resilienz in unserer Denkweise verharren. Ein Mann genoss die Dämmerung auf seinem im Fluss treibenden Boot. Plötzlich sah er ein anderes Boot, das den Fluss hinabtrieb und auf sein Boot zukam. Er schrie, um dem Steuermann des anderen Bootes mitzuteilen, dass dieser aufpassen und zur Seite fahren solle; doch das Boot hielt weiterhin Kurs auf den Mann und wurde immer schneller. Da stellte der Mann sich in seinem Boot hin, schrie und schwang die Fäuste, aber sein Boot wurde unterdessen von dem anderen Boot gerammt. In diesem seinem letzten Augenblick sah der Mann, dass das andere Boot leer war. Die Lektion: In der Welt gibt es viele leere Boote. Statt zu schreien und die Fäuste zu schwingen, sollten wir lieber offen sein für neue Sichtweisen.

Fazit

Wenn Menschen nicht mehr daran glauben, dass sie ihr Leben beeinflussen können, ist ihre Resilienz vermindert und ihre Gesundheit gefährdet. Dabei dürfen wir aber nicht vergessen, dass der Lebenskontext eines Menschen einen Einfluss darauf hat, welche Vorstellung von Beherrschbarkeit er hat, und dass der therapeutische Umgang mit Verlust und Trauma auf unterschiedlichen Ebenen erfolgen muss. Therapeuten und Therapeutinnen müssen also auf Forschungsergebnisse achten, die sich mit dem normalerweise vorhandenen Gefühl der Beherrschbarkeit befassen, und zugleich die Phänomenologie des Einzelfalles im Blick haben.

In Fällen uneindeutiger Verluste ist das Problem nicht kontrollierbar. Dies verlangt eine neue Perspektive auf den Begriff der Beherrschbarkeit und auch Strategien, mit denen die Vorstellung und die Umsetzung von Beherrschbarkeit relativiert werden. Wenn wir zu Zeugen des Schmerzes und des Leidens werden, die durch das physische oder psychische Verschwinden von Angehörigen verursacht worden ist, müssen wir uns im Klaren darüber sein, dass ein und dasselbe Ereignis von den Hinterbliebenen beziehungsweise Betroffenen ganz unterschiedlich aufgefasst wird, je nach Geschlechts- und Generationenzugehörigkeit, kulturellem Hintergrund und persönlicher Erfahrung. Im therapeutischen Umgang mit uneindeutigen Verlusten reichen die klassischen Trauertherapien und PTBS-Behandlungen (Posttraumatische Belastungsstörung) nicht aus. Wenn Klienten nicht mehr das Gefühl haben, ihr Leben beherrschen oder bewältigen zu können, dann haben wir die Aufgabe, ihre Hilflosigkeit zu eruieren, um sie vor Hoffnungslosigkeit zu bewahren. Menschen besitzen die Fähigkeit, ihrer Reaktion auf das Trauma eines uneindeutigen Verlusts Gestalt zu geben, das heißt ihr Gefühl der Beherrschbarkeit zu relativieren.

Kapitel 6
Identität neu definieren

Wenn ein Angehöriger körperlich vermisst oder mental nicht mehr erreichbar ist, stellen die Hinterbliebenen bzw. Betroffenen ihre Identität verständlicherweise in Frage. Ihr früherer Status und ihre Rollen passen nicht mehr zu ihrer Situation; die Verunsicherung darüber ist groß. Eine Frau, deren Mann physisch verschwunden ist, fragt sich, ob sie Ehefrau oder Witwe ist. Ein Mann, dessen Mutter an Alzheimer-Krankheit leidet, weiß nicht, ob er die Rolle des Vaters oder des Sohnes spielt. Solche Situationen können einen Menschen traumatisieren, wenn er nicht imstande ist, seine Identität neu zu definieren.

Zu wissen, wer man in Bezug auf einen partiell abwesenden bzw. partiell anwesenden Angehörigen ist, setzt voraus, dass Rollen, Status, Grenzen und Rituale kognitiv und emotional neu festgelegt werden. Durch die Fähigkeit, seine Identität in Bezug auf die leibliche und die Wahlfamilie *(psychological family)* zu revidieren, wird die Resilienz gefördert. Damit Klienten, die mit einem uneindeutigen Verlust konfrontiert sind, ihre Identität neu entwickeln können, stellen wir ihnen Fragen wie etwa: Wer bin ich jetzt? Wer gehört jetzt wirklich zu meiner Familie? Welche Rollen werden von mir erwartet? Zu welcher Gemeinde gehöre ich jetzt? Wo ist mein Zuhause? Derlei identitätsbezogene Fragen müssen zwar auf den einzelnen Klienten zugeschnitten werden, doch der Bearbeitungsprozess spielt sich im Wesentlichen auf der Beziehungsebene ab. Paare und Familien kämpfen gemeinsam darum, Identitäten und Rollen neu auszuhandeln und umzubauen, damit ein Ausgleich für die abwesende Person gefunden wird.

Identität und uneindeutiger Verlust

Aufgrund des uneindeutigen Verlusts können sowohl der psychisch abwesende Patient als auch seine Familie, sowohl der Inhaftierte als auch seine in Freiheit lebende Familie in ihrer Identität völlig verunsichert sein. Das durch die Ambiguität ausgelöste Trauma zerstört die Fähigkeit jedes Einzelnen, klar zu erkennen, wer er ist und was von ihm erwartet wird. Eine solche Beziehungsdynamik führt dazu, dass Menschen sich ihrer Identität nicht mehr bewusst sind. Symptome dieses Zustands können das Gefühl von Unsicherheit, Unentschlossenheit, Unachtsamkeit und Konzentrationsstörungen sein – Symptome, die oft als Zeichen einer Depression ausgelegt werden. In Fällen uneindeutiger Verluste spiegeln diese Symptome eine Form mentaler Blockierung, die externe Ursachen hat. Die Verunsicherung des Klienten darüber, wer er ist und welche Rolle er zu spielen hat, ist nicht seine Schuld, sondern auf den unklaren Lebenskontext zurückzuführen.

Wenn Menschen sich neue Identitätsmerkmale zulegen, deutet das oft darauf hin, dass sie nach einem uneindeutigen Verlust ihre Identität neu definiert haben. Nach einer Scheidung beispielsweise nehmen Menschen neue Identitäten (und Rollen) an wie etwa Exehemann, miterziehender Elternteil, allein erziehende Mutter oder nicht sorgepflichtiger Vater. Menschen, die von ihren religiösen Gelübden befreit werden, gelten mit der Veränderung ihrer Identität als ehemalige Nonnen bzw. ehemalige Priester. Wenn eine Frau ihr Kind nach der Geburt zur Adoption freigibt, gilt sie offiziell als Kindsmutter, was impliziert, dass es im Rahmen einer Adoption oder Pflegeunterbringung noch eine andere Art von Mutter gibt. In diesen Fällen modifizieren die der Identitätsbezeichnung vorangestellten Qualifikationen (Ex-, allein erziehend, ehemalig, Kinds-) die Identität der betreffenden Person sowie ihre Rollen und Beziehungen zu anderen Menschen. Wenn ein Mensch sich aus Beziehungen löst, können seine psychischen Bindungen zwar fortbestehen, aber er muss sich darauf besinnen, als wen er sich nun begreift. Dies ist ein wesentlicher Schritt zu Resilienz und Gesundheit.

Definitionen

Identität wird hier definiert als das Wissen, wer man ist und welche Rollen man im Hinblick auf andere Menschen in der Familie und Gemeinschaft spielt. Menschen definieren sich auch im Hinblick darauf, wie sie von anderen definiert werden. Der Prozess ist interaktional. Eine klare Identität stellt beispielsweise die Stufe der psychosozialen Entwicklung dar, auf der Heranwachsende nach einem kohärenten Selbstgefühl suchen, etwa nach der Rolle, die sie in der Gesellschaft spielen werden (Erikson 1957; Papalia, Olds & Feldman 2004). Tritt aber ein uneindeutiger Verlust ein, ist die Verunsicherung in der eigenen Identität eine normale Reaktion auf eine abnormale Situation. Menschen aller Altersgruppen stellen dann fest, dass sie neu festlegen müssen, wer sie sind, um im Leben wieder einsatzfähig zu sein.

Normalerweise können reife Erwachsene ihre Identität so revidieren, dass sie ihre Wahrnehmung, wer sie sind, mit ihren Normvorstellungen, wer sie sein sollten, in Übereinstimung bringen (Burke 1991; Burke & Reitzes 1991). Wenn Menschen aber einen uneindeutigen Verlust erleiden, sind sie dazu nicht in der Lage. Da sie den Verlust nicht zu klären vermögen, können sie ihre Wahrnehmung, wer sie sind, mit ihren eigenen Erwartungen an sich selbst und denen der Familie und der Gemeinschaft nicht in Einklang bringen. Wenn sie nicht wissen, wer sie sind und was in Bezug auf einen vermissten oder mental nicht mehr erreichbaren Angehörigen von ihnen erwartet wird, bleibt ihre Identität in einem Schwebezustand, und das Gefühl der Verunsicherung und Ambivalenz wird zunehmend stärker.

Die mit dem Leiden an einem uneindeutigen Verlust verbundenen Symptome haben zwar externe Ursachen und können vom Betroffenen nicht kontrolliert werden, aber man kann ihm helfen, sein Selbstbild im Hinblick auf andere Menschen neu zu definieren. Diese Aufgabe ist in Fällen uneindeutiger Verluste zwar schwieriger, aber der Therapeut muss wissen, dass die Gesundheit der Betroffenen von ihrer Resilienz abhängt, mit einer vielleicht nie mehr eindeutig zu bestimmenden Identität zu leben.

Erikson beschreibt Patienten, die von sich sagen: »Ich weiß nicht, wer ich bin« (Piers & Landau 1979, S. 176), und er schildert ihre Suche nach Identität. Die lebenslange Suche nach Identität definiert er als das Vertrauen, das ein Mensch inmitten des Wandels in seine eigene Kontinuität hat (Erikson 1957). Dabei ignoriert Erikson allerdings, dass die eigene Kontinuität nicht immer aufrechtzuerhalten ist. Wie kann jemand Kontinuität wahren, wenn er nicht mit Sicherheit weiß, ob die abwesende Person noch in sein Leben gehört oder nicht? Von Hinterbliebenen hört man oft: »Wie kann ich mit einem Geist weiterleben?« »Wie lange soll ich denn auf eine Wiedervereinigung warten?« »Ob tot oder lebendig, ich möchte meine Angehörigen einfach nur zurückhaben.« In Fällen, in denen Angehörige aufgrund von Demenz oder einer Hirnschädigung geistig nicht mehr anwesend sind, hört man von betroffenen Familien: »In ihm wohnt niemand mehr; ich habe keinen Vater mehr.« »Meine Frau ist zwar noch da, aber ich bin nicht mehr verheiratet.«

Ein Individuum kann mehrere Formen der Identität haben, die sich voneinander unterscheiden und doch miteinander in Beziehung stehen. Ein Mann kann beispielsweise Vater, Sohn, Ehepartner, Ernährer der Familie und gleichzeitig Pflegeperson sein. Die Rollen sind unterscheidbar, aber insofern miteinander verwoben, als jede Rolle Zeit und Energie fordert. Die Rolle als Pflegeperson eines älteren dementen Angehörigen oder eines geistig behinderten Kindes kann vom Zeit- und Energieaufwand her mit den Identitätsformen der

Ehefrau, Mutter und Geldverdienerin kollidieren. Menschen, die mehrere Rollen annehmen, müssen wirklich prüfen, wie sie dies schaffen, ohne dass ihre Resilienzressourcen austrocknen. Da der Umgang mit einen uneindeutigen Verlust Verschiebungen in der Identität der Betroffenen erfordert, kann die Rollenentwicklung in ihren Beziehungen zu anderen Menschen durch Stress gefährdet sein. So kann beispielsweise eine Ehe zerbrechen, wenn der Druck eines Partners aufgrund der Pflege eines kranken Angehörigen zu groß wird. Menschen, die mehrere Identitäten in sich vereinen müssen, sollten ihre Rollen neu definieren, um diese den situativen Anforderungen, der Komplexität ihres Lebens und ihren Beziehungen zu anderen Menschen anzupassen.

Identität als Individuum

Der Psychoanalytiker Erik H. Erikson (1970) definiert Ich-Identität als Vertrauen, das ein Mensch inmitten des Wandels in seine eigene Kontinuität und Unverwechselbarkeit hat. So definiert, ist Identität ein Selbstkonzept (Elkind 1998). Vor dem Hintergrund eines uneindeutigen Verlusts ist Identität allerdings ein Beziehungskonzept, das auf dem Verständnis davon beruht, wer man ist, welche Rollen man zu spielen hat und welchen Status und welche Handlungsbefähigung *(agency)* man besitzt.

Eriksons eigenes Leben veranschaulicht vielleicht noch besser als seine Theorie, wie sich uneindeutige Verluste in komplexen Lebenssituationen auf die Suche nach Identität auswirken. Seine dänischstämmigen Eltern hatten sich schon vor seiner Geburt getrennt. Die Mutter, Karla Abrahamsen, heiratete später den jüdischen Kinderarzt Dr. Theodor Homburger, der das Kind ärztlich behandelt hatte. Der Junge bekam den Namen Homburger, und sein leiblicher Vater wurde ihm verschwiegen. Da Erikson ein nordisches Aussehen, aber einen jüdischen »Vater« hatte, wurde er in der Schule von seinen nordisch aussehenden Klassenkameraden gehänselt, gleichzeitig aber in der jüdischen Gemeinde als »Goy« bezeichnet. »Eriksons Erforschung der Frage, wie sich Ambiguität auf das Individuum auswirkt und welche Unsicherheit bezüglich der eigenen Identität damit verbunden ist – die Frage ergab sich aus seinem persönlichen Konflikt und weist in der gegenwärtigen westlichen Kultur auf ein Dilemma hin –, gehört zu den wichtigsten Beiträgen zum Verständnis der Individualpsychologie.« (Piers & Landau 1979, S. 174) Nach der Machtergreifung der Nationalsozialisten 1933 emigrierte Erikson in die USA, was ihn mit einem weiteren uneindeutigen Verlust konfrontierte: dem eines Einwanderers, der seine Heimat verloren hat. Er nahm die amerikanische Staatsbürgerschaft an und nannte sich fortan Erikson. Weshalb er den Namen Homburger ablegte und den Namen Erikson wählte, ist nicht bekannt, doch der Vorgang lässt darauf schließen, dass Erikson in seiner Unklarheit über den leiblichen Vater und angesichts einer unfreiwilligen Konfrontation mit kulturellen und religiösen Gegensätzen nach Identität suchte.[17]

Ich habe diese Aspekte aus Eriksons Leben aufgegriffen, weil ich daran den herausfordernden Prozess veranschaulichen möchte, in dem Menschen ihre Identität in einer Welt rekonstruieren, die durch uneindeutige Verluste noch komplexer wird. Das Verschwinden des leiblichen Vaters, das Leiden unter einer auf Rasse und Religion abzielenden Politik und die durch die Emigration bedingte Trennung von Heimat und Familie sind Beispiele für uneindeutige Verluste in einem wissenschaftlichen Werdegang, der auf dem Thema Identität aufgebaut ist. Die anspruchsvolle Aufgabe, seine Identität nicht nach einem linearen Muster, sondern in wechselnden familialen und gesellschaftlichen Kontexten zu entwickeln und neu zu definieren, gehört heute tatsächlich zu den Lebenserfahrungen vieler Menschen.

Wenn die Suche nach Identität trotz Ambiguität erfolgreich verläuft, lässt dies vermuten, dass das Ausmaß von Stress gering und ein Trauma nicht vorhanden ist. Die innere Erstarrung ist minimal, und die Resilienz optimal. Statt eine endgültige Identität zu erlangen, wird ein fortwährender Prozess aus Kontinuität und Veränderung akzeptiert. Genau diese tröstliche Akzeptanz des Dialektischen ist der eigentliche Kern der Resilienz.

Identität als Paar

Unter Paaridentität versteht man das subjektive Verständnis, das zwei in einer Vertrauensbeziehung lebende Menschen von sich als Einheit und von ihrem Platz in der Welt haben. Nicht nur die im Therapieraum und zu Hause stattfindenden Interaktionen des Paares, sondern auch seine Interaktionen mit Angehörigen, Nachbarn und Freunden sind Teil ihrer Identität. Manche Paare bestehen aus wahren »Streithähnen«, weil sie wegen jeder Kleinigkeit zanken. Ein Beispiel dafür sind George und Martha, das Antagonistenpaar in Edward Albees Stück *Wer hat Angst vor Virginia Woolf?* Der Tanz des streitenden Paares kommt in Schwung und kann nicht gestoppt werden. Wenn Paare von dieser Machart mit einem uneindeutigen Verlust konfrontiert sind, fehlt den Partnern die Resilienz zur Antwort auf die Frage danach, wer sie als Individuen und als Paar sind. Sie scheinen zwar enorme Resilienz zu besitzen, wenn es um die Fortsetzung der dysfunktionalen Interaktionen geht, sind im Grunde aber innerlich fragil. Sie können den Hebel nicht umlegen, um ihren Tanz zu stoppen und sich einer positiv gefärbten Interaktion zuzuwenden. Spiralförmig beeinflussen sich die negative Paaridentität und die Ich-Identität wechselseitig, und die Interaktion des Paares wird zutiefst belastend und traumatisch. Die Frau wird zu der Person, wie ihr Mann sie sich vorstellt. Der Mann wird zu dem Menschen, wie seine Frau ihn sich vorstellt.

Es ist die Natur der Vertrautheit, die, so Blumstein (2001), »impliziert, dass zwei Menschen eine tiefe Bewusstheit davon entwickelt haben, wer der jeweils andere ist« (S. 298). Die Gefahr dabei ist, dass sich die Identität des Paares – wie in dem oben beschriebenen Tanz – festfährt. Dann ist keine Resilienz für die im Laufe des Lebens eintretenden Veränderungen vorhanden. Ein Paar, das sich nur über Arbeit und Produktivität definiert, hat keine Resilienz in Bezug auf Älterwerden und Lebensabend. Wenn ein Paar sich seiner Konfliktlosigkeit brüstet, zögert der Ehemann vielleicht, die Launen seiner Ehefrau einmal zur Sprache zu bringen. Wenn zwei Menschen als »Partylöwen« bekannt sind, wagt vielleicht keiner von beiden, auch wenn er müde ist, einmal eine Einladung abzulehnen, weil sie sonst vor der Gemeinschaft ihr Image verlieren könnten. Solche Paare wollen das Risiko der Veränderung – und einer Neudefinition ihrer Identität – nicht eingehen.

Genauso wie eine Familie das Verhalten und die Identität eines Mitglieds miteinander verschmelzen kann (ein gutes Mädchen; ein böser Junge), so können sich auch Individuen auf der Basis von Selbstbeobachtungen bestimmte Merkmale zuschreiben. Hier lässt sich die Dramaturgie von Individuen erahnen, die familial zugeschriebene Teile ihres Selbst ausagieren. Wenn Identitäten oft genug projiziert würden, so Blumstein (2001), veränderten sie schließlich das Selbst eines Menschen. Einen solchen Prozess bezeichnet er als Verhärtung, als Erstarrung, die so langsam und schleichend vor sich geht, dass wir irgendwann urplötzlich bemerken, wie wir in einer bestimmten Identität festgefahren sind. Wenn beispielsweise ein Elternteil aufgrund eines Schlaganfalls, einer Hirnverletzung oder einer Demenz pflegebedürftig ist, weist die Familie oft implizit einem Angehörigen, meistens einer Frau, die Rolle der Pflegeperson zu. Von dieser Pflegeperson wird dann häufig erwartet, dass sie alle anderen Identitäten aufgibt. Wenn sie dieser Erwartung entspricht, wird sie in der ausschließlichen Identität als Pflegeperson erstarren. Statt dieses der Gesundheit oftmals abträgliche Abgleiten in die Verhärtung zu ertragen, sollte sie lieber lernen, wie sie mehrere Identitäten, zum Beispiel als Ehefrau, Mutter, Freundin und Berufstätige, miteinander vereinbaren und dennoch die pflegende Tochter sein kann. Ehepartner und gleichzeitig pflegender Angehöriger zu sein bringt immer Stress mit sich, ist aber durchaus machbar, wenn beide Partner flexibel und resilient sind.

Identität als Familie

Der Psychiater und Wissenschaftler Lyman Wynn, der Familien schizophrener Patienten untersucht hat, definiert familiale Identität als das subjektive Gefühl der Familie, das sie von ihrer Kontinuität, ihrer gegenwärtigen Situation und ihrem Wesen hat (Falicov 1988). Diese Definition deckt sich mit früheren Arbeiten von Handel (1967), Jackson (1965) und Riskin (1963) zu Fragen von gemeinsamen Überzeugungssystemen und Familienthemen; mit Arbeiten von Ford und Herrick (1974) über Familienregeln; mit Arbeiten von Ferreira (1966) zum Thema Familienmythen; und mit Arbeiten von Reiss (1981) sowie von Reiss et al. (2000) über Familienparadigmen. Reiss et al. (2000) haben beispielsweise untersucht, wie Anlage und Umwelt sich auf die Entwicklung Heranwachsender auswirken, und stellen fest, dass jede Familie auf der Basis gemeinsamer und in der Familie weitergegebener sowie von der Umwelt beeinflusster Vorstellungen von der Welt und von Interaktionsweisen ihre eigene Identität beziehungsweise ihr eigenes Paradigma erschafft. Daraus folgt, dass eine Familie mit der Neudefinition ihrer Identität zu kämpfen hat, wenn aus dem äußeren Umfeld ein uneindeutiger Verlust eindringt.

Damit sich die Identität einer Familie ändern kann, müssen ihre Regeln, Rollen und Grenzen ganz bewusst neu definiert werden. In diesem Zusammenhang fallen mir zwei erwachsene Schwestern ein, die bei mir in Therapie waren, weil sie wollten, dass ihre eigenen Familien eine andere Identität entwickelten, als ihre Herkunftsfamilie sie hatte, die die Klientinnen als alkoholabhängig bezeichneten. Sie sagten explizit, dass sie nicht so leben wollten wie ihre Mutter, die zur Märtyrerin eines alkoholabhängigen Mannes geworden war. Ich lud die Mutter ein, an der nächsten Therapiesitzung ihrer Töchter teilzunehmen. Sie kam nicht, ließ aber ausrichten, dass sie mit ihrem Priester über die Sache sprechen werde. Wichtig war ihr Segensspruch, dass »ihre Mädchen daran arbeiten sollten, die Dinge zu ändern«. Diese Botschaft der geplagten Mutter war die klare Ansage, dass »ihre Mädchen« anders als ihre Mutter sein könnten und dass die beiden ihren Segen hatten, ihre weibliche Identität und ihre Rollen in Bezug auf ihre Ehemänner und Kinder neu festzulegen. Im Rahmen einer Paar- und Familientherapie bauten die beiden Frauen tatsächlich ihre persönliche und eheliche Identität neu auf. Sie hatten verstanden, dass sie auch die Kultur ihrer Familien verändern mussten, wenn sie die Identität ihrer Familien verändern wollten. Statt an Sonn- und Feiertagen und Geburtstagsfeiern den Genuss von Alkohol zu erlauben, achteten die beiden Frauen bei solchen Anlässen auf die Regeln der Nüchternheit. Sie luden die Eltern zu ihren Festen ein, aber nur unter der Bedingung, dass der Vater nüchtern war. Da die

Mutter noch nie getrunken hatte, stand es ihr zu solchen Festlichkeiten frei, den Status quo zu erhalten und zu Hause bei ihrem Mann zu bleiben oder aber ihre Identität neu auszurichten und ihren Mann manchmal allein zu Hause zu lassen. Mit Unterstützung ihrer Töchter lernte die Mutter schließlich, dass sie allein zu Festen gehen (Boss & Weiner 1988) und dennoch eine gute Ehefrau sein konnte. Da ihr Mann nach einiger Zeit auch an Festlichkeiten teilnehmen wollte, ließ er die Trinkerei sein und befolgte die Vorgaben seiner Töchter. An diesem Beispiel wird deutlich, dass die Identitäten des Individuums, des Paares und der Familie in der Interaktion des Systems natürlich miteinander verknüpft sind.

Steinglass et al. (1987) definieren in ihrem Buch über die »alkoholsüchtige Familie« die familiale Identität als die gemeinsame Vorstellung der Gruppe von sich selbst. Die Antwort auf die Frage, wie eine ganze Familie alkoholsüchtig sein kann, finden Steinglass et al. in ihrer Untersuchung, in der sie eine zur kollektiven Identität führende Dynamik festgestellt haben: Wenn auch nur eine Person in der Familie alkoholabhängig ist, passen sich die übrigen Familienmitglieder auf dysfunktionale Weise an und übernehmen das Trinkverhalten. Abweichungen von diesem Familienmuster werden geahndet, und die Familie wird labil. Wenn sich die Identität der »alkoholsüchtigen Familie« mit der Zeit verfestigt hat, richten sich die Familienmitglieder bei ihren täglichen Essenszeiten auf das Trinkverhalten ein, während der Alkholkranke sich niemandem anpasst. Soziale Aktivitäten in der Familie, Tätigkeiten im Haushalt und Mahlzeiten werden so arrangiert, dass sie den Alkoholiker beim Trinken oder während der Ausnüchterung möglichst wenig stören. Bestimmte Rituale und Festlichkeiten werden fallen gelassen oder so hingebogen, dass sie der Sucht entgegenkommen. Derlei Anpassungen verfestigen die »Identität als alkoholsüchtige Familie« (S. 73) weiter.

In Fällen von Suchtkrankheit und anderen uneindeutigen Verlusten können Therapeuten Veränderungen anstoßen und betroffenen Familien helfen, gesündere und funktionalere Anpassungen vorzunehmen – und beispielsweise den Alkoholismus nicht länger zu tolerieren, sondern entsprechende Behandlungen zu initiieren. Der Weg zur Gesundheit und Resilienz einer Familie beginnt damit, dass ihre Mitglieder rekonstruieren, wer sie individuell und im Rahmen der Familienbeziehung sind. Durch ihre Interaktionsmuster legen sie Identität fest. Wenn sie sich nicht als »alkoholsüchtige Familie« begreifen wollen, dürfen sie ihre Essenszeiten und Familienfeiern nicht dem Trinkverhalten des Alkoholkranken anpassen und auch nicht zulassen, dass zu bestimmten Anlässen und Feierlichkeiten Alkohol getrunken wird (Imber-Black & Roberts

1993; Steinglass et al. 1987). Durch zuträgliche Rituale und Feiern kann die Familie definieren, wer sie ist und wofür sie steht – über Krankheit oder das Leiden an einem uneindeutigen Verlust hinaus.

Identität als Gemeinschaft oder Stamm

Gemeinschaftsbezogene und kulturell bedingte Identität bezieht sich darauf, was für eine kollektive Vorstellung die Gruppe von ihrem Platz in der Welt hat. Spannung und Trauma entstehen, wenn unterschiedliche gemeinschaftsbezogene Identitäten einer Person aufeinanderprallen. Als man beispielsweise die indianischen Familien in Nordamerika zwang, sich zu assimilieren und »europäischer« zu werden, wurde so vorgegangen, dass man diesen Familien ihre erst sechsjährigen Kinder wegnahm und sie in staatliche Internate steckte, die oft Hunderte von Kilometern vom Elternhaus entfernt waren. Diese Kinder durften ihre Muttersprache nicht sprechen und sich auch nicht indianisch kleiden oder ernähren. Mit diesem unmenschlichen Vorgehen wäre es fast gelungen, die Identität nordamerikanischer Indianerstämme zu zerstören. Heute werden bewusst Anstrengungen unternommen, sich das Verlorene wieder anzueignen: die Sprache, die rituellen Tänze, die Art der Kleidung und Ernährung, das Leben in der Prärie und die alte Spiritualität. Dadurch, dass Indianerstämme ihre traditionellen Rollen, Regeln und Wertvorstellungen wieder aufleben lassen, zeigen sie uns, wie man zwei gegensätzliche Vorstellungen in sich tragen kann. Sie besinnen sich wieder auf ihre Stammeszugehörigkeit und sind zugleich patriotisch denkende Amerikaner; die jungen unter ihnen machen im US-amerikanischen Militär einen höheren Prozentsatz aus als die Abkömmlinge jeder anderen Minderheit. Ihre traditionell geschätzte Rolle als Krieger wurde vor langer Zeit zum Vorteil des Landes und der gesamten Gesellschaft wiederentdeckt (Bixler 1992; Meadows 2002).

Es gibt in der Tat viele Wahrheiten darüber, wer wir im Laufe unseres Lebens und an wechselnden Orten sind. In den USA unterweisen viele Indianer ihre Kinder aktiv darin, die Stammesidentität ihrer Vorfahren wieder zurückzugewinnen. Damit wollen sie eine persönliche Identität finden, in der sich ihr Selbstwertgefühl und ihre Selbstachtung spiegeln. Zum Thema Bewusstwerdung der eigenen kulturellen Identität kann das von McGoldrick, Gerson und Shellenberger (2002) verfasste Buch über die Arbeit an der Herkunftsfamilie und das von Hardy und Laszloffy (1995) sowie von Keiley et al. (2002) dargelegte kulturelle Mapping empfohlen werden. Da Identitäten aber nicht statisch sind, sollte man in diesem Bereich immer wieder neue Anstrengungen unternehmen. Unabhängig davon, ob man einer bestimmten kulturellen oder ethnischen Gruppe angehört, ob man alleinstehend, liiert, verheiratet, geschieden oder verwitwet ist: Die Identitäten eines Menschen verändern sich im Laufe des Lebens, das Verluste und auch Entwicklungsveränderungen mit sich bringt. Im günstigsten Fall werden wir zunehmend resilient und bereit, die eigene Identität in Bezug auf andere Menschen zu erweitern.

Die soziale Konstruktion als theoretischer Hintergrund

Das Konzept der sozialen Konstruktion besagt, dass die Vorstellungen eines Menschen davon, wer er ist, das heißt von seiner Identität, von seinen sozialen Beziehungen geprägt sind. Wer man ist, also die eigene Identität, wird einem durch Interaktionen mit signifikanten Anderen widergespiegelt. Da aber jeder Mensch andere Sozialbeziehungen und Erfahrungen hat, ist auch die »Wahrheit« eines jeden Menschen darüber, wer er in der Welt ist, eine andere. Außerdem muss vor dem Hintergrund der vielfältigen paarbezogenen, familialen und gemeinschaftsbezogenen Kontexte die Identität eines Menschen neu definiert werden, wenn sich Sozialbeziehungen ändern und reifen. Interventionen, mit denen die Identität nach dem Erleiden eines uneindeutigen Verlusts rekonstruiert werden soll, müssen auf einem Theoriemodell beruhen, das mehrere Sichtweisen und Wahrheiten nicht nur hinsichtlich der Situation des Klienten berücksichtigt, sondern auch hinsichtlich der Vielfalt der Menschen, deren Identität durch einen uneindeutigen Verlust auf die Probe gestellt ist.

Historisch gesehen, hat sich das Konzept der sozialen Konstruktion aus dem symbolischen Interaktionismus von George Herbert Mead (1956) entwickelt, aber für Therapeuten sind die klassischen Werke *Die gesellschaftliche Konstruktion der Wirklichkeit* von Berger und Luckmann (1970), *The Family's Construction of Reality* von Reiss (1981) und *Realities and Relationships* von Kenneth Gergen (1994) besonders wichtig. In der familientherapeutischen Forschung hat man diese Perspektive übernommen, um die Bedeutung familialer Identität und Weltsicht zu erweitern (Olson & DeFrain 2003; Patterson & Garwick 1994). Mit dem Konzept der sozialen Konstruktion können im Laufe der Zeit eintretende Veränderungen erfasst werden. Wenn man Beziehungen und Gemeinschaften revidiert, muss man auch die Identität der Beteiligten verändern.

Die Perspektiven der genannten Autoren sind für mich maßgeblich, wenn ich das Konzept der sozialen Konstruktion anwende, um die Beziehungsidentität von Klienten nach einem uneindeutigen Verlust neu zu definieren. Wenn eine Familie über die Abwesenheit oder Anwesenheit eines Angehörigen im

Dunkeln bleibt, befinden sich die persönliche Identität ihrer Mitglieder und die familiale Identität in einem beispiellosen Chaos. Wenn keine Fakten über den Verbleib des Angehörigen vorhanden sind und eine Lösung der Situation nicht in Sicht ist, bietet sich dem Therapeuten das Konzept der sozialen Konstruktion mit seinen vielfachen Wahrheiten in der Frage an, wer man ist und welche Rolle man zu spielen hat.

Laut Gergen (1994) kann ein und dieselbe Situation auf mehrfache Weise betrachtet werden, was aber nicht heißt, dass »alles geht«. Früher habe ich dieser Annahme zugestimmt und gesagt: »Es kommt auf die Wahrnehmung an, aber natürlich nicht nur darauf.« (Boss 1992, S. 118) Fakten sind tatsächlich auch ein Teil der rekonstruierten Wahrheit, aber im Falle eines uneindeutigen Verlusts ist es genau der Mangel an Fakten und wissenschaftlicher Evidenz, durch den die Neudefinition der Identität so schwierig und traumatisierend wird. Die Situation eines uneindeutigen Verlusts macht uns von Wahrnehmungen abhängiger, als es uns lieb ist.

Auf der Basis des Schütz'schen (1971) Denkens geht auch Gergen (1994) davon aus, dass Menschen einen Sinn aus Interaktionen gewinnen, die geschichtlich und kulturell beeinflusst sind. Sprachen und Rituale beispielsweise sind Produkte einer Gemeinschaft. Sich wiederholende Muster werden irgendwann als selbstverständlich betrachtet und gehen über in Traditionen. Kulturelle und historische Traditionen können sich durchaus positiv auf die Gestaltung der menschlichen Identität auswirken, aber ich habe auch schon Zeiten erlebt, in denen kulturelle Traditionen allzu starr bewahrt wurden und die Resilienz blockiert haben. So haben im Kosovo zu starres Festhalten an ethnischer und religiöser Identität und geschichtliches Aufrechnen die Identität der Menschen bis zu einem Punkt verhärtet, an dem der Hass von Generation zu Generation weitergegeben wurde. Wenn familiale Identität einen positiven Sinn haben, wenn sie Traumata reduzieren und Gesundheit steigern soll, muss jemand die destruktiven Interaktionsmuster ändern. Auch wenn die überlieferten Rituale, Sprachen und Interaktionsweisen einer Gemeinschaft oft hilfreich sind, müssen sie manchmal neu definiert werden; erst dann können Familien und ihre Mitglieder ihre Identitäten positiver beurteilen, selbst wenn Angehörige verschwunden sind. Therapeuten, die mit Individuen, Paaren und Familien aus immer vielfältigeren Kontexten arbeiten, müssen für die Geschichte und Kultur ihrer Klienten offen sein. Wenn man bei der Rekonstruktion von Identität nach dem Konzept der sozialen Konstruktion arbeitet, können zuvor ungehörte Stimmen hörbar gemacht werden, und Erzählungen von Klienten können genutzt werden, um deren Resilienz zu fördern.

Das Konzept der sozialen Konstruktion eignet sich auch deshalb für den therapeutischen Umgang mit uneindeutigen Verlusten, weil es auch von den Therapeuten und Forschern – und nicht nur von den Klienten – Selbstreflexion verlangt. Wenn wir den Annahmen des Konzepts der sozialen Konstruktion folgen, müssen wir bei der Behandlung von Menschen aus uns fremden Kulturen und historischen Zusammenhängen kontinuierlich auf die mehrfachen Wahrheiten unserer singulären therapeutischen Interpretationen und Diagnosen achten.

Wenn Kinder den Prozess der Neudefinition ihrer Identität durchmachen, beinhaltet dies oftmals, dass sie den Druck der elterlichen Veränderung überwinden müssen. Wenn Paare sich scheiden lassen, wieder heiraten oder wenn Familien umziehen, müssen ihre Kinder neu festlegen, wer sie in Bezug auf die Familie sind und wo sie dort ihren Platz haben. Kindern und Jugendlichen, die Vater oder Mutter – ob durch Scheidung, Inhaftierung, Krieg oder Krankheit – verlieren, muss man helfen, dass sie sich gegen die allzu vorzeitige Übernahme von Identitäten wehren, mit denen die Funktion des verschwundenen Elternteils ersetzt werden soll. Wohlmeinende Verwandte oder Gemeindemitglieder erzählen beispielsweise einem Jungen, dessen Vater vermisst ist, dass er von nun an »der Mann in der Familie« sei; von einem Mädchen wird möglicherweise erwartet, dass es die »Mutter« seiner jüngeren Geschwister ersetzt, wenn diese behindert ist. Solche falsch zugeschriebenen Erwachsenenrollen führen bei überlasteten jungen Menschen zum Erleben eines weiteren Verlusts und Traumas. Sie verlieren ihre kindliche Identität und werden zu kleinen Erwachsenen. Die Erwachsenen, die mit allein gelassenen Kindern und Jugendlichen zurückbleiben, müssen sich an andere Erwachsene oder an Verwandte, nicht aber an die jungen Menschen halten, wenn sie die familiale und ihre persönliche Identität neu definieren.

Was fördert die Neudefinition der Identität?

Die nachstehende Aufzählung folgt den drei Entwicklungsaufgaben, die von Steinglass et al. (1987) zum Aufbau von Beziehungsidentität vorgeschlagen werden. Diese Aufgaben werden im Abschnitt »Leitfaden zur Intervention« (S. 180 ff.) ausführlich erläutert. Ich passe sie für meine Zwecke auf einer eher allgemeinen Ebene an, um die Identität des Klienten nach der Konfrontation mit einem uneindeutigen Verlust zu rekonstruieren: Festlegung familialer Grenzen; Auswahl relevanter Entwicklungsthemen; Entwicklung gemeinsamer Wertvorstellungen und Sichtweisen. Die einzelnen Schritte sind:

Festlegung familialer Grenzen

- Klären, wer die Familie ist. Wer gehört dazu und wer nicht?
- Rollen neu definieren.
- Geschlechts- und generationenbezogene Rollen flexibel handhaben.
- Frühere Identitäten anerkennen.
- Stärker auf kulturelle Identitäten und Vielfalt achten.
- Familienregeln um der Problemlösung willen erweitern.
- Familiale Rollen und Aufgaben bei Ritualen und Feierlichkeiten überdenken.
- Symbole als Hinweis auf neu definierte Identität verwenden.
- Um der neuen Identität willen eine neue Sprache lernen.
- Davon abraten, den Hass auf andere religiöse Identitäten an die nächste Generation weiterzugeben.
- Geheimnisse um die familiale Identität aufdecken.

Auswahl relevanter Entwicklungsthemen

- Positive Familienthemen über Resilienz mithilfe von Genogrammen (Familienkarten) herausfinden.
- Gemeinsam Rituale ohne die vermisste bzw. nicht mehr erreichbare Person schaffen.
- Themen zu geschlechtsbezogenem Verhalten erforschen.
- Wissen, dass Menschen ihre Identitäten manchmal aus Sicherheitsgründen verheimlichen.

Entwicklung gemeinsamer Wertvorstellungen und Sichtweisen

- Unter schweren und ungewissen Bedingungen spirituelle Identität entwickeln.
- Optionen für familiale Wertvorstellungen und Familienidentität finden.
- Akzeptieren, dass die Welt nicht immer gerecht und anständig ist.
- Eher zu dialektischem als zu absolutem Denken ermutigen.

Was verhindert die Neudefinition der eigenen Identität?

Folgende Faktoren und Bedingungen verhindern, dass nach dem Erleiden des Traumas eines uneindeutigen Verlusts die Identität neu definiert wird.

Diskriminierung und Stigma

Besonders schlimme Kontexte, in denen die Identität eines Klienten nach der Erfahrung des Traumas eines uneindeutigen Verlusts neu definiert werden muss, sind dann gegeben, wenn Menschen wegen ihrer ethnischen Herkunft, Hautfarbe, Schichtzugehörigkeit, sexuellen Orientierung, Behinderung, Geschlechtszugehörigkeit, ihres Alters, ihrer Religion oder Kultur stigmatisiert und diskriminiert werden. Schon in ziemlich jungen Jahren wissen wir, wo wir auf der genannten Liste angesiedelt sind und wo das Umfeld uns einordnet. Wir wissen schon früh – in der Schule, am Arbeitsplatz, beim Arzt oder in der Kirche –, ob die Identität einer Person den Erwartungen der Familie oder der Gemeinschaft entspricht. Schulkameraden geben einem stigmatisierende Beinamen oder verfestigen durch Etikettierungen Identitäten: z.B. der Depp, der Athlet, das Dummerchen, der Trödler, der Sonderling. Allzu oft schauen andere Menschen nicht hinter solche vorurteilsbehafteten Identitäten. Die Sache verschlimmert sich, wenn die stigmatisierten Personen ihre eigenen Identitäten danach gestalten, wie sie von anderen gesehen und behandelt werden. In dem Moment hat es, wenn man sich mit den Augen der anderen betrachtet, einen negativen Einfluss darauf, wie man seine Identität konstruiert und neu definiert.

Laut O'Brien und Kollock (2001) zählen zu den stigmatisierten Identitäten unter anderem Obdachlose, psychisch Kranke, die Armen und Menschen mit missliebigen religiösen Überzeugungen, wobei »Behinderte, Obdachlose, Exhäftlinge, Prostituierte, Drogensüchtige, psychisch Kranke [und] Sozialhilfeempfänger« (S. 500) die besonders stigmatisierten Identitäten sind. Vielerorts sind Homosexualität, Bisexualität und Transsexualität mit stigmatisierenden Identitäten verbunden. Auch Menschen anderer Hautfarbe werden immer noch häufig diskriminiert und als ethnisch minderwertig stigmatisiert. Als Therapeut muss man wissen, dass manche Identitäten mit uneindeutigem Verlust verbunden sind, weil sie stigmatisierend sind. Durch Vorurteile können Menschen auf kultureller und persönlicher Ebene beschämt und dazu verleitet werden, ihre eigentliche Identität vor anderen zu verbergen. Die Interaktion wird unterdrückt, und das Vertrauen geht zurück. So verhindern Stigmatisierung und Diskriminierung die Entwicklung von Resilienz.

In manchen Fällen nehmen Menschen, die Stigmatisierung, Vorurteile, Diskriminierung oder Genozid erlebt haben, eine andere Identität an, damit sie als jemand anders wahrgenommen werden. Wenn Menschen sich als heterosexuell, weißhäutig, als Männer oder Frauen ausgeben, hängt das vielleicht damit zusammen, dass sie sich sicher fühlen wollen und eine Identität annehmen, mit der sie ein Stigma ablegen können (Crawford 1993; Kroeger 2003). Aus welchen Gründen auch immer ein Mensch eine falsche Identität anzunehmen versucht – seine Resilienz und Gesundheit leiden darunter.

Erzwungene Entwurzelung

Die Identität wird auch dann in Frage gestellt, wenn Menschen gezwungen sind, ihre heimatlichen Wurzeln auszureißen und ihre Familie zurückzulassen. Eine Rückkehr ist für Flüchtlinge oder Asylanten manchmal zu gefährlich oder unmöglich, sodass sie von ihrer kulturellen Identität abgeschnitten sind. Hardy und Laszloffy (1995) befassen sich mit dem Verlust der kulturellen Identität und der Verunsicherung von Menschen, die nicht wissen, wo ihre Heimat war oder wer zum Beispiel nach der Abschaffung der Sklaverei zu ihrer Familie gehörte. Bei jeder erzwungenen Abkehr von der Heimat müssen Menschen ihre Identität neu definieren. Wer sind wir an diesem neuen Ort? Werden wir uns schuldig fühlen, wenn wir uns diesem neuen Land verbunden fühlen? Die Ambivalenz dieser Menschen und die Verunsicherung in ihrer Identität müssen in der Therapie kontextualisiert und als etwas Normales begreiflich gemacht und überdies als uneindeutiger Verlust auf kultureller Ebene erkannt werden.

Winona LaDuke, die dem Indianerstamm der Anishinabe am Mississippi angehört, schreibt über das Vermächtnis der durch Rassendiskriminierung erzeugten Verunsicherung in der Identität: »Der Kolonialismus in Nordamerika sowie in Mittel- und Südamerika war ausgesprochen brutal. Geschichtlich betrachtet, müsste er als Völkermord bezeichnet werden, aber wir sprechen nie von einem nordamerikanischen Holocaust. Wir sprechen nur über einzelne Massaker, die stattfanden, und über Indianer, die in der Zeit des *Manifest Destiny*[18] einfach verschwanden. Das ist sehr traurig, denn von dem Standpunkt aus, dass man um seine Geschichte und um die Implikationen seiner Geschichte weiß, ist es als Ureinwohner wie als Nichtureinwohner sehr schwierig, das wieder zusammenzusetzen, was einmal Wahrheit war.« (Farley 1993, S. 107)

Positiv ist zu vermerken, dass viele Menschen nach dem Trauma eines kulturellen uneindeutigen Verlusts ihre Identitäten neu definieren können. Wie Isabel Allende (2006), die Chile verließ und jetzt in Kalifornien lebt, lernen manche Menschen schließlich das Gefühl der Freiheit schätzen, das sich zusammen mit einer durch erzwungene Migration verunsicherten Identität einstellt. »Ich habe mir die Vorstellung von meinem Land wie ein Puzzle aus den Teilen zusammengesetzt, die zu meinem Entwurf paßten, und habe die anderen beiseite gelassen (...) Auch habe ich ein Bild von mir als Staatenloser oder, besser gesagt, als Angehöriger vieler Staaten erschaffen. Ich gehöre nicht einem, sondern vielen Territorien an (...).« (S. 184)

Ähnlich wie LaDuke vergleicht Allende die Neudefinition der Identität nach dem Erleiden eines kulturellen uneindeutigen Verlusts mit dem Zusammensetzen einzelner Steinchen zu einem Puzzle. Wenn der uneindeutige Verlust durch erzwungene Diaspora und Emigration verursacht ist, zielt die Rekonstruktion der Identität nicht auf absolute Identität ab, sondern auf ein dialektisches Nebeneinander von alter und neuer Identität. Die Überlegungen beider Autorinnen erinnern daran, dass Resilienz aus dem Ertragen-Können zweier gegensätzlicher Vorstellungen erwächst. Allende sieht sich als Chilenin und zugleich als Kalifornierin. LaDuke sieht sich als Mitglied des Stammes der Anishinabe und zugleich als Amerikanerin. In Bezeichnungen wie irisch-amerikanisch, chinesisch-amerikanisch oder mexikanisch-amerikanisch spiegeln sich kulturelle Vermischungen. Dialektisches Denken ist vielleicht wirklich alles, was den Menschen möglich ist, die Angehörige oder Verwandte in ihren Ländern zurückgelassen haben oder die selbst die Zurückbleibenden sind. Daraus lernen wir, dass wir mehrere Identitäten annehmen müssen, wenn wir an einem neuen Ort Resilienz entwickeln sollen. Die Entwurzelten halten an einigen Lebensweisen aus ihrer alten Heimat fest und übernehmen zugleich einige neue Lebensweisen. Kontinuität und Wechsel werden zusammengefügt.

Isolation und Trennung

Die Verbundenheit in Beziehungen ist das Instrument, mit dem eine resiliente Identität entwickelt wird. Zwischenmenschliche Verbindungen sind das Forum, in dem die widersprüchlichen Ideen und Spannungen in Bezug auf das, was wir sind (und nicht mehr sind), gemeinsam mit den von uns geschätzten Menschen durchgearbeitet werden. Dieser Prozess wird durch das Verharren in Isolation behindert. Im Idealfall haben zwischenmenschliche Verbindungen eine Geschichte und eine Zukunft, und sie unterstützen das Selbst in dem von der Jugend bis ins Alter währenden Prozess, in dem Identitäten konstruiert und neu definiert werden. Beziehungen sollten einen Menschen in eine Position der Stärke versetzen und ihm dadurch interpersonale Motivation verleihen, damit er sein Selbstverständnis mit dem Fortgang der Zeit und mit wechselnden Verhältnissen ändern kann. Wenn wir aus positiven Interaktionen mit anderen Menschen Vertrauen in unsere Identität gewinnen, haben wir auch mehr Vertrauen, dass wir mit den Belastungen neuer Umwelten, neuer Menschen und neuer Situationen fertig werden können. Wenn man mit einem uneindeutigen Verlust konfrontiert ist und so gut wie keine Informationen darüber vorliegen, verlangt die Neudefinition dessen, wer man ist, Vertrauen in das eigene Selbst und in andere Menschen.

Abraham Maslow (1961) ist der Auffassung, dass ein Mensch Abenteuer und Gipfel-Erfahrung braucht, die seine Identität markieren, und dass zufriedenstellende Lebensgeschichten die Identität formen. Doch einige Gipfel-Erfahrungen übersteigen meines Erachtens das, was Maslow als Abenteuer bezeichnet. Sie sind traumatisierend und für immer schmerzvoll, auch wenn sie vielleicht (sofern man sie überlebt hat) zufriedenstellend waren. Wenn Angehörige verschwinden, müssen die hinterbliebenen Familienmitglieder auf individueller und auf Beziehungsebene neu definieren, wer sie sind. Dieser Prozess ist weitaus traumatischer als die von Maslow erwähnten Abenteuer oder Gipfel-Erfahrungen. Das Leben in Isolation behindert den Prozess, da die Verbundenheit in Beziehungen und folglich die Identitätsbildung gestört ist, weil Angehörige vermisst sind oder mental nicht mehr erreicht werden können.

An absoluter Identität festhalten

Der Prozess, in dem Menschen nach einem erlittenen Verlust ihre Identität neu definieren, setzt voraus, dass sie zur Veränderung bereit sind und zugleich eine gewisse Kontinuität in ihrer Lebensgeschichte wahren. Genauso wie ein Puzzle durch das Zusammensetzen der einzelnen Steinchen zu einem Ganzen wird, stärkt es die Resilienz eines Menschen, wenn er sich in Bezug auf seine Vergangenheit und Gegenwart aus mehreren Blickwinkeln wahrnimmt. Der Hmong-Flüchtling zum Beispiel, der in seinem Heimatland militärischer Führer war, übernimmt in seiner neuen Gemeinde vielleicht Leitungsaufgaben und organisiert Gemüsebauern, die die städtischen Märkte beliefern. Die Ehefrau eines Patienten mit Alzheimer-Krankheit begreift sich noch als Partnerin des kompetenten Mannes, den sie einst geheiratet hat, aber zugleich auch als Familienvorstand und Pflegeperson. Wenn Menschen mit physischen oder psychischen Verlusten konfrontiert sind, müssen sie mehrfache Wahrheiten tolerieren, damit sie ihre Identität neu definieren können. Das Festhalten an der absoluten persönlichen oder familialen Identität führt zur Unbeweglichkeit und blockiert die Resilienz. Die leidvolle Tatsache, dass ein Angehöriger geistig-seelisch nicht mehr erreichbar ist, wird von den Betroffenen tendenziell geleugnet; oder Familien vermisster Personen geben den vermissten Angehörigen allzu schnell auf und verhalten sich, als ob die Person schon tot sei. Ohne Ambiguitätstoleranz ist es unmöglich, seine Identität in Bezug auf abwesende beziehungsweise anwesende Angehörige neu zu definieren.

Abwehr von Veränderungen

Wenn Menschen sich an den oft unerfüllbaren Traum klammern, einen uneindeutigen Verlust rückgängig machen zu können, verschließen sie sich der Veränderung und schwächen somit ihre Resilienz. Aber ein allzu schneller Identitätswandel oder die Auffassung, dass »alles geht«, sind ebenso gefährlich. Erstrebenswert ist vielmehr, sich auf einen Prozess einzulassen und nach neuen Optionen zu suchen, wer man ist und was man tun sollte, und gleichzeitig Möglichkeiten offenzuhalten, die sich am Ende vielleicht realisieren – manchmal kehren vermisste Personen zurück (etwa bei Adoption oder remittierendem Krankheitsverlauf).

Damit ein Mensch nach dem Erleben eines uneindeutigen Verlusts seine Identität rekonstruieren kann, muss er darauf vertrauen, dass der Stress der Veränderung weniger schmerzhaft sein wird als die Erhaltung des Status quo. Obwohl viele Menschen wissen, was es heißt, Verlust und Veränderung z. B. im Sport oder am Finanzmarkt zu riskieren, wissen nur wenige, wie sie in der Situation eines uneindeutigen Verlusts ihre Rollen und Identitäten ändern können. Nach einem Verlusttrauma muss vermieden werden, dass der Prozess der identitätsbezogenen Neudefinition vorschnell abgebrochen wird. Mit der Einstellung »So war ich schon, bevor ich meine Kinder durch die Scheidung verloren habe, und so werde ich immer sein!« verschließt man sich der Veränderung und erschwert die Resilienz.

Therapiemethoden und Wege zur veränderten Identität

»Persönliche Geschichten sind nicht nur eine Möglichkeit, jemandem (oder sich selbst) etwas über das eigene Leben zu erzählen; sie sind die Mittel, mit denen Identitäten gestaltet werden können« (Rosenwald & Ochberg 1992, S. 1). Therapiemethoden, die sich den narrativen Ansatz zunutze machen, beruhen auf dem Konzept der sozialen Konstruktion, wie es in den Werken des Sozialpsychologen George Herbert Mead (1956), der Soziologen Peter Berger und Thomas Luckmann (1970), David Reiss (1981) und des Psychologen Kenneth Gergen (1994) entwickelt worden ist. Die an dieser Perspektive orientierte narrative Intervention wird in diesem Buch durchgängig empfohlen. Im vorliegenden Kapitel wird der narrative Ansatz speziell dafür genutzt, die persönliche und familiale Identität neu zu definieren.

Die narrative Tradition

Im familientherapeutischen Feld haben White und Epston (1990) sowie Anderson und Goolishian (1992) die narrative Tradition begründet. White und Epston setzen die Resilienz einer Familie mit ihrer Fähigkeit gleich, Raum für eine alternative Geschichte oder Erzählung zu haben – für eine, die weniger pathologisiert und die das Problem externalisiert, statt es im Mittelpunkt zu belassen. Wenn ein Klient von seinen Familienangehörigen als den »Gewinnern« oder »Verlierern« spricht und sich selbst als »gut« bzw. »schlecht« bezeichnet, hat er eine solche Identität häufig von seinem Lebensumfeld übernommen. Wichtig ist auf jeden Fall, dass der Klient eine positivere Identität oder Narration über sich selbst beziehungsweise seine Familie gestaltet oder eine bejahendere Gemeinschaft von Zuhörern findet, die ihn nicht beschuldigen oder beschämen – ein weitere Begründung für eine breit angelegte systemische Therapie.

Heute wenden Vertreter der Beziehungstheorie die narrative Tradition so an, dass sie die auf Heilung gerichteten klassischen Verfahren des Geschichtenerzählens mit den Gedanken des sozialen Konstruktionismus verschmelzen (Dickerson 2004; Fishbane 2001; Lipchik 2002; Weingarten 1994). In diesen Zusammenhang passen die auf Familienrituale bezogenen Ausführungen von Imber-Black und Roberts (1993) sowie entwicklungsbezogene Ausrichtungen (Carter & McGoldrick 1999; Gilligan 1984). Doch während Reifungs- und Alterungsprozesse vorhersagbar die Neudefinition von Identität und Familienritualen notwendig machen, bekommt die Notwendigkeit der identitätsbezogenen Rekonstruktion im Falle eines uneindeutigen Verlusts eine unerwartete und oftmals traumatische Dimension.

Wie können narrative Therapiemethoden helfen? Wenn Identität sozial konstruiert ist, muss sie logischerweise auch sozial rekonstruiert werden können. Wenn Menschen, die einen uneindeutigen Verlust erleiden, in der Interaktion mit anderen, die dieselbe Art von uneindeutigem Verlust erfahren, Geschichten erzählen und erzählt bekommen, gibt das den Rahmen vor, in dem Identitäten durch symbolische Interaktion mittels Sprache, Ritualen sowie kulturellen, geschlechts- und generationenbezogenen Bewältigungs- und Anpassungsmustern auf der Beziehungsebene artikuliert werden können. Ein solcher Fall liegt etwa vor, wenn ein Paar, das seine Kinderlosigkeit als uneindeutigen Verlust erlebt, zur Therapie kommt, weil es sein Leiden an der Unfähigkeit, Eltern zu werden wie andere Menschen in seinem Alter, verstehen will. Heilung kann dann aus der Interaktion zwischen den Partnern und mit anderen Menschen in einer solchen Situation kommen; dadurch wird dem kinderlosen Paar auf der Beziehungsebene sein uneindeutiger Verlust bestätigt und ihm die Zuversicht vermittelt, dass es mit einer leicht veränderten Identität nach vorne schauen kann, auch wenn es kinderlos bleibt. Vielleicht kommt jemand auf die Idee, dass das Paar auch auf andere Weise produktiv und fürsorglich sein könne; dass es außer der Elternschaft noch weitere Optionen gibt. Wie bei vielen anderen Arten uneindeutiger Verluste entscheiden die Wahrnehmungen – vorhandener oder fehlender – physischer oder psychischer Beziehungen über den Einfluss auf die Identität und die Resilienz, Identität neu zu definieren.

Wenn Therapeuten und Therapeutinnen ihre Klienten in einem geschützten und vertrauten Familien- oder Gemeinde-Setting nach der narrativen Methode behandeln, hat das wahrscheinlich zur Folge, dass traumatisierte Erwachsene, Jugendliche und Kinder einer Therapie gegenüber aufgeschlossener sind. Wenn Menschen freiwillig und in einem sicheren und vertrauten Umfeld gemeinsam Geschichten erzählen und erzählt bekommen, beginnt der Prozess, in dem Identität rekonstruiert wird (Boss et al. 2003). Es kann beispielsweise hilfreich sein zuzuhören, wenn Klienten erzählen, welches Urlaubsritual ihnen besonders lieb war oder wie ein Stuhl leer blieb, und dann gemeinsam zu überlegen, wie diese Situation neu definiert werden kann. Auf der Basis ihrer Stärken, Resilienz und Kompetenz unterstützen sich die Betroffenen darin, ihre Rollen, Regeln, Rituale und Grenzen neu festzulegen. Dadurch entdecken sie auch eigene Optionen.

Wichtig ist, dass Klienten ihre Wahlfamilie neu definieren. Wer gehört zur Familie und wer nicht? Welchen Einfluss hat die Anwesenheit bzw. Abwesenheit der vermissten bzw. seelisch-geistig nicht mehr erreichbaren Person auf die Rollen, die die Hinterbliebenen jetzt spielen? In der Interaktion mit anderen und durch den narrativen Prozess verschieben sich die Identitäten dann allmählich hin zu Resilienz und Gesundheit.

Die therapeutische Beziehung

Wenn in Fällen uneindeutiger Verluste die Identität zur Erhaltung der Resilienz neu definiert werden soll, sind mehrfache Wahrheiten über Abwesenheit bzw. Anwesenheit der verschwundenen Person notwendig. Dies hat Auswirkungen auf die therapeutische Beziehung; denn wenn mehrere Mittel den Zweck heiligen, nimmt der Prozess zwangsläufig kooperative Züge an. Weder der Therapeut noch der Klient hat die Antwort. Eine optimale Lösung gibt es nicht. Die Situation kann nicht abgeschlossen werden. Im Idealfall führt die Rekonstruktion neuer Identitäten zur Integration der Identität, die man vor dem uneindeutigen Verlust hatte, und der Identität, die man jetzt annehmen muss, damit man das Trauma überwinden und resilient und gesund bleiben kann.

Um die therapeutische Arbeit in diese Richtung lenken zu können, muss man als Therapeut erst einmal über seine eigene Identität nachdenken. Wenn es auf Fragen keine Antworten gibt und Ambiguität die persönlichen Beziehungen beherrscht, fühlt man sich hilflos. Vor diesem Hintergrund erkennt man vielleicht nicht so genau, welche Rolle man als kompetenter Therapeut im Hinblick auf den Umgang mit uneindeutigen Verlusten spielt. Beispielsweise brauchen Therapeuten, deren Angehörige oder Verwandte durch den Holocaust oder einen Genozid ums Leben gekommen sind, Supervision oder eine Therapie, um das Ausmaß der Gegenübertragung in Grenzen zu halten. Wir müssen die uneindeutigen Verluste erkennen, die unsere eigenen Identitäten verunsichern, wenn wir unseren Klienten helfen wollen, ihre Identitäten zu rekonstruieren.

Ferner dürfen wir nicht davon ausgehen, dass Klient und Therapeut ein und dasselbe Verständnis von der Welt haben. So können Klienten eine ganz andere Vorstellung davon haben, wie Frauen und Männer sich in der Rolle als Eltern verhalten sollten, als wir. Unabhängig von Ausbildungsrichtung und Arbeitsmethode müssen wir mit Familien aus anderen kulturellen Kontexten besonders feinfühlig umgehen und davon ausgehen, dass wir ihre Identitäten durch unsere eigene Brille beurteilen. Was bei Klienten nach Verunsicherung in ihrer Identität aussieht, war für sie früher vielleicht lebensrettende Resilienz. Die Übernahme ungewöhnlicher Rollen kann funktionale Anpassung gewesen sein. Damit wir unseren Klienten helfen können, aus einer fehlangepassten Identität herauszufinden, müssen wir offen sein für menschliche Vielfalt. Das heißt nicht, dass »alles geht«, sondern dass es viele Wege zu ein und demselben Ziel gibt: zum Überleben und zur Gesundheit.

Wenn Klienten allerdings gezwungen werden, ihre Erfahrung eines uneindeutigen Verlusts im gemeinsamen Geschichtenerzählen darzubieten, ist das therapeutisch wenig hilfreich und auch unethisch. Therapeuten und Therapeutinnen sind dafür verantwortlich, einen therapeutischen Rahmen zu schaffen, der Menschen anspricht, die es gewöhnt sind, ihre Geschichten von Schmerz und Trauma auf unterschiedliche Weisen zu erzählen. Nicht jeder mag die Couch; viele bevorzugen ein vertrautes Gemeindesetting oder das Familiengespräch, das ihre Heilung fördert.

Leitfaden zur Intervention

Mithilfe narrativer und auf Kooperation ausgelegter Therapiemethoden, die im Konzept der sozialen Konstruktion verankert sind, kann der folgende therapeutische Leitfaden die förderlichen Momente des Prozesses verstärken und die hinderlichen Aspekte abschwächen oder beseitigen. Im Rahmen der nach einem uneindeutigen Verlust notwendigen Neubildung der Identität besteht das therapeutische Ziel darin, die beziehungsbezogenen Resilienzprozesse flexibler zu machen, damit Veränderung möglich ist. In Fällen einer solch beispiellosen Art von Verlust und Trauma ist die Suche nach einer Balance zwischen dem, was man war, und dem, was man werden muss, um mit der Ambiguität zurechtzukommen, mit Angst verbunden – was aber eindeutig hilfreicher ist als keine Veränderung.

Wie im Abschnitt »Was fördert die Neudefinition der Identität?« erwähnt, berufe ich mich auf die drei von Steinglass et al. (1987) formulierten Entwicklungsaufgaben, um meine Leitlinien zu gestalten, an denen sich der nach einem uneindeutigen Verlust notwendige Prozess der Identitätsneubildung orientieren kann. Nach meiner Auffassung sind diese Entwicklungsaufgaben im therapeutischen Umgang mit Einzelpersonen und Familien nicht nur bei Problemen mit Alkoholabhängigkeit hilfreich, sondern bei *allen* Arten uneindeutiger Verluste. Die Fragen des Therapeuten lauten: Wie lassen sich familiale Grenzen festlegen? Wie lassen sich relevante Entwicklungsthemen auswählen? Wie lassen sich gemeinsame Wertvorstellungen und Sichtweisen entwickeln?

- Klienten müssen sich darüber im Klaren sein, welche Personen sie zu ihrer Familie zählen und wo ihre Grenze verläuft. Wer gehört zur Familie und wer nicht? Begreifen die Klienten die Verwandtschaft, die Gemeinde, den Stamm, den Klan, die Kernfamilie oder das Paar als ihre Familie? Werden auch nicht verwandte Personen zur Familie gerechnet?

- Zu berücksichtigen sind Entwicklungsmerkmale, die auf Verstrickung oder Differenzierung innerhalb der Familie hinweisen. Werden die im Laufe des Lebens sich einstellenden Veränderungen der einzelnen Familienmitglieder toleriert? Müssen alle immer so sein, wie sie immer schon waren, oder das tun, was sie immer schon getan haben? Kann die Intensität des Familienlebens zwischen Nähe und Distanz schwanken? Können in der Familie unterschiedliche Identitäten toleriert werden, ohne dass ein Mitglied aus dem Familienkreis verbannt oder ausgeschlossen werden muss?
- Haben die Familienmitglieder Vertrauen in die außerhäusliche Welt? Können die Ehepartner und Familienmitglieder über solche Dinge reflektieren und ihre Erfahrungen beurteilen, ohne sich in der Defensive zu fühlen? Besitzt jedes Familienmitglied so viel Resilienz, dass es in familialen Interaktionen bestimmen kann, was richtig und was falsch ist? Menschen müssen über ihre Herkunftsfamilien nachdenken und sich traumatisierende Erlebnisse aufgrund bestimmter Gegebenheiten (beispielsweise Krieg, Terrorismus, Epidemien, Naturkatastrophen, Wirtschaftskrisen, Mord oder Suizid) bewusst machen, von denen gegenwärtige Erwartungen und Interaktionsmuster beeinflusst sind. Ohne Interventionen, die sich an dem Ziel orientieren, dass Menschen auf funktionalere Weisen zusammenleben können, entwickeln Paare und Familien, die derlei verheerende Angriffe auf ihre Identität erlebt haben, dysfunktionale Verhaltensmuster und Überzeugungen, die sich auf die nächsten Generationen übertragen können.
- Bei allen drei Entwicklungsaufgaben muss der Therapeut seine Klienten dazu motivieren, Geschichten darüber zu erzählen, wer sie wirklich sind. Die Beschreibung, die der Einzelne oder die Familie von seiner beziehungsweise ihrer Identität im Hinblick auf den uneindeutigen Verlust gibt, kann spärlich sein oder ausführlich. Wenn die Familie eher spärliche Geschichten erzählt, hat sie sich für die Existenz eines absoluten Problems entschieden (Mary ist ein böses Mädchen; wenn sie doch nur auf die rechte Bahn käme, dann ginge es der Familie gut). Eine solche Gewissheit schließt andere Optionen für Veränderung aus. Wenn der Therapeut die Klienten nach ihren Stärken fragt und nicht auf ihre Pathologie hin erforscht, kann er bewirken, dass ihre Beschreibungen ausführlicher werden, und auch Möglichkeiten erzeugen, wie sie eher positive Identitäten entwickeln können. Wenn in der rekonstruierten Geschichte die Kompetenz (und nicht der schlechte Charakter) das zentrale Moment ist, zeichnen sich neue Möglichkeiten und neue Identitäten ab. Michael White (1989) sprach z. B. mit einer Familie, die ihren Sohn als Brandstifter etikettiert hatte. Im Laufe des Gesprächs entdeckten die Familienmitglieder, dass der Sohn

außerdem ein kompetenter junger Mann war. Nach einer nur zweistündigen Sitzung galt er nicht mehr als »böse«, sondern als »verantwortungsbewusst«, und die Familie konzentrierte sich nicht mehr auf ihre »Schande«, sondern auf ihre »Hoffnung«. Das Foto des Schuppens, den der Junge in Brand gesteckt hatte, wurde von der Familie zwar nicht vernichtet, aber sie sah es auch nicht mehr als Beweis für die Verdorbenheit ihres Sohnes an. Detaillierte Beschreibungen heben tendenziell eher die Stärke hervor als das Pathologische, und sie stufen folglich die Hoffnung höher ein als die Zwecklosigkeit und die Schande (White 1989).

Der am Konzept der sozialen Konstruktion orientierte Therapeut klopft seine Klienten weniger auf Fakten und Daten ab, sondern erforscht eher die Muster ihrer Beziehung zu signifikanten Anderen: zu Ehepartnern, Eltern, Lebensgefährten, Geschwistern, Freunden, Kollegen usw. Die wichtigen Fragen, so Gergen (1994), die man Menschen stellen sollte, sind die, »wie sie ihre Aufgaben erfüllen, welche Rolle sie in Ritualen spielen, welche Aktivitäten sie fördern und welche sie erschweren, wer dabei zu Schaden kommt und wer dadurch gewinnt« (S. 53). Die folgenden Leitlinien, die das familiale und gemeinschaftsbezogene Moment betonen, setzen den Rahmen für narrative Interventionen und zielen darauf ab, die durch das Trauma eines uneindeutigen Verlusts beeinträchtigte Beziehungsidentität wieder aufzubauen.

Familiale Grenzen festlegen

Wie gesagt, müssen Menschen sich bewusst machen, welche Vorstellungen sie von ihrer Familie haben. Flexibilität ist zwar eine wichtige Voraussetzung für Resilienz, aber externe und interne Grenzen müssen gewahrt werden. Toleriert die Familie die verschiedenen Regeln zwischen den Ehepartnern und unter den Familienmitgliedern? Müssen die Partner und Familienmitglieder immer die gleichen zugewiesenen Rollen übernehmen? Kann ein Ehepartner oder ein Kind anderer Meinung sein, ohne von der Familie disqualifiziert oder ausgeschlossen zu werden? Nach welchen Leitlinien können die Antworten auf solche Fragen vertieft und Optionen für Veränderungen gefunden werden?

Klären, wer die Familie ist. Wer gehört dazu und wer nicht? Um eine neue Identität definieren zu können, muss man sich zuerst bewusst machen, wen man zu seiner Familie zählt. Das heißt, dass der Klient seine Wahlfamilie und seine leibliche Familie identifiziert, um für beide die Rollen, Regeln und Grenzen zu klären. Damit ein System funktionieren kann, muss es seine Grenzen aufrechterhalten können. Unabhängig von kontextuellen Unterschieden müssen wir wissen, wer psychisch und physisch zur Familie gehört und wer nicht. Wir müssen wissen, wer die Beziehungsgrenzen überschreitet, das heißt im Laufe der Zeit in das System eintritt und es wieder verlässt. Unterschiedliche Vorstellungen bestehen vielleicht unter den Ehepartnern ebenso wie zwischen Eltern und Kindern oder unter den Geschwistern. Absolute Lösungen gibt es nicht. In Scheidungs- und Stieffamilien bestehen natürlich mehrere Wahrheiten. Wahrnehmungen verändern sich im Laufe der Jahre, weil sich in einer Familie die Persönlichkeitsgestaltungen und Rollenverteilungen wandeln. Angehörige verändern sich und nehmen mehrfache und oftmals widersprüchliche Identitäten an. Paare lassen sich scheiden und arbeiten als Eltern dennoch zusammen. Ein Kind kann beim Abendessen der Familie sowohl die Rolle des Sohnes als auch die des Stiefsohnes spielen; geschiedene und wieder verheiratete Personen können Liebende, Eltern und Stiefeltern zugleich sein.

Rollen neu definieren. Damit Klienten nach erlittenem Trauma und Verlust ihre Identität neu definieren können, müssen sie die Bedeutung ihres Selbst sowie ihre Wertvorstellungen und Überzeugungen bezüglich der Kontrollierbarkeit ihrer Situation überprüfen und wahrscheinlich rekonstruieren. Therapeut und Klienten können gemeinsam nach Alternativen suchen und überlegen, welche Aspekte ihrer Identität erhalten und welche revidiert werden müssen. Solche Alternativen werden auf der Beziehungsebene eruiert. In Mehrfamiliengruppen und Familiengesprächen, bei denen die Kinder anwesend sind, entwickeln sich neue Optionen rascher. In Familien wiederverheirateter Personen ist die Rollenzuschreibung per se verwirrend. Aus der Sicht der Kinder ist vielleicht nicht die neue Gefährtin des Vaters, sondern die abwesende Partnerin ihre Mutter. Die Identität der neuen Partnerin des Vaters wird auf die Probe gestellt, und sie fragt sich vielleicht: »Bin ich für seine Kinder nun eine Mutter oder nicht?« Die Kinder in solchen Familien sind in ihrer Identität oftmals ähnlich verunsichert. Darunter leidet ihre Loyalität. Familiale Konflikte sind programmiert. Damit Rollenidentitäten bei Paaren und Familien, die sich über ihre Zugehörigkeit im Unklaren sind, neu definiert werden können, sollte man darüber sprechen, dass es durchaus normal ist, wenn Grenzen sich überschneiden – und auch, wenn sie ausgedehnt werden.

Geschlechts- und generationenbezogene Rollen flexibel handhaben. Menschen müssen ihre Identität mit Optionen und Wahlmöglichkeiten verbinden können statt sie mit Verhärtung assoziieren zu müssen. Dies setzt Flexibilität in Rollen, Regeln und Interaktionsmustern voraus. So fördern etwa flexibel gehandhabte Geschlechterrollen (im Gegensatz zu festgelegten Rollen) die Resilienz, wenn sich die Familie in einer belastenden Situation befindet. Doch oft hören wir Sätze wie: »In unserer Familie macht man das nicht; in unserem Ort tut man das nicht; wir machen das so und nicht anders.« Wenn ein Paar oder eine Familie schon durch das Trauma eines uneindeutigen Verlusts destabilisiert ist, blockieren solch rigide Rollenzuschreibungen und Erwartungshaltungen nur die identitätsbezogene Veränderung, die für die Gesundheit von Beziehung und Person notwendig wäre. Wenn eine Familie einen chronisch – ob psychisch oder physisch – kranken Angehörigen hat, müssen die gesunden Familienmitglieder ihre Identitäten jenseits der vorliegenden Krankheit suchen, damit sie ihre Identität beispielsweise nicht an dem alkoholabhängigen oder schizophrenen Angehörigen ausrichten. Die meisten Familien betrachten sich als ganz normale Familien und sind manchmal überrascht und verletzt, wenn man sie auf ihre an der Krankheit des Angehörigen ausgerichteten Identitäten aufmerksam macht. Für ihren Kummer habe ich volles Verständnis. Denn sie versuchen, ihr Leben zu bewältigen, obwohl sie einen Angehörigen haben, dessen Krankheit zu Beziehungsverlust und identitätsbezogener Verunsicherung führt.

Resiliente Menschen müssen keine rigiden geschlechts- oder generationenbezogenen Rollen annehmen, um zu wissen, wer sie eigentlich sind. Sie können die Rolle als Mutter oder Vater eines chronisch kranken Kindes annehmen und an ihrem Leben mit dem kranken Kind doch Freude haben. Sie schaffen den Spagat zwischen Elternrolle und Pflegeperson, obwohl Rollen und Identitäten oft jahrelang verwischt sind. Eine gebrechliche alte Mutter etwa kann mit ihrer Tochter wie mit einer Tochter umgehen und diese zugleich wie ein kleines Kind um Hilfe bitten. Therapeuten wie Klienten müssen ihre Identitäten im jeweils eigenen Leben rekonstruieren, da der Prozess der Integration dessen, wer man ist und was man zu einem gegebenen Zeitpunkt sein muss, für alle Menschen eine Realität ist.

Frühere Identitäten anerkennen. Die Neudefinition der Identität setzt voraus, dass man über frühere Identitäten, z. B. als Exehemann, Expartnerin, ehemaliger Priester, frühere Nonne, Exsoldat, Exmitarbeiter, früherer Strafgefangener oder über eine andere in der Vergangenheit liegende Rolle oder einen früheren Status spricht. Identitäten entstehen oft aus uneindeutigen Verlusten, etwa aufgrund von Immigration, Inhaftierung, Scheidung, und können besonders traumatisch sein, wenn beispielsweise der Lebenspartner vermisst ist. Eine hinterbliebene Frau ist dann plötzlich mit der Identität einer »Witwe« konfrontiert, ohne dass der Tod ihres Mannes offiziell bestätigt wird. In der Therapie muss erkundet werden, ob die Hinterbliebenen beziehungsweise Betroffenen die verschwundene Person zur Familie gehörend oder nicht zu ihr gehörend oder als Teil ihres Lebens wahrnehmen. Welche Rolle spielt die verschwundene Person gegenwärtig? Nach welchen Regeln wird sie noch in die Familienaktivitäten einbezogen? Weil der Verlust einer Identität genauso belastend sein kann wie die Suche nach einer neuen Identität, liegt der Schwerpunkt der Therapie auf der Integration von alter und neuer Identität und nicht auf der absoluten Veränderung. Weil vergangene Identitäten immer einen Übergang implizieren, muss der Status, den ein Mensch früher hatte, mit dem Status, den er jetzt hat, vereinbart werden. Ebaugh (2001) weist darauf hin: »In einem sehr realen Sinn impliziert der Prozess, die Rolle eines Ehemaligen, Früheren, Ex, Verflossenen und so weiter anzunehmen, die Spannung zwischen Vergangenheit, Gegenwart und Zukunft.« (S. 330) Die frühere Identität muss, ähnlich der Vertreibung eines Katers nach reichlichem Alkoholgenuss, revidiert und in eine neue Rolle und neue Muster der Beziehung zu anderen Menschen überführt werden.

Im Rahmen der nach 9/11 einsetzenden Betreuung wollten wir den Familien von vermissten Angehörigen helfen, ihre Identitäten über die der *Opferrolle* hinaus neu zu definieren und eine von *Kompetenz* und *Resilienz* getragene Identität zu erreichen. In New York in der Union Hall wurden bereits ab 2001 Familientreffen abgehalten, die als Interventionen gedacht waren. Vier Jahre später gab es diese Familiengespräche immer noch, allerdings ohne Therapeuten und Therapeutinnen und mit einer stärkeren Fokussierung auf Erholung und Information statt auf Verlust. Erwachsene und Kinder haben ihre mit dem Entsetzen von 9/11 verbundene Identität hinter sich gelassen. Sie können darüber sprechen, dass sie Angehörige bei den Anschlägen verloren haben und zu einer Gemeinschaft starker Menschen gehören, die sich nach schweren Zeiten immer wieder hochgerappelt haben. Sie haben auf Resilienz und Kompetenz beruhende Identitäten angenommen, in denen sich Geschichten ihrer Eltern und Vorfahren spiegeln, und sie schauen nach vorne, obwohl ihre Angehörigen an diesem entsetzlichen Septembertag verschwunden sind.

Stärker auf kulturelle Identitäten und Vielfalt achten. Inwieweit die Familienidentität erhalten bleibt, hängt davon ab, ob die Kultur der Familie mittels etablierter Themen und Interaktionsmuster, in denen klare Rollen, Regeln und Grenzen gegeben sind, von einer Generation zur nächsten übertragen wird. Ich ermutige meine Klienten dazu, ihre familialen Grenzen zu überschreiten und Menschen mit anderen Identitäten zu erleben. In der Therapie reden wir über das Abenteuer, Menschen mit verschiedenen Identitäten kennen zu lernen. Ich motiviere die Klienten zu Erfahrungen, die ihre Grenzen ausdehnen und ihre Vorstellungen davon erweitern, was man in anderen Kulturen und Regionen unter Begriffen wie Individuum, Heirat oder Familie versteht. Hier hilft natürlich das Reisen, aber man muss gar nicht so weit reisen – vielleicht nur bis zur nächsten Ecke. In jeder Gemeinde herrscht Vielfalt, vor allem in solchen Gemeinden, in denen frühere Konkurrenten oder sogar Feinde nun Seite an Seite leben.

Verheerend wirken sich Unterdrückung und Genozid auf die familiale Identität aus. Menschen, die solche Traumata erfahren haben, schämen sich vielleicht dafür, dass sie den Kampf verloren haben. Ihren Stolz können sie nur dadurch zurückgewinnen, dass sie sich auf ihre kulturelle Identität besinnen. Zu solchermaßen entwurzelten Menschen gehören beispielsweise Afroamerikaner oder Flüchtlinge, die inzwischen ihre Identitäten geltend machen, indem sie alte Traditionen und Rituale mit heutigen vermischen. Erholung von Verlust und Trauma, die durch Unterdrückung verursacht sind, kommt nicht selten aus einer wieder aufgenommenen spirituellen Verbindung zur Vergangenheit und zu den Lebensweisen der Vorfahren. Das bedeutet nicht, dass diese entwurzelten Menschen die Gesellschaft, in der sie leben, zurückweisen, sondern dass sie im Rahmen der Neudefinition ihrer verlorenen Identität alte und neue Lebensweisen miteinander verbinden.

Familienregeln um der Problemlösung willen erweitern. Familien, die an einer ihrer Entwicklung nicht mehr gemäßen Identität festhalten, lösen stereotyp ihre Probleme immer wieder auf dieselbe Art und Weise. Ihr Umgang mit Problemen besteht dann meistens nur aus Schuldzuweisung, Schande und der Suche nach einem Sündenbock. Wenn sich dann ein Angehöriger gegen die etablierten Denkweisen stellt, wird er ausgeschlossen oder gemieden. In solchen Fällen verfolgen wir das therapeutische Ziel, starre Familienregeln und Weisen der Problemlösung zu durchbrechen, indem wir Möglichkeiten schaffen, dass die Klienten ihre Gefühle besser artikulieren, Selbstverantwortung entwickeln und zu flexibleren Entscheidungen finden können. Wenn bei den Klienten die Emotionen hochgehen, muss man als Therapeut unter Umständen mit ihrer Wut umgehen können. Hilfreich sind hier psychoedukative Verfahren, die darauf gerichtet sind, Informationen zu gewinnen, um zu einer Entscheidung zu kommen, und Unstimmigkeiten zu thematisieren und zu verhandeln. Um in Familien mit einer dysfunktionalen Identität Veränderungen bewirken zu können, muss die betreffende Familie ihre dysfunktionalen Interaktionsmuster erst erkennen. Welcher Tanz wiederholt sich immer wieder? Ist in problematischen Situationen die Rolle jedes Familienmitglieds vorhersagbar – wenn zum Beispiel der Vater betrunken ist, liest die Mutter ein Buch, und die Kinder werden zu den Nachbarn geschickt?

Familiale Rollen und Aufgaben bei Ritualen und Feierlichkeiten überdenken. Wenn ein Mensch eine gewisse spirituelle Identität entwickelt, vertieft das auch seine persönliche Identität. Im Idealfall läuft dieser Prozess in der Familie oder einem gemeinschaftlichen Setting ab. Familienrituale sind die beobachtbaren Verhaltensweisen und öffnen ein Fenster zur Einschätzung familialer Identität. Imber-Black und Roberts (1993) definieren Rituale als stark strukturierte, sich wiederholende, symbolisch aufgeladene Verhaltenssequenzen, die mit Feiertagen, wichtigen Übergängen in der Familie, Essensgewohnheiten, Geburtstagen, Schulabschlüssen, Heimkehr und Wiedersehen sowie mit Verhaltensweisen bei alltäglichen Problemlösungsversuchen assoziiert werden.

Nach dem Erleiden eines uneindeutigen Verlusts kann die Identität vor allem dadurch rekonstruiert werden, dass Familienrituale revidiert und fortgesetzt werden. Weil eine solche an Bedeutung reiche Interaktion mit anderen Menschen zur Neudefinition persönlicher und familialer Identitäten ermutigt, ist nach dem Trauma eines uneindeutigen Verlusts eine frühe Intervention, in der Familienrituale und Beziehungssymbole revidiert werden, entscheidend für die Förderung von Resilienz. So müssen beispielsweise Restaurantbesuche, die Mahlzeiten zu Hause oder Geburtstagsfeiern und Feiertage neu strukturiert werden, um sie der Situation der psychischen oder physischen Abwesenheit eines Angehörigen anzupassen. Diese Aufgabe ist nicht leicht, und viele Betroffene sagen solche ritualisierten Ereignisse am liebsten ab. Das ist dysfunktional, denn Rituale und Feiern halten die Familie zusammen und müssen deshalb fortgesetzt werden.

Der Therapeut muss seine Klienten fragen, welche Rituale ihnen helfen könnten. »Was verbinden Sie mit diesem Ritual oder Symbol (z. B. mit dem Ehering, der Geburtsurkunde, dem Juradiplom)?« »Welche Identitätssymbole und Rituale markieren aus Ihrer Sicht den Übergang zu neuen Identitäten: Schulabschluss, Taufe, Bar-Mizwa, Hochzeitsfest, Pensionierungsfeier, Beerdigung?« Wenn man nicht weiß, ob der vermisste Angehörige wiederkommt, müssen die Betroffenen darüber sprechen, wer sie sind, was von ihnen erwartet wird und welche auf die Zukunft gerichteten Hoffnungen angesichts des uneindeutigen Verlusts realistisch sind. Wir haben als Therapeuten die Aufgabe, die betroffene Familie bei der Neustrukturierung ihrer Rituale und Feierlichkeiten zu unterstützen, damit sie weiß, welche Rollen die Familienmitglieder zu spielen haben, sodass sie Ambiguität, Verlust und Trauma verwinden kann. Wenn beispielsweise der Vater Soldat ist und zum Einsatz in ein weit entferntes Land geschickt wird, muss die Mutter an Feiertagen und Geburtstagen sowohl die Rolle des Vaters als auch die der Mutter übernehmen. Unabhängig von der sonstigen Rollenverteilung der beiden Elternteile nimmt nun die Mutter – instrumentell *und* emotional – die Identität als Familienvorstand an, indem sie die Rolle des Vaters spielt, bis er wiederkommt.

Doch manchmal beseitigen Rituale nicht die identitätsbezogene Verunsicherung und Zerstörung, die mit einem uneindeutigen Verlust verbunden sind und sich auf das Leben eines Paares oder einer Familie auswirken. Als einige Männer jüdischen und islamischen Glaubens, die sich am 11. September 2001 in den brennenden Türmen des World Trade Center befanden, realisierten, dass ihr Leben in Gefahr war und ihre Körper vielleicht niemals gefunden würden, riefen sie Geistliche ihrer Gemeinde an und teilten ihnen mit, dass sie ihre Frauen von der Ehe mit ihnen entbänden. Damit unterlägen die hinterbliebenen Frauen, sollte der schlimmste Fall eintreten, nicht den Einschränkungen einer »verlassenen« Ehefrau, sondern sie hätten die Identität einer »geschiedenen« Frau und mithin die Freiheit, wieder zu heiraten. Diese Männer waren bereit, ihren Frauen zu ersparen, dass sie (die Frauen) in ihrer Identität verunsichert würden. In der Identität eines Menschen spiegelt sich zwar der Einfluss seiner Interaktionen mit anderen Menschen, aber die Gemeinschaft, in der seine Beziehungen angesiedelt sind, hat dann oftmals noch einen stärkeren Einfluss darauf, wie Betroffene ihre Identität um der Resilienz willen neu zu definieren vermögen. Auch dieser Einfluss muss manchmal revidiert werden.

Symbole als Hinweis auf neu definierte Identität verwenden. Die persönliche Geschichte eines Menschen bildet sich in den Symbolen ab, die er an sich trägt, und in seiner Kleidung. So helfen Eheringe dem Paar, sich als verheiratet und nicht mehr als ledig zu begreifen, diese Identität wird so auch der Gemeinschaft signalisiert. Auch Haarlänge und Kleidung sind Symbole menschlicher Identität. Soldaten, Rockstars oder Geistliche grenzen ihre Identität oft gegen diejenige anderer Menschen ab, indem sie spezifische identitätsstiftende Symbole tragen. Wenn wir Klienten helfen wollen, ihre Identitäten zu ändern, um den traumatischen Stress eines uneindeutigen Verlusts zu überwinden, können wir sie beispielsweise fragen, wie sie sich im Moment kleiden und welches Erscheinungsbild von ihnen in der anderen Rolle erwartet wird. Wenn ein Klient sich zum Beispiel auf eine neue Arbeitsstelle vorbereitet, kann es therapeutisch sinnvoll sein, mit ihm darüber zu sprechen, welche Kleidung in seiner

Situation passend ist und welche Symbole im Hinblick auf seine Arbeit und auf seine Resilienz am Arbeitsplatz erforderlich sind.

Um der neuen Identität willen eine neue Sprache lernen. Wenn Menschen eine fremde Sprache nicht verstehen oder ihre Sprache nicht verstanden wird, verlieren sie einen Teil ihrer ursprünglichen Identität. Zu dem durch Immigration oder Migration verursachten uneindeutigen Verlust kommt oft noch der Verlust der Muttersprache, des Symbols der nationalen Identität und der Heimat hinzu. In solchen Fällen gehen wir nach dem Ansatz des Sowohl-als-auch vor, das heißt, wir ermutigen die Klienten, beide Sprachen zu sprechen. Wenn Menschen an ihrer Muttersprache festhalten, ist das für ihre Identität zwar eine Bereicherung, braucht aber den Ausgleich darin, dass sie die in ihrer neuen Heimat gesprochene Sprache erlernen. Solche Klienten müssen wissen, dass sie auf ihre Muttersprache stolz sein sollten, weil sie Teil ihrer Identität ist, dass es aber auch pragmatisch und ein Zeichen von Resilienz ist, wenn sie die Sprache des Landes sprechen, in dem sie nun leben.

Davon abraten, den Hass auf andere religiöse Identitäten an die nächste Generation weiterzugeben. Bei diesem therapeutischen Vorhaben ist es hilfreich, wenn man an die elterliche Sorge um das Wohl der Kinder appelliert. Eltern sind oft überrascht über die Tatsache, dass es der Gesundheit ihrer Kinder schadet, wenn sie in einer racheerfüllten Atmosphäre aufwachsen. Eruiert werden sollten neue Optionen, in denen Betroffene zu einer Identität zurückfinden, auf die sie stolz sein können. Wir haben unter serbischen Katholiken und albanischen Muslimen im Kosovo erfahren, was Hass bedeutet, als einige Eltern sagten, dass sie ihren Hass weitergeben müssten, weil ihre Kinder sonst ihre ethnische Identität vergessen würden. Da wurde mir klar, dass Familien in Friedens- wie in Kriegszeiten extreme Maßnahmen ergreifen, um ihre Identitäten zu bewahren. Um die Personen zu bleiben, die sie früher einmal waren, können sie töten, sich abschotten oder einfach jeden ignorieren, der ihren Status quo in Frage stellt. Sie verhalten sich so, als ob »der andere« ein Dämon sei: Du bist entweder auf meiner Seite oder mein Feind, dazwischen gibt es nichts. Hinter einer solchen Verletzbarkeit steckt eine brüchige Identität ohne Resilienz, was oft zu weiteren Gewalt- und Mordtaten führt.

Geheimnisse um die familiale Identität aufdecken. Durch Familiengeheimnisse können Identitäten erstarren (Imber-Black 1995). Eine Familie ist zu Beginn ihrer Therapie vielleicht überzeugt, dass sie noch nie Probleme gehabt hat: keinen Alkoholismus, keine Scheidung, keinen Suizid, keinen Inzest, keinen Missbrauch. Sie hat immer nur die vorteilhaften Geschichten erzählt und die familiale Identität verherrlicht. Wenn die Familienmitglieder in der Therapie dann erzählen und immer wieder von neuem erzählen, kommt vielleicht heraus, dass die Großmutter in der Psychiatrie oder der Großvater im Gefängnis war, dass es möglicherweise einen Suizid gegeben hat oder dass Alkoholismus und Missbrauch im Spiel waren. Die Realität ist, dass jede Familie gute und schlechte Seiten hat und dass sich die meisten Familien irgendwo im Mittelfeld bewegen. Die Erkenntnis, dass Menschen sowohl Heilige als auch Sünder sind, bereichert die individuelle und familiale Identität und vergrößert die Resilienzressourcen.

Relevante Entwicklungsthemen auswählen

Wenn Themen und Interaktionsmuster identifiziert werden, die im Leben einer einzelnen Familie und in ihren früheren Generationen vorhanden sind, dann entdeckt man auch positive Beispiele für die Neudefinition der Identität um der Resilienz und Gesundheit willen. Also sollte der Therapeut mit seinen Klienten gemeinsam nach der dominanten Geschichte in ihrer Familie fahnden und diese dann rekonstruieren, um zu einer positiv gefärbten und auf familialen Stärken beruhenden Identität zu gelangen.

Positive Familienthemen über Resilienz mithilfe von Genogrammen (Familienkarten) herausfinden. Die Aktivitäten einer Familie werden im Laufe ihres Lebens zu den großen Organisatoren von Familienthemen. Solche Themen sind beispielsweise Sport, Musik oder Religion; doch welches Thema auch ausgewählt wird – es bestimmt tendenziell die Rollen, Regeln, Rituale und die Gemeinschaft, mit der die Familie interagiert. Themen wie Sport oder Musik durchziehen häufig mehrere Generationen. In der therapeutischen Arbeit wollen wir die positiven und die Lebensqualität steigernden Themen, zum Beispiel über Resilienz und Stärke in generationenübergreifenden Aktivitäten, verstärken und die Themen verändern, die das Leben der Familie bedrohen, wie etwa Suchtkrankheit, Gewalt, Missbrauch oder Verbrechen. In der Therapie stellen wir den Klienten zunächst entsprechende Fragen, um die von den einzelnen Personen bevorzugte Handlung einer Geschichte zu bestimmen. Wer sind sie auf Paar- und Familienebene im Moment, und wer waren sie früher? Wer sind sie als Individuen? Die Resilienz der Klienten kann sich hinter einer dominanten Geschichte, in der sie das Opfer sind, verbergen, oder sie kann durch eine dominante Geschichte über Stärke und Optimismus, beispielsweise nach dem Motto »Wir werden gewinnen«, erhöht werden.

Da die Identität eines Menschen sein Leben lang immer wieder Anfechtungen ausgesetzt ist, sollten Therapeuten und Therapeutinnen auch mit ihren Klienten wiederholt an deren familialer und kultureller Identität arbeiten. In diesem Zusammenhang möchte ich noch einmal die von McGoldrick, Gerson und Shellenberger (2002) beschriebene Arbeit an der Herkunftsfamilie und die von Hardy und Laszloffy (1995) dargelegte Genogrammarbeit empfehlen.

Gemeinsam Rituale ohne die vermisste beziehungsweise mental nicht mehr erreichbare Person schaffen. Familienrituale bieten die Möglichkeit, das gesamte Leben lang seine individuelle und die familiale Identität zum Ausdruck zu bringen. Während die Identität oft in Übergängen der Reifung neu definiert wird, sind identitätsbezogene Rekonstruktionen besonders heikel, wenn Beziehungen aufgrund eines uneindeutigen Verlusts eingefroren sind. Wenn man den Klienten in solchen Fällen hilft, dass sie ihre Familienrituale erlebbar rekonstruieren können, hilft man ihnen auch bei der Neudefinition ihrer Identität. Weil der Therapeut dabei mit dem Material der Familie arbeitet, ist von ihrer Seite wenig Widerstand zu erwarten. Es mag trivial erscheinen, dass man die Familie zu Geschichten über Speisenfolgen und Rezepte ermutigt und die Frage stellt, wer dieses Jahr den Truthahn zerlegt, wo der Vater doch vermisst ist, aber genau solche Überlegungen bilden die entscheidenden Komponenten der Identität und geben eine ideale Grundlage für Überprüfungen und Anpassungen.

Themen zu geschlechtsbezogenem Verhalten erforschen. Traditionell gehören zur weiblichen Identität der Gehorsam und das Schweigen (Boss 1996; Elkind 1998; Gilligan 1984). Frauen sagen, dass sie ihre Wut nicht zeigen und sich nicht beklagen sollten. Mädchen z. B. sollten ruhig, nett und gehorsam sein. Jungen dagegen dürften widersprechen und sogar ihre Wut ausagieren (Taylor, Gilligan & Sullivan 1995). Natürlich gibt es immer noch geschlechtsbezogene Ungerechtigkeiten, die die Identitätsentwicklung von Frauen behindern, aber heute sieht man eher die dominante Kultur als den Faktor, der bei Jungen wie Mädchen eine ausgereifte Identitätsbildung verhindert. Wenn wir im Zuge eines uneindeutigen Verlusts neue Rollen und Identitäten unserer Klienten explorieren, müssen wir offen darüber sprechen, welche Gefühle mit der Übernahme neuer Rollen und Aufgaben verbunden sind und was dies für Mann und Frau, für alt und jung bedeutet. Bleibt zu hoffen, dass der therapeutische Prozess alle Familienmitglieder dazu ermutigt, trotz des uneindeutigen Verlusts flexible Rollenzuschreibungen um der gesunden Entwicklung willen zu tolerieren.

Wissen, dass Menschen ihre Identitäten manchmal aus Sicherheitsgründen verheimlichen. Besondere Aufmerksamkeit müssen Therapeuten den traumatischen Aspekten der Identität schenken, wenn Klienten stigmatisiert sind. So fühlen sich beispielsweise homosexuelle, bisexuelle und transsexuelle Menschen – und ihre Familien – oftmals gezwungen, ihre Identitäten zu verbergen. Auch Kinder obdachloser Eltern leugnen in der Schule häufig ihre Identität, damit sie nicht gehänselt werden. Unter den Nationalsozialisten lebten jüdische Familien unter falschen Namen, und manche schickten ihre Kinder zu christlichen Familien, damit sie sicher waren. Doch wenn Familien außer Gefahr sind, geben sie in den meisten Fällen ihre kulturellen Identitäten an ihre Kinder weiter.

Gemeinsame Wertvorstellungen und Sichtweisen entwickeln

Damit Menschen in Fällen uneindeutiger Verluste ihre Identität neu definieren können, müssen sie lernen, mit den paradoxen Fragen, wer sie waren, wer sie gegenwärtig sind und wer sie sein werden, gelassener umzugehen. Um das Stressniveau zu senken, muss die Therapie darauf abzielen, dass die Klienten spirituelle Toleranz gegenüber dem Zustand des Nichtwissens entwickeln, Optionen für die Neudefinition ihrer Identitäten entdecken, die Ungerechtigkeit der Welt akzeptieren und einsehen können, dass auch andere Menschen an uneindeutigen Verlusten leiden. Die Behandlung ist so angelegt, dass die Klienten mit Widersprüchen zurechtkommen statt nach absoluten Wahrheiten suchen zu müssen.

Unter schwierigen und ungewissen Bedingungen spirituelle Identität entwickeln. Menschen beten entsprechend ihrer kulturellen und religiösen Identitäten. Doch Spiritualität geht über religiöse Verehrung hinaus und bezeugt Verbundenheit mit der Welt und ihren Menschen. Ich kenne Landwirte, die in der Bewirtschaftung des Landes und in dem Gefühl, Diener der Erde zu sein, Spiritualität erleben. Ich habe mich in Alaska einmal mit einem Walfischer, einem kleinen und schmächtigen Mann, unterhalten und dabei erfahren, dass er im offenen Kanu aufs Meer hinausfuhr, um den Wal zu töten, der seine Familie während des harten Winters am Nordkap ernährte. Es sei für ihn etwas Spirituelles, so der Fischer, wenn er sich über das Meer, das Eis, die Wale oder die Bewegungen des Bootes Gedanken mache. Alle seine Deutungen vereinigten sich zu einem spirituellen Prozess, den der Mann als einen seine Familie ernährenden Lebenskreislauf bezeichnete. Auch wenn diese Beispiele von Menschen handeln, die ihren Lebensunterhalt durch Bodenbewirtschaftung oder Fischfang sichern, die den Stadtmenschen also vielleicht fremdartig anmuten, erzähle ich diese Geschichten meinen Klienten genau wegen ihrer Einzigartigkeit. Weil die genannten Beispiele weder im Erfahrungsbereich meiner Klientenschaft noch in meinem eigenen liegen und weil sie weder ein Urteil enthalten noch missionieren wollen, sind sie geeignet, zum Nachdenken über die eigene Spiritualität anzuregen und die Frage aufzuwerfen, wie man Spiritualität in seine alltäglichen Rollen und Identitäten integrieren kann.

Spiritualität liegt aus meiner Sicht in der Fähigkeit, mit der Ungewissheit leben zu können und Vertrauen in die Ambiguität zu haben. Eine solche Herausforderung stellt das Leben häufig. Da meine Sozialisation und meine therapeutische Ausbildung an der Vorstellung der Beherrschbarkeit *(mastery)* orientiert waren, musste ich meiner Identität erst einmal das spirituelle Vertrauen hinzufügen, dass sich die Dinge selbst unter schwierigen und unsicheren Bedingungen einspielen.

Optionen für familiale Wertvorstellungen und Familienidentität finden. Manchmal hat ein Familienmitglied Wertvorstellungen, die von denen der anderen abweichen. Man erlebt dies bei Menschen, deren Eltern, Großeltern und Geschwister alkoholkrank waren oder sind. Sie lernen schon früh im Leben, dass Betrunkenheit oder Rauschzustand zu jedem Feiertag und zu jeder Familienfeier dazugehören, dass das Trinken die Familienaktivität ist, dass Spaß und Freude mit Alkoholkonsum gleichgesetzt werden. Die Identität der Familie kreist um Feiern, Trinken, Verkatertsein – und dann wiederholt sich dieser Kreislauf. Wenn dieses Leben einem Familienmitglied widerstrebt und es eine andere als dem Alkohol gewidmete Identität haben will, rebelliert es gegen die Familienidentität, verlässt die Familie oder wird von ihr verstoßen, oder es sucht sich andere Menschen, deren Wertvorstellungen den seinen näher sind, und engagiert sich beispielsweise im sportlichen oder religiösen Bereich, für Musik oder Theater, oder es geht zur Armee, studiert oder kümmert sich um Beruf und Karriere. (Leider rebellieren manche Mitglieder suchtkranker Familien so, dass sie sich Gruppen anschließen, deren Verhaltensweisen genauso schädlich sind wie die der eigenen Familie.) Als Therapeut muss man sich klarmachen, dass es etwas Positives ist, wenn Menschen sich gegen eine ungesunde und gefährliche Familienidentität auflehnen. Dadurch können sie neue Optionen sehen und Möglichkeiten für eine bejahendere Identität finden.

Akzeptieren, dass die Welt nicht immer gerecht und anständig ist. Wenn man der in der amerikanischen Psychologie verwurzelten Vorstellung von der »gerechten Welt« Glauben schenkte, könnte man zu dem Schluss kommen, dass Menschen Gutes ernten, wenn sie nur anständig (und moralisch) sind. Dem ist einfach nicht so (Boss 2000, 2002b; Gergen 1994; Kushner 1986). Wie gesagt, spreche ich mit meinen Klienten über das Missverhältnis zwischen Anstrengung und Ergebnis. Wenn man hart arbeitet und das Richtige tut, garantiert das nicht immer ein gutes Resultat oder eine Lösung. Gute Menschen können schlechte Erfahrungen machen. Guten Menschen passiert es, dass Angehörige physisch vermisst oder psychisch nicht mehr erreichbar sind. Viele Menschen haben alte Eltern, die aufgrund von Demenz geistig behindert sind, oder Kinder, die sie aufgrund von Scheidung selten sehen oder die ihnen entfremdet sind. Menschen erfahren Identitäts- und Statusverlust, wenn sie ihren Arbeitsplatz verlieren. Um zu vermeiden, dass Menschen, die schlimme Erfahrungen machen müssen, sich für ihr Schicksal selbst beschuldigen, sollte in der therapeutischen Arbeit mit dem Mythos aufgeräumt werden, dass Bemühungen immer den entsprechenden Ertrag sicherten.

Eher zu dialektischem als zu absolutem Denken ermutigen. Identitäten, die auf absoluten Ansichten beruhen, führen in Kontexten der Ambiguität und Ungewissheit eher zu Verletzbarkeit als zu Resilienz. Isabel Allende (2006) schildert, wie sie ihren Mann um seine Gewissheit beneidet, erkennt aber, dass dialektisches Denken notwendig ist. Zuerst schreibt sie über ihren Mann und anschließend darüber, wie sie gegensätzliche Identitäten in sich integriert: »Ich beneide ihn um seine Sicherheit (...) Menschen, die immer an einem Ort gelebt haben und auf Zeugen für ihren Weg durch die Welt zurückgreifen können, haben etwas Frisches und Unbekümmertes an sich. Dagegen legen sich jene unter uns, die häufig Abschied nehmen mußten, notgedrungen ein dickes Fell zu. Wir entbehren der Wurzeln und der Zeugen für unsere Vergangenheit und müssen daher der Erinnerung vertrauen, um unserem Dasein Kontinuität zu geben; aber die Erinnerung ist immer unscharf, man kann sich nicht auf sie verlassen. (...) Ich habe keine Gewissheiten.« (S. 88)

Isabel Allende kann sich nicht mehr vorstellen, wie ihr Heimatland Chile genau ausgesehen hat; die Landschaft erscheint ihr inzwischen eher wie ein Traum. Um sich ihre Heimat vorstellen zu können, muss sie in ihr Herz schauen oder die Gedichte von Pablo Neruda lesen. Künstler können beim Thema Widerspruch sehr wohl mitreden, und Therapeuten bilden gemeinsam mit ihren Klienten Denkmuster des Sowohl-als-auch. In der Interaktion entstehen neue Möglichkeiten und auch widersprüchliche Wahrheiten. Narrationen, die auf der Beziehungsebene liegen (und nicht individuell ausgerichtet sind), eröffnen den Blick auf konfligierende Standpunkte und mithin neue Möglichkeiten, nach erlittenem Trauma und Verlust die Identität wieder aufzubauen. Deshalb sind familientherapeutische Maßnahmen und gemeinschaftsbezogene Klientengruppen sehr zu empfehlen. Traumatisierte Kinder werden gemeinsam mit ihren Eltern behandelt, sodass etwa die Parentifizierung der kindlichen Identitäten und Rollen verhindert werden kann. Einsatzkräfte am Katastrophenort werden zusammen mit Ehepartnern oder Lebensgefährten behandelt, um Isolierung und Konflikt in ihren Beziehungen vorzubeugen. Einsatzkräfte können gegensätzliche Identitäten haben, beispielsweise als Feuerwehrmann, Ehemann und Vater, und dürfen nicht von Lebensgefährten oder Familie getrennt werden. Diese sind Teil ihrer Identität. Im Rahmen der nach dem Trauma eines uneindeutigen Verlusts notwendigen Neudefinition individueller, paarbezogener und familialer Identitäten ist die Toleranz gegenüber Widersprüchen das therapeutische Ziel.

Fazit

Dieses Kapitel befasste sich mit der durch die Erfahrung eines uneindeutigen Verlusts eintretenden Verunsicherung in der Identität eines Menschen. Dass man wieder Vertrauen in seine Identität gewinnt, ist nach jedem Verlust schwierig, aber es ist noch weitaus schwieriger, wenn der erlittene Verlust niemals geklärt wird. Die Betroffenen wollen verständlicherweise die Hoffnung auf die Rückkehr zum früheren Status quo erhalten, doch gleichzeitig müssen sie sich verändern, um gesund zu bleiben. Sie wissen nicht, ob der vermisste Angehörige tot ist oder noch lebt oder inwieweit der physisch präsente Angehörige mental noch erreichbar ist, und müssen doch unter solch schwierigen Umständen ihre Beziehungsidentität neu definieren. Der Therapeut kann gemeinsam mit Klienten überprüfen, wie sie sich selbst wahrnehmen, welche Rollen sie spielen und welche Personen sie zu ihrer Familie oder ihrer Gemeinde zählen.

Angesichts eines uneindeutigen Verlusts ist es für die Betroffenen manchmal schwer, die eigene Identität zu bestimmen und zu definieren, wer zur Familie und wer zum weiteren Umfeld gehört. Dies ist aber nicht unmöglich, wenn Menschen resilient sind. Die Kontinuität, die zur Entwicklung von Resilienz notwendig ist, entsteht aus der Fähigkeit, mit der Abwesenheit bzw. Anwesenheit vermisster oder psychisch nicht mehr erreichbarer Angehöriger zu leben. In diesem Prozess lernen Menschen sich immer wieder von neuem kennen.

Kapitel 7
Ambivalenz als etwas Normales begreiflich machen

Das Leiden an einem uneindeutigen Verlust führt unweigerlich zu ambivalenten Gefühlen, Emotionen und Verhaltensweisen, die dem vermissten oder mental nicht mehr erreichbaren Angehörigen und den anderen Familienmitgliedern gelten. Wenn Menschen keine Informationen über den Verbleib oder Zustand der abwesenden Person haben, wissen sie nicht, wie sie darauf reagieren und welchen Weg sie einschlagen sollen. Wenn sich die Betroffenen ihrer Ambivalenz nicht bewusst werden, entwickeln sie möglicherweise starke Ängste und somatische Symptome. Wenn sie ihre Ambivalenz erkennen, entwickeln sie unter Umständen Schuldgefühle, vor allem dann, wenn die negative Seite der ambivalenten Gefühle, zum Beispiel Wut oder Hass, ausagiert und beispielsweise Streit mit dem unheilbar kranken Vater angezettelt wird, wie es die Dichterin Sharon Olds (1992) beschreibt: »Ich wollte sehen, wie mein Vater stirbt, weil ich ihn hasste. Oh, ich liebte ihn so sehr.« (S. 71) Linda Gray Sexton (1997), Tochter der Dichterin Anne Sexton, ist erstaunt, als sie erlebt, wie ihre oftmals psychisch abwesende Mutter auf der Bühne voll und ganz für das Publikum da ist: »In diesem Moment hasste ich sie und ihre Macht total. In diesem Moment liebte ich sie und ihre Macht total.« (S. 161) Im Hinblick auf die physische Abwesenheit eines Angehörigen berichtet Francine du Plessix Gray von ähnlich widersprüchlichen Gefühlen, nachdem ihr Vater im Zweiten Weltkrieg als Pilot vermisst galt. Sie lebt seit ihrer Kindheit mit diesem Verlust und bezeichnet ihre Ambivalenz über die Suche nach ihrem vermissten Vater als »erstaunlichen und nie endenden Kampf« (persönliche Mitteilung am 16. Juni 2005). Sehr viel ist seit Jahrhunderten über Ambivalenz geschrieben worden; unsere therapeutische Aufgabe ist es jetzt, die Rolle der Ambivalenz in dem schmerzhaften Kampf zu verstehen, den Menschen in Fällen uneindeutiger Verluste führen (Boss & Kaplan 2004).

Ambivalenz als etwas Normales darstellen heißt ihre Existenz anerkennen. Haben Menschen ihre Ambivalenz erst einmal erkannt, können sie mit der inneren Spannung so umgehen, dass sie ihr nicht ausgeliefert sind. Resilienz stellt sich dann ein, wenn man weiß, dass die durch einen uneindeutigen Verlust verursachte Ambivalenz normal ist und bewältigt werden kann.

Ambiguität und Ambivalenz

Damit der therapeutisch relevante Zusammenhang zwischen Ambiguität und Ambivalenz deutlich wird, klären wir zunächst den Unterschied zwischen den beiden Begriffen (Boss 2000, 2002b; Boss & Kaplan 2004).

Ambiguität bedeutet fehlende Klarheit. Wenn ein Verlust als *uneindeutig* beschrieben wird, heißt das, dass der Verlust weder bestätigt noch aufgeklärt werden kann. Folglich wissen die Hinterbliebenen bzw. Betroffenen nicht, ob die vermisste oder mental nicht mehr erreichbare Person endgültig verloren ist oder vielleicht doch noch zurückkommt. Sie empfinden den Mangel an Informationen als schmerzhaft, und zwar unabhängig davon, ob der uneindeutige Verlust physischer oder psychischer Natur ist.

Der Ambivalenzbegriff geht auf Eugen Bleuler (1911) zurück und verweist auf das Nebeneinander sich widersprechender Gefühle. Im Falle eines uneindeutigen Verlusts können miteinander unvereinbare Gefühle sich gleichzeitig oder schwankend manifestieren, doch immer sind die Gefühle widersprüchlich (z. B. Liebe und Hass; Anziehung und Abstoßung; wollen, dass der abwesende Angehörige tot und zugleich am Leben ist). Wenn Menschen zwischen zwei Extremen hin- und hergerissen sind, erleben sie Angst, und wenn sie mit dieser Angst nicht umgehen können, erleiden sie traumatisierenden Stress.

Durch Ambiguität wird die Ambivalenz verstärkt; aufgrund der Ambivalenz wissen die Betroffenen nicht mehr, was sie tun sollen, wie sie sich entscheiden sollen, welche Rollen sie spielen oder welche Aufgaben sie übernehmen müssen. Die Folge ist Unbeweglichkeit. So verringert die Ambivalenz die persönliche Handlungsbefähigung *(agency)* und bringt Beziehungsprozesse zum Erliegen. Die Betroffenen sind sich ihrer ambivalenten Gefühle manchmal bewusst, oft aber sind sie es nicht – besonders dann nicht, wenn ihre Emotionen negativer Art sind oder Schuldgefühle hervorrufen. Wenn Gefühle so entsetzlich sind, dass man sie nicht akzeptieren kann (wenn man beispielsweise wünscht, jemand möge tot sein), wird die destruktive Seite der Ambivalenzgleichung oftmals verdrängt und nicht bemerkt.

Der Fokus liegt hier zwar auf der Frage, wie das Leiden an einem uneindeutigen Verlust zur Ambivalenz führt, aber die Entwicklung kann auch in umgekehrter Richtung laufen, das heißt, dass die Ambivalenz zum Leiden an einem uneindeutigen Verlust führt. So kann sich beispielsweise die Ambivalenz eines Mannes, der sich nicht entscheiden kann, ob er seine Verlobte heiraten und mit ihr Kinder haben soll oder nicht, zum Leiden an einem uneindeutigen Verlust entwickeln, wenn die Frau sich dem Ende ihrer fruchtbaren Jahre nähert.

Wenn der Partner ambivalent ist, ob er heiraten und Kinder zeugen will, kann die Partnerin seine Präsenz in ihrer Beziehung als bedrückend unklar empfinden. Ambivalenz kann auch dann zum Erleben eines uneindeutigen Verlusts führen, wenn die Mitglieder einer verfeindeten Familie zwischen ihren Gefühlen von Hass und Liebe so sehr schwanken und dadurch erstarrt sind, dass sie nicht nach vorne schauen und sich miteinander aussöhnen können. Solch ambivalente Gefühle blockieren den Heilungsprozess und haben zur Folge, dass die Familienmitglieder auf unabsehbare Zeit auf unklare Weise füreinander verloren sind.

Doch in diesem Buch stehen mehrdeutige Situationen im Mittelpunkt, die extern hervorgerufen sind und im Individuum ambivalente Emotionen erzeugen. Wenn dies nicht erkannt wird, unterspülen die widersprüchlichen Gefühle die individuelle Resilienz und die Resilienz auf der Beziehungsebene (also im Hinblick auf Partner, Freunde und Familien). Daraus erwachsen Schuldgefühle und Entscheidungslosigkeit, die wiederum Trauer- und Bewältigungsprozesse und die Beziehungsdynamik einfrieren lassen.

Als Therapeut kann man dieses Problem aus unterschiedlichen Perspektiven betrachten.[19] Aus soziologischer Sicht ist die Grenze des Paares beziehungsweise der Familie nicht mehr gewahrt – Rollen werden vermischt und alltägliche Aufgaben nicht mehr erfüllt. Das Konfliktpotenzial ist hoch. Aus psychologischer Sicht ist der Angstpegel hoch, kognitive und emotionale Bewältigung ist blockiert, es werden Entscheidungen aufgeschoben und Rituale aufgehoben, und an die Stelle persönlicher Bindungen tritt Isolation (Boss & Kaplan 2004). Ambivalenz aufgrund eines uneindeutigen Verlusts ist jedoch nur dann ein Problem, wenn sie zu lähmenden Schuldgefühlen, Entscheidungslosigkeit, depressiver Erstarrung, paralysierender Angst, somatischen Symptomen, Missbrauch und lebensbedrohlichen Verhaltensweisen führt.

Zusammenhang zwischen normaler Ambivalenz und Resilienz

Wenn Menschen unklare Situationen annehmen, sich ihnen anpassen und nicht endlos nach Antworten suchen, können dadurch die schädlichen und zur Unbeweglichkeit führenden Auswirkungen der Ambivalenz minimiert werden. Dies setzt jedoch Resilienz voraus. So lassen sich etwa Schuldgefühle verringern, wenn man weiß, dass es eine durchaus normale Reaktion ist, wenn man den leidenden Angehörigen am Leben erhalten möchte und ihm zugleich wünscht, dass er sterben kann.

Resilient sein heißt, dass man solche ambivalenten Gefühle erkennt, damit man mit ihnen fertig werden und somit schädliche Verhaltensweisen vermeiden kann, die man später bedauert. Wenn die negative Seite der Ambivalenz nicht erkannt und bewältigt wird, nimmt die Angst übermäßig zu und erzeugt Probleme, zum Beispiel generalisierte Angststörungen, Panikattacken, Zwangsstörungen, Posttraumatische Belastungsstörung (PTBS) und Phobien. Wenn Menschen wissen, dass sie ihre Ambivalenz überwinden können, hilft ihnen das, ihre Ängste und Schuldgefühle, die nach einem uneindeutigen Verlust traumatisieren können, als etwas Normales anzusehen.

Therapeutisches Handeln

Wenn das Problem einen Namen bekommt – »uneindeutiger Verlust« – und seine Ursache externalisiert wird, beginnt der Prozess, in dem die Ambivalenz als etwas Normales dargestellt wird. Sowohl kognitive als auch psychodynamische Therapien (beispielsweise auf der Beziehungsebene) sind für den Fortgang des Prozesses notwendig. Der das Einverständnis der Klienten voraussetzende Gebrauch narrativer Methoden eignet sich besonders gut, unbewusste Vorgänge und symbolische Interaktionen erkennbar zu machen. Die Ambivalenz eines Menschen lässt sich unmittelbar einschätzen, indem man ihn fragt: »Fühlen Sie sich davon hin- und hergerissen?« (Pillemer & Suitor 2002). Seine Ambivalenz lässt sich auch indirekt einschätzen, indem man qualitativ oder psychodynamisch ausgerichtete Interviews mit ihm durchführt. Ich ziehe es vor, die Ambivalenz von Klienten dadurch einzuschätzen, dass ich ihren Geschichten zuhöre, die sie in Familiengesprächen einander erzählen (Boss et al. 2003). Im Rahmen der therapeutischen Betreuung nach 9/11 erzählte die Frau eines Katastrophenhelfers, der im World Trade Center vermisst war, von ihren Schuldgefühlen darüber, dass sie eine Wut auf ihren Mann hatte: »Wie kann ich nur so eine Wut auf meinen Mann haben? Er war ein Held, der Tausenden von Menschen das Leben gerettet hat. Weshalb musste er denn noch einmal in das Gebäude zurückgehen, um noch weitere Menschen zu retten? Ich habe eine solche Wut auf ihn, weil er nicht an seine Kinder – und an mich – dachte. Dafür hasse ich ihn. Nein, es tut mir leid, dass ich das gesagt habe. Ich liebe ihn. Ich bin stolz auf das, was er geleistet hat.«

Hinterbliebene physisch vermisster Angehöriger reagieren häufig auf diese Weise, aber ähnliche Reaktionen erlebt man auch bei Menschen, die geistig behinderte oder demenzkranke Angehörige haben. Wenn Hinterbliebene oder Betroffene ihre Geschichten erzählen und wir ihre Erzählungen bezeugen, gelangen sie zu der Einsicht, dass sie mit widersprüchlichen Gefühlen leben können. Ihre Schuldgefühle darüber, dass sie auf die vermisste oder mental nicht mehr erreichbare Person zornig sind, verringern sich. Wenn Menschen ihre Situation besser verstehen und begreifen, beginnt der Bewältigungsprozess. Auch wenn das Rätsel des uneindeutigen Verlusts niemals eine Lösung erfährt, können Menschen lernen – und sie lernen tatsächlich –, mit der Ambivalenz ihrer Situation zu leben. Wenn sie ihre Ambivalenz als etwas Normales betrachten, wird auch ihre Angst geringer.

Das therapeutische Ziel besteht darin, dass Klienten, die einen uneindeutigen Verlust erlebt haben, das erwerben können, was Parker (1995) als *bewältigbare Ambivalenz* bezeichnet, und dass sie entdecken, dass der Umgang mit ihrer Ambivalenz »eine Quelle sozialer Kreativität« (Lüscher 2004, S. 28) sein kann. Im Falle eines uneindeutigen Verlusts ist das Problem nicht die Ambivalenz, sondern die Unfähigkeit, mit den durch die Situation hervorgerufenen Schuldgefühlen und Ängsten fertig zu werden. Damit wir bei den Betroffenen pathologische Entwicklungen verhindern und Resilienz aufbauen können, müssen wir ihnen helfen, mit den Ängsten und Schuldgefühlen umzugehen, die aus ihrer nach dem uneindeutigen Verlust verständlichen Ambivalenz entstanden sind. Das Gefühl der Beherrschbarkeit *(mastery)* muss zwar möglicherweise relativiert werden, und doch entwickelt sich die Fähigkeit, der Ambivalenz Herr zu werden, aus der Handlungsbefähigung (Waters 1994) und dem, was Pearlin und Schooler (1978) als *Gefühl der Beherrschbarkeit* bezeichnen.

Theoretischer Hintergrund

Da ich mich als Therapeutin mit dem externen Lebenskontext des Klienten befasse, habe ich natürlich aus der soziologischen Theorie Erkenntnisse darüber gewonnen, wie die aus einem uneindeutigen Verlust herrührende Ambivalenz als etwas Normales begreiflich gemacht werden kann. Dabei ist die von Andrew Weigert (1991) entwickelte Konzeption besonders hilfreich. Auch er unterscheidet zwischen Ambiguität und Ambivalenz und bemerkt dazu, dass Ambiguität etwas ist, das man weiß (Kognition), und Ambivalenz etwas, das man fühlt (Emotion): »Auch wenn sowohl gegensätzliche Vorstellungen als auch gegensätzliche Gefühle vielleicht gleichzeitig erfahren werden, muss man doch zwischen dem Wissen um Ambiguität und dem Fühlen von Ambivalenz unterscheiden.« (S. 42) Diesen Unterschied betont er auf eine Weise, dass Therapeuten, die sich mit der Erkenntnis (Kognition) und dem Fühlen (Emotion) des Klienten befassen, sich an ihm orientieren können.

Von der psychologischen Warte aus sehen wir Individuen, deren kognitive und emotionale Bewältigungsstrategien durch Ambivalenz blockiert sind. Ihr Leid ist ungelöst und ihre Problemverarbeitung blockiert; Entscheidungen werden aufgeschoben; in ihrer Identität sind sie verunsichert; und die Struktur ihrer Bindungen zu anderen Menschen wird kompliziert.

Von der soziologischen Warte aus sehen wir den Lebenskontext und das soziale Umfeld, in dem das Individuum und seine Familie das Trauma eines uneindeutigen Verlusts erleben. Wir sehen Grenzen, Rollen und Aufgaben, die durch kontextuell bedingte Ambivalenz blockiert sind. Die Betroffenen wissen nicht mehr, ob sich ein Familienmitglied innerhalb oder außerhalb ihres Beziehungskreises befindet, und die Grenze des Paares oder der Familie kann nicht mehr aufrechterhalten werden. Rollen werden unscharf, und die Betroffen sind den Alltagsaufgaben nicht mehr gewachsen.

Was man in der Psychologie als Ambivalenz bezeichnet, ist oftmals eine normale Reaktion auf unklare Situationen und keine individuelle Pathologie. Wenn der Vater oder die Mutter an Alzheimer-Krankheit leidet, sind die erwachsenen Kinder möglicherweise voller widersprüchlicher Gedanken und Gefühle hinsichtlich ihrer Rollen und Identität. Und wenn sie dann nicht wissen, wie sie mit der Situation umgehen sollen, klammern sie sich an den kranken Menschen und schieben ihn zugleich von sich weg. Häufig haben die Betroffenen Schuldgefühle, weil sie einerseits wollen, dass der Elternteil lebt, und andererseits wünschen, dass er sterben kann. Sie akzeptieren die Rolle des pflegenden Angehörigen und weisen sie zugleich zurück. Unter Umständen müssen sie sich auch damit befassen, wie man den älteren Menschen am besten versorgt, was ihnen für ihre eigenen Rollen als Ehepartner und Eltern Zeit raubt (Boss & Kaplan 2004).

Situationen uneindeutiger Verluste bieten auf der individuellen, paarbezogenen, familialen und sogar auf der gemeinschaftsbezogenen Ebene einen guten Nährboden für erhöhte Ambivalenz und können – müssen aber nicht – problematisch sein, was davon abhängt, inwieweit die Betroffenen sich ihrer Ambivalenz bewusst sind, ihre Gefühle artikulieren können und so resilient sind, dass sie mit der Situation umgehen können. Ambivalenz muss kein Problem sein; wenn Menschen allerdings nicht wissen, wer in ihr Leben gehört und wer nicht, blockieren Ängste, Schuldgefühle und Trauma ihre Beziehungen und Interaktionen auf unterschiedlichen Ebenen. Damit Resilienz und Gesundheit sich einstellen, müssen wir dafür sorgen, dass Status, Rollen und Identitäten der Klienten relativ klar sind und die Grenzen des Systems bei aller Flexibilität erhalten bleiben. So kann die Ambivalenz, die das Leiden an einem uneindeutigen Verlust natürlich begleitet, in einem bewältigbaren Rahmen bleiben und für die Dauer der Ambiguität immer wieder neu eingeschätzt werden.

Methodologische Voraussetzungen

Wenn wir Individuen, Paare und Familien, die aufgrund von Ambivalenz erstarrt sind, stärken wollen, sind sowohl kognitiv orientierte als auch emotionsbasierte Bewältigungsansätze notwendig.[20] Ich arbeite nach kognitiven und psychoedukativen Ansätzen, um Stress zu reduzieren und den kognitiven und problemorientierten Verarbeitungsprozess zu fördern. Um den Klienten zu helfen, einen Sinn in ihrem Leiden und neue Hoffnung im Leben zu finden, gehe ich psychodynamisch und beziehungsbezogen vor, was man als emotionsbasierten Bewältigungsansatz bezeichnet. Objektrelationen und sonstige Beziehungsansätze fördern individuelle und familiale Prozesse, in denen Identität und Bindungsmuster neu definiert werden. Um in Fällen uneindeutiger Verluste die Resilienz stärken zu können, müssen wir nach emotionsbasierten und kognitiv orientierten Bewältigungsansätzen vorgehen.

Weitere Ausführungen zu emotionsorientierten und psychodynamischen Interventionen finden sich in den Kapiteln 8 und 9 sowie im Epilog. Die nachstehenden Leitlinien sind eher didaktischer Art und helfen dem Therapeuten, den Zusammenhang zwischen uneindeutigen Verlusten und Ambivalenz zu verstehen. Sie strukturieren meine eigene therapeutische Arbeit und auch meine Workshops für Therapeuten, Mediziner, Geistliche und Traumaexperten, sodass die Teilnehmer am Ende der Veranstaltung dafür qualifiziert sind, mit Familien von physisch vermissten oder mental nicht mehr erreichbaren Angehörigen umzugehen.

Was hilft, Ambivalenz als etwas Normales zu begreifen?

Die nachstehend aufgelisteten Leitlinien helfen, Ambivalenz als etwas Normales hinzustellen. Die einzelnen Punkte werden im Abschnitt »Leitfaden zur Intervention« (S. 210 ff.) ausführlich behandelt.

- Schuldgefühle und negative Gefühle, nicht aber schädigende Handlungen, als etwas Normales begreiflich machen.
- Mit Kunst zum Verständnis von Ambivalenz beitragen.
- Persönliche Handlungsbefähigung zurückgewinnen.

- Wahlfamilie *(psychological family)* neu definieren.
- Gemeinschaft als eine Art Familie betrachten.
- Alltägliche Rollen und Aufgaben neu zuweisen.
- Kontext und Situation hinterfragen.
- Ambivalente Gefühle zum Ausdruck bringen.
- Latente oder unbewusste Ambivalenz offenlegen.
- Sich mit erkannter Ambivalenz auseinandersetzen.
- Konflikt als etwas Positives sehen.
- Verschiedene Wege zur Bewältigung von Ambivalenz beurteilen.
- Erkennen, dass Ambivalenz bleibt, auch wenn die unklare Situation abgeschlossen ist.
- Spannungstoleranz entwickeln.
- Kognitive Bewältigungsstrategien anwenden.

Was hindert daran, Ambivalenz als etwas Normales zu begreifen?

Man muss wissen, was den Prozess behindert, in dem die Ambivalenz, die mit einem uneindeutigen Verlust unweigerlich verbunden ist, als etwas Normales begreiflich gemacht wird. Der Prozess ist nämlich blockiert, wenn der Therapeut seinen Blick auf ein einzelnes Symptom richtet und von dem betroffenen Paar und der leidenden Familie die üblichen Bewältigungsstrategien und Anpassungen erwartet.

Wenn die Therapie auf ein einzelnes Symptom fokussiert

Zu den durch Ambivalenz verursachten Stress- und Angstsymptomen zählen Depressionen und Angststörungen, die natürlich behandelt werden müssen. Doch auch mit der eigentlichen Ursache der Ambivalenz muss man sich in der Therapie befassen. Die Fokussierung auf ein einzelnes Symptom ist hinderlich, weil dadurch, dass nur das Pathologische bemerkt und der Kontext der Ambiguität nicht gewürdigt wird, der Klient nicht die Möglichkeit hat, seine widersprüchlichen Gefühle kognitiv zu verarbeiten. In Fällen uneindeutiger Verluste muss nicht nur die individuelle Pathologie, sondern auch der situative Kontext als Quelle von Symptomen bestätigt werden.

Wenn die üblichen Bewältigungs- und Anpassungsmuster erwartet werden

Wenn Therapeuten und Therapeutinnen nur nach den üblichen, den so genannten »normativen« Bewältigungs- und Anpassungsmustern suchen, tragen sie möglicherweise dazu bei, dass ihre Klienten noch mehr Schuld- und Schamgefühle wegen ihrer beispiellosen Art des Umgangs mit Ambiguität und Verlust entwickeln. Wenn man nur die typischen Muster sieht, kann die Unklarheit nicht als etwas Normales angesehen werden, da die potenzielle Vielfalt ignoriert wird, wie Menschen mit uneindeutigen Verlusten und den daraus resultierenden gegensätzlichen Gefühlen umgehen. Therapeuten müssen ihre Perspektive erweitern, damit sie sehen können, wie Menschen mit den Schattierungen von Abwesenheit und Anwesenheit eines Angehörigen zurechtkommen.

Therapiemethoden und Wege, Ambivalenz als etwas Normales begreiflich zu machen

Wie erwähnt, sind sowohl kognitiv ausgerichtete als auch emotionsbasierte Interventionen notwendig, um die durch einen uneindeutigen Verlust ausgelöste Ambivalenz als etwas Normales begreiflich zu machen. Der Therapeut muss außerdem auf psychodynamischer und beziehungsbezogener Ebene arbeiten. Das heißt, dass er sich als Praktiker voll einbringen und die theoretische Diskussion über bewusste und unbewusste Prozesse kennen muss, die im Falle widersprüchlicher Gefühle Stress reduzieren und den Betroffenen schützen.

Sich als Therapeut voll einbringen

Graziano (1997) gebraucht im Rahmen ihrer therapeutischen Arbeit mit Überlebenden traumatischer Ereignisse den Ausdruck »bezeugen« (S. 400). Durch das Bezeugen der Erlebnisse des Klienten wird seine Erfahrung bestätigt und der Heilungsprozess eingeleitet. Damit aber der Therapeut die Erfahrung der Klienten bezeugen kann, muss er sich voll in das Therapieverfahren einbringen. Wenn wir uns nicht unter den Druck setzen, die von den Lehrbüchern vorgegebene Schließung einer Situation zu erreichen, und wenn wir unbeantwortete Fragen besser aushalten können, sind wir für die Menschen, denen wir dienen, voll und ganz da und weniger anfällig dafür, uns – oder sie – für die fortwährenden Manifestationen von Ambivalenz verantwortlich zu machen. Wenn Therapeuten und Therapeutinnen sich voll einbringen, können sie den

Geschichten ihrer Klienten besser zuhören und deren Schmerz authentischer bezeugen. Auf diese Weise können Klienten sich für die emotionsbasierte Zusammenarbeit öffnen, sodass sie im langen Leiden an uneindeutigen Verlusten ihre Ambivalenz als normal betrachten können.

Die theoretische Diskussion in der Profession kennen

Wenn Menschen sich mit der Mischung aus Ambiguität und Ambivalenz auseinandersetzen, entsteht ein kompliziertes Wechselspiel zwischen bewussten und unbewussten Prozessen der Stressreduktion und des Selbstschutzes. In der Forschung muss vielleicht herausgefunden werden, welcher Anteil der intentionalen bzw. der kognitiven Bewältigung zukommt und wie umfangreich die unbewussten Abwehrmechanismen sind, aber in der therapeutischen Arbeit scheint mir dies nicht wichtig zu sein. Widersprüchliche Gefühle müssen unabhängig von ihrer Quelle bewusst gemacht werden, damit die Betroffenen sich damit auseinandersetzen und damit leben können. Laut Newman (2001) behindern Versuche, einen psychischen Prozess als bewusste Bewältigung bzw. als unbewusste Abwehr zu kategorisieren, den therapeutischen Prozess eher, als dass sie ihn fördern – dieser Auffassung kann ich mich nur anschließen.

In meiner Forschung und klinischen Arbeit habe ich das gesehen, was Erdelyi (2001) als »Bewusstwerdung« bezeichnet, wobei nicht feststellbar ist, in welchem Augenblick die Ambivalenz hervortritt und bewusst beziehungsweise bedacht (intentional) wird. Zwar erlebt man als Therapeut immer wieder, wenn Menschen »ein Licht aufgeht« und sie plötzlich verstehen, wie alles zusammenpasst, und wenn sich ihre Interaktionen in Bezug auf die Person, die unter unklaren Umständen vermisst ist, und mit anderen Menschen verändern. Doch meistens ist dies ein langsamer Prozess, und Veränderungen kommen nur allmählich. Vor allem muss man wissen, dass Heilung und Veränderung sich auf beide Weisen einstellen können: durch allmähliche Bewusstwerdung und durch plötzliche Eingebung. Beide Möglichkeiten können dazu beitragen, dass sich die Ambivalenz verringert und somatische Auswirkungen verhindert werden (Boss & Kaplan 2004).[21]

Auch wenn in der Psychologie weiterhin über bewusste Bewältigung versus unbewusste Abwehr diskutiert wird, bin ich als Therapeutin der Auffassung, dass man die Ambivalenz auf ein handhabbares Maß reduzieren kann, wenn latente Schuldgefühle an die Oberfläche gebracht werden. Zu diesem Zweck thematisiere ich kulturelle Rituale und Symbole, gemeinschaftsbezogene Wertvorstellungen und religiöse Überzeugungen, die allesamt wichtig sein können, wenn es um die Frage geht, ob widersprüchliche Gefühle bewusst akzeptiert werden. Ob Menschen sich wegen bestimmter Handlungen oder Emotionen schuldig fühlen oder nicht, hängt größtenteils von den Einstellungen der sie umgebenden Gemeinschaft ab. (Bei Immigranten kann es auch vorkommen, dass sich diese Gemeinschaft auf das zurückbleibende Lebensumfeld bezieht.) Wenn Hinterbliebenen die Stimme des verschwundenen Menschen noch im Ohr ist, gilt das in vielen Kulturen als normal, während ein solches Phänomen in der westlichen Psychologie als pathologisch betrachtet wird. Natürlich hat ein Mann, der über seine Lebensgefährtin oder seinen Vater etwas Negatives denkt, größere Schuld- und Schamgefühle, wenn sein kulturelles Umfeld solche Gedanken als etwas Unnormales deklariert. Menschen verdrängen, um sich zu schützen und das Trauma des uneindeutigen Verlusts zu überstehen. Heute müssen Therapeuten und Forscher kulturelle Unterschiede zwischen den Menschen wertneutraler und weniger normativ betrachten, denn gängige Einstellungen und Auffassungen helfen nicht immer, das Trauma eines uneindeutigen Verlusts zu therapieren.

Die therapeutische Beziehung

Die Therapie zielt nicht darauf ab, dass der Klient seine Ambivalenz ablegt, sondern darauf, dass sie ihm bewusst und mithin verstehbar wird und er sich mit ihr auseinandersetzen kann. Dies erreichen wir dadurch, dass wir nach emotionsbasierten und kognitiven Ansätzen vorgehen, in einzel- und familientherapeutischen Settings arbeiten, die Ambivalenz als den stressproduzierenden Faktor betrachten und insbesondere eine flachere Therapeut-Klient-Hierarchie haben. Die Reaktionen des Klienten werden als etwas Normales angesehen, und zugleich weisen wir auf fehlangepasste Reaktionen und Interaktionen hin, die der Veränderung bedürfen. Das Ziel ist Resilienz.

Von Psychiatern werden oft Fälle an mich überwiesen, in denen der Partner oder die Familie einen chronisch psychisch kranken (z. B. manisch-depressiven, schizophrenen, depressiven) oder alzheimerkranken Angehörigen hat. In diesem Zusammenhang fällt mir Jake ein. Er und Helen waren 30 Jahre lang glücklich miteinander verheiratet. Sie hatten jeden Tag lange Gespräche miteinander geführt, ein erfülltes Liebeslieben gehabt und viele sportliche und gesellschaftliche Ereignisse miteinander genossen. Dies alles hörte auf einen Schlag auf. Jake rief an und berichtete, dass der Arzt ihm eine Therapie empfohlen habe. Er habe gehört, dass ich im Bereich Alzheimer-Krankheit arbeite, und deshalb wende er sich an mich. Ich erklärte ihm, dass ich nicht auf Alzheimer-Krankheit spezialisiert sei, aber Klienten hätte, die mit der Belastung, einen alzheimerkranken Angehörigen zu haben, leben müssten. »Wollen Sie Ihre Frau auch mitbringen?«, fragte ich. »Nein«, erwiderte Jake fast schon zu rasch. »Also gut, dann kommen Sie allein«, antwortete ich. Ich vertraute seinem Urteil.

In den 1970er Jahren hätte ich als Therapeutin, die in der Systemtheorie geschult ist, darauf beharrt, dass Jake seine Frau zur Sitzung mitbringe. So etwas verlange ich nicht mehr. Ich habe nämlich gelernt, dass die Anrufer oft einen triftigen Grund haben, weshalb sie allein zum Gespräch kommen wollen. Ich maße mir nicht an, mehr als sie selbst über ihre Situation wissen oder bestimmen zu wollen, wer zum Gespräch kommen sollte. Die therapeutische Zusammenarbeit beginnt de facto mit dem Anruf des Klienten.

Ich sprach also mit Jake allein. Er fing langsam an zu reden: »Ich liebe meine Frau von ganzem Herzen, aber in letzter Zeit macht sie mich immer wütend.« »Warum?«, fragte ich. »Sie ist nicht mehr bei der Sache«, sagte er. »Der Arzt glaubt, dass es Alzheimer sei. Wir haben immer alles miteinander besprochen und uns mit Freunden getroffen, aber jetzt ist da nichts mehr. Sie schwebt irgendwo da oben. Wir bleiben jetzt meistens zu Hause, und ich sage nichts – aber dann explodiere ich. Das ist mir früher nie passiert. Dann bekommt sie Angst, und ich habe ein schlechtes Gefühl.«

Zur zweiten Sitzung brachte Jake freiwillig seine Frau Helen mit. Auch ihr war klar, dass etwas nicht stimmte. Sie konnte mitteilen, dass sie Jake und ihre gemeinsamen Gespräche vermisse. Sie gab zu, zunehmend vergesslicher zu werden. »Es ist, als ob ich meinen Verstand verliere«, sagte sie, »und ich glaube, das tue ich auch.« Da ich den Eindruck hatte, dass Helen nicht wieder gesund werden würde, war es an der Zeit, den beiden zu helfen, miteinander über ihre Ängste, ihre Traurigkeit und – vor allem – über ihre Freude an der noch vorhandenen Gemeinsamkeit zu sprechen. Helen bat Jake, weiterhin Gespräche mit ihr zu führen, auch wenn sie nicht antworten könne. »Und halte mich fest«, flüsterte sie. »Das habe ich gern.« Er war erschüttert über ihre unerwartete und deutliche Bitte, schien aber beruhigt zu sein. »Das gibt mir die Möglichkeit zu helfen«, sagte er sanft, »so fühle ich mich nicht hilflos.«

Aufgrund dieser Erkenntnis konnte Jake zwar besser mit seiner Wut umgehen, doch der Stress blieb. Seine Wutausbrüche nahmen allerdings ab, als er anfing, Racquetball zu spielen und soziale Kontakte aufzubauen, indem er sich zum Chorsingen anmeldete. Jake kümmerte sich weiterhin um Helen (mit der Unterstützung anderer Menschen, die zwischendurch immer wieder nach ihr schauten), doch sein soziales Leben verlagerte sich zunehmend auf andere Menschen.

Einige Monate kamen Jake und manchmal auch Helen – je nach dem, wie es ihr gerade ging – noch zur Therapie. Am Anfang wurden Jakes Wut und sein Gefühl der Hilflosigkeit über den Zustand seiner Frau thematisiert. Später sprachen wir auch über Rollen, die es zu verlagern galt, und über die Frage, wie sich ihr früheres Muster der gegenseitigen Hilfe verändern müsste, wenn die Demenz die Mithilfe seiner Frau zunehmend erschweren würde. Wir sprachen auch über das Thema Ambivalenz: wie das geistig-psychische Verschwinden seiner Frau zu widersprüchlichen Gefühlen von Liebe und Hass führen könnte. Das Gespräch über die dunkle Seite seines Fühlens und Handelns und die Benennung des Problems halfen Jake, sich mit der schlimmsten Verzweiflung über den Gedächtnisverlust seiner Frau und über seine wütenden Reaktionen auseinanderzusetzen. Er liebte seine Frau, musste sich aber auch eingestehen, dass er sie hasste, weil sie ihn allein zurückließ. Als er sich bewusst wurde, dass er auf die Frau, die er liebte, eine Wut hatte, konnte er seine Situation besser verstehen. Nicht seine Frau war das Problem, sondern ihre Krankheit. Der Schuldige war nicht Jake, sondern die Ambiguität. Doch der durch die Krankheit verursachte uneindeutige Verlust war nun integraler Bestandteil ihrer Ehe. Jake verstand, dass er als der gesunde Partner die erforderliche Anpassungsarbeit würde leisten müssen, weil Helen dazu nicht mehr in der Lage war.

Da Jake durch die häusliche Pflege stark beansprucht war, musste er seine verbliebene freie Zeit zwischen Therapie und Racquetball aufteilen; ich motivierte ihn zu Letzterem. Er kam noch zu ein paar Sitzungen, als Helens Zustand einen weiteren Tiefpunkt erreichte und sie nicht mehr gehen konnte, ihn nicht mehr erkannte und schließlich nicht mehr essen konnte, was ihn schließlich vor die quälende Entscheidung stellte, ob die Ärzte im Pflegeheim seine Frau künstlich ernähren oder sterben lassen sollten. Jake entschied sich für die Ernährungssonde und ging weiterhin treu zu Helen, auch wenn sie ihn schon längst nicht mehr erkannte. In einem dieser Therapiegespräche schien er von Ängsten und Schuldgefühlen geplagt. Er fragte sich, ob er die richtige Entscheidung getroffen habe. »Ich habe eine Frau und habe doch keine«, war seine Schlussfolgerung. Ich musste ihm recht geben. Er war mit seiner Resilienz am Ende.

Jake verbrachte weiterhin Zeit mit Helen, sprach mit ihr und hielt sie fest, wie er es Jahre zuvor versprochen hatte, aber er pflegte auch seine Kontakte mit anderen Menschen, vor allem mit einer Frau, mit der er regelmäßig zum

Essen ging. In diesem Zusammenhang erwähnte Jake seine widersprüchlichen Gefühle, wusste aber, dass er die Verbindung zu anderen Menschen brauchte, um selbst gesund und resilient zu bleiben. Ich erinnerte ihn an unser Gespräch darüber, dass Schuldgefühle und gegensätzliche Emotionen in seiner Situation zu erwarten seien, und ermunterte ihn, seinen Gefühlen Ausdruck zu verleihen. Schließlich konnte er seine Realität des uneindeutigen Verlusts – und sein Schwanken zwischen Freude und Traurigkeit – akzeptieren. Als Helen im Pflegeheim war und ihn nicht mehr erkannte, konnte er mit seinem Wunsch, die Situation möge zu Ende sein und doch weitergehen, so umgehen, dass er davon nicht niedergeschmettert wurde.

Als Therapeuten können wir einen uneindeutigen Verlust, wie Jake ihn erlebt hat, nicht wegzaubern, aber wir können die Ambivalenz und die damit verbundenen Ängste, Schuldgefühle und Beziehungskonflikte minimieren. In solchen Fällen versuche ich, den Klienten ihre widersprüchlichen Gefühle bewusst zu machen, indem ich sie von sich erzählen lasse und ihnen zuhöre, und indem ich ihnen ihre negativen Emotionen (nicht aber Handlungen) und ihre ambivalenten Gefühle als etwas Normales begreiflich mache. In den Therapiesitzungen mit Jake stellte ich meinem Klienten viele Fragen, etwa darüber, wie sein Lebenskontext beschaffen sei, welchen Sinn er seiner Situation zuschreibe, wie er seine Ambiguität empfinde und ob er Hinweise auf Schwierigkeiten habe. Ich fragte Jake auch, welchen Menschen er sich noch verbunden fühle. Es war schnell klar, dass seine Frau ihm fehlte, selbst wenn sie im Therapieraum neben ihm saß.

Gegenübertragung

Wenn der Therapeut sich den Zusammenhang zwischen uneindeutigem Verlust und Ambivalenz klarmacht, ist die Wahrscheinlichkeit der Gegenübertragung, das heißt der emotionalen Befangenheit durch etwas, das der Klient sagt, tut oder repräsentiert, geringer. Als Jake beispielsweise darüber sprach, wie traurig er über den Verfall seiner Frau sei, reagierte ich mit meiner eigenen Traurigkeit – nicht wegen Jakes Frau, sondern wegen des Dahinsiechens meiner Mutter zu jener Zeit. Ich wusste, dass ich mit einer Person aus meiner Peergroup darüber sprechen musste. Nicht selten wird man durch die Geschichte eines Klienten an eigene uneindeutige Verluste erinnert: an die Scheidung, ein weggegebenes Kind, einen auf mysteriöse Weise verschwundenen Lebensgefährten oder an die alten und gebrechlichen Eltern.

Ferner zeigen Klienten, die aus uns fremden Kulturen oder Gemeinschaften kommen, manchmal völlig unerwartete Reaktionen auf Therapien – und auch auf uns. Sie scheinen nach der Lehrbuchdefinition therapieresistent zu sein, und eine solche Reaktion kann uns ungeduldig oder zornig machen. Ihre bewusst oder unbewusst manifestierte Festgefahrenheit verunsichert uns oder erinnert uns an andere therapeutische oder persönliche Erfahrungen der Zurückweisung. Wenn wir die Ambivalenz in einen Normalitätskontext stellen, erzeugen wir einen integrativen Rahmen, in dem Vielfalt akzeptiert und das Normalitätsurteil vermieden wird. Dadurch hat der Therapeut die Möglichkeit, Resilienz an unerwarteten Stellen zu finden, ohne sich einer normativen Grundlinie verpflichtet zu fühlen.

Auch wenn die Gegenübertragung eine verständliche Erfahrung ist, muss der Therapeut auf der Hut sein, falls sie in der therapeutischen Beziehung auftaucht, und damit umgehen können. In solchen Fällen wende ich mich meistens an Peergroups, aber in einigen wenigen Fällen musste ich das Paar oder die Familie an einen Therapeuten oder eine andere Therapeutin verweisen, der bzw. die mehr für diese Klienten tun konnte.[22]

Das Repertoire an therapeutischen Modellen in Richtung Teamarbeit erweitern
Da ich in meiner therapeutischen Praxis so viele Arten uneindeutiger Verluste erlebt habe, bin ich mehr denn je davon überzeugt, dass wir bei der Behandlung von traumatisierender Ambivalenz über einzeltherapeutische Maßnahmen, individuelle Ansätze und einen persönlich bevorzugten Therapieansatz hinausgehen müssen. Wie gesagt, helfen emotionsorientierte und kognitive Therapien. Außer einer Mischung aus psychoedukativen, kognitiven, psychodynamischen und Traumatherapien brauchen wir auch familien- und gemeinschaftsbasierte Interventionen. Da eine einzelne Person dies nicht alles leisten kann, sollten wir mit Sozialarbeitern, Ärzten, Psychologen, Psychiatern und vor allem mit Verantwortlichen im sozialen Umfeld wie etwa Geistlichen, Katastrophenhelfern und lokalen Informationsstellen zusammenarbeiten. Wichtig sind auch Laien in der Gemeinde, die aber in ruhigeren Zeiten auf die Arbeit mit Familien vermisster Personen vorbereitet werden sollten, damit sie im Ernstfall wissen, was zu tun ist.

Leitfaden zur Intervention

Das therapeutische Ziel besteht darin, dass die Klienten ihre Ambivalenz als etwas Normales ansehen können, damit ihre Schuldgefühle nach dem Trauma des uneindeutigen Verlusts verringert werden und ihre Resilienz gesteigert wird. Um die Resilienz für ein Leben mit einem uneindeutigen Verlust zu stärken, sollten die folgenden Leitlinien berücksichtigt werden, nach denen man auf persönlicher und professioneller Ebene der Ambivalenz Normalität verleihen kann.

Schuldgefühle und negative Gefühle, nicht aber schädigende Handlungen, als etwas Normales begreiflich machen

Manchmal wird die Meinung vertreten, dass Schuldgefühle uns gegeben sind, damit wir nach vorne schauen und uns verändern können; ich bin dagegen der Auffassung, dass Entwicklung und Veränderung durch Schuldgefühle verhindert werden. Auf ein traumatisches Ereignis reagieren die meisten Menschen mit Schuldgefühlen, und genau da müssen wir mit unseren Interventionen ansetzen. Es ist nicht ihre Schuld, dass der Tsunami gekommen ist. Es ist nicht ihre Schuld, dass ihr Angehöriger verschwunden ist. Vorwürfe, Scham- und Schuldgefühle blockieren die Entwicklung im Heilungsprozess. Die Geschichte des uneindeutigen Verlusts muss erzählt und gehört und immer wieder neu erzählt werden – so lange, bis die Betroffenen ihrer Geschichte etwas Positiveres zuschreiben können. Traumatisierte Klienten fürchten die negativen Urteile des Therapeuten, und sie bleiben der Behandlung fern, um solche Urteile nicht hören zu müssen. Sie wollen von uns nicht hören, dass ihre Seelenpein pathologisch sei. Es ist nicht hilfreich, auf den Emotionen des Klienten herumzutrampeln – es sei denn, sie haben lebensbedrohliche oder gewalttätige Dimensionen. Wir ermuntern die Klienten, ihre Geschichten, und seien sie noch so seltsam, zu erzählen, und hören ihnen zu. Sie brauchen unsere volle Aufmerksamkeit – und unsere Geduld. Wenn negative Gefühle als normal angesehen werden, hilft das paradoxerweise, die Negativität zu entschärfen.

Mit Kunst zum Verständnis von Ambivalenz beitragen

In Situationen, in denen Klienten keine konkreten Informationen über ihren Verlust haben, nutze ich oft den Bereich der Kunst (je nach den Vorlieben der Klienten), um ihre widersprüchlichen Gefühle manifest zu machen. In der Kunst spiegeln sich häufig die Ambivalenzen realer Lebenserfahrungen: ob im Film, im Tanz, in der Musik, im Schreiben, in der Literatur, Malerei oder im Theater. In der gemeinsamen Auseinandersetzung mit künstlerischen Hervorbringungen können Klient und Therapeut erkennen, dass Ambivalenz ein gängiges Phänomen und nicht zwangsläufig negativ zu sehen ist. Die Beschäftigung mit Kunst macht vielmehr die Notwendigkeit deutlich, mit dem bewältigbaren Stress der normalen Lebenswidersprüche zu leben, die durch den uneindeutigen Verlust noch eine Steigerung erfahren. Mithilfe der Kunst kann man die Ambivalenz so weit reduzieren, dass Unbeweglichkeit und Traumatisierung verschwinden. Vielleicht können Klienten das, was ihnen früher entsetzlich erschien, sogar mit einem gewissen Humor sehen.

Persönliche Handlungsbefähigung zurückgewinnen

Die Vorstellung, Ambivalenz bewältigen zu können, deckt sich mit der Vorstellung von Beherrschbarkeit bzw. Handlungsbefähigung. Durch die Erfahrung eines uneindeutigen Verlusts, bei dem eindeutige Informationen fehlen, kommen persönliche Handlungsbefähigung und die Fähigkeit der Problemlösung in eine Schieflage. Wenn etwa die erwachsene Tochter den geistig behinderten oder dementen Vater pflegen muss, ist ihre Ambivalenz aufgrund des umgekehrten Machtgefüges größer als die Ambivalenz der Mutter, die ihr krankes oder geistig behindertes Kind pflegt. Situationen, in denen Familien uneindeutige Verluste erfahren, weil ein Angehöriger aufgrund einer Hirnverletzung, Krankheit oder Suchtproblematik mental nicht mehr präsent ist, vertragen sich nicht mit Erwartungen an persönliche Handlungsbefähigung und dem Gefühl der Beherrschbarkeit.

Mein Gefühl der Beherrschbarkeit ist schon oft dadurch gedämpft worden, dass ich mit unauflösbaren uneindeutigen Verlusten – im Familien- und Freundeskreis – leben musste, doch aus diesem Schmerz heraus ist die Erkenntnis erwachsen, dass ich trotz Ambivalenz und mancher Verunsicherung in meiner Rolle und persönlichen Handlungsbefähigung solche Situationen überwinden und nach vorne schauen kann. An der Stelle meines Bedürfnisses nach Beherrschbarkeit ist nicht Resignation, sondern eine spirituelle Akzeptanz gewachsen, die mir in weit größerem Umfang Resilienz verleiht, als ich es früher für möglich gehalten hatte.

Wahlfamilie neu definieren

In der Theologie ist man mit der Realität des Todes befasst und in der Soziologie und Psychologie mit Ambiguität und Ambivalenz. Die Bereiche sollten zusammengeführt werden.

Wenn man das eine wie das andere verstanden hat, kann man auch seine Wahlfamilie definieren. So liegt etwa die Identität eines Paares oder einer Familie nicht allein in der körperlichen Präsenz und physischen Interaktion der Partner beziehungsweise ihrer Mitglieder. Die örtliche und zeitliche Distanz bringt zwar Trennung, doch können vermisste Angehörige in der Seele der Familie noch lange nach ihrem Verschwinden weiterleben. Genau dadurch finden Menschen, die mit uneindeutigen Verlusten konfrontiert sind, oftmals zur Resilienz. So erzählte mir beispielsweise die Frau eines im Vietnamkrieg vermissten Soldaten, dass ihre zweite Ehe nicht gut gehe, weil sie »mit zwei Männern verheiratet« sei. In einem Brief schreibt sie: »Nachdem ich akzeptiert hatte, dass ich nicht mit zwei Männern verheiratet sein konnte, und nicht mehr danach lebte, was die Gesellschaft meiner Auffassung nach von mir erwartete (vergessen und nach vorne schauen), fand ich Frieden und Kraft in meinem Leben, wie ich es nicht mehr erlebte, seit ich meinen Mann verloren hatte.« (D. Campbell, persönliche Mitteilung, 27. Juni 2005)

Gemeinschaft als eine Art Familie betrachten

Wenn Menschen unter der durch einen uneindeutigen Verlust ausgelösten Ambivalenz leiden, können sie meistens nur langsam Resilienz entwickeln, was aber in der Gemeinschaft mit anderen Menschen, die ähnliche Verluste erlitten haben, leichter fällt. In den meisten Fällen ist es ideal, wenn die Betroffenen als Familie zusammenkommen, wobei zur »Familie« auch Kollegen, Schulkameraden, Personen aus derselben Kirchengemeinde oder ethnischen Gruppierung oder einfach nur Freunde zählen können. PTBS-Behandlungen oder nach Katastrophen durchgeführte Stresstherapien werden fast immer nur mit Gruppen durchgeführt, die sich aus Einzelpersonen zusammensetzen oder begrenzt sind auf eine bestimmte Art von Teilnehmern wie beispielsweise Polizisten, Feuerwehrleute, Geistliche, Kriegsveteranen oder Pflegekräfte auf Traumastationen. Alle diese Menschen gehen nach der Therapiesitzung nach Hause und leben im Kreise ihrer Familien und Freunde weiter. Wenn man traumatisierte Individuen ausschließlich in Gruppen mit Teilnehmern etwa desselben Berufs behandelt, entfremdet man sie von ihren Partnern und Familien. Die Wahlfamilie reduziert sich dann auf den Kollegenkreis. Wenn Menschen einen Angehörigen verlieren, müssen wir ihnen helfen, dass sie auch zu Hause oder in ihrer Familie Resilienz entwickeln können. Ressourcen finden Menschen nicht nur im Kollegenkreis; Rückhalt und Heilungschancen bieten vor allem Familien und Gemeinden, die in die Behandlung nach einer Katastrophe und traumatischen Verlusten einbezogen werden müssen. Der Therapeut muss sicherstellen, dass Partner und Familien der traumatisierten Person so resilient sind, dass sie ihr im Alltagsleben einen Platz zuweisen können, an dem sie Heilung findet. Bis jetzt gibt es nur wenige familien- und gemeinschaftsbasierte Programme der Traumabehandlung (Boss et al. 2003; Landau & Saul 2004).

Wenn man Immigranten und Migranten behandelt, muss man sie fragen, welcher Gemeinschaft sie sich zugehörig fühlen. Klienten der älteren Generation sagen vielleicht, dass ihre Heimat anderswo sei; Klienten der jüngeren

Generation dagegen sehen das Land, in dem sie leben, vielleicht schon als Heimat an. Die Generation dazwischen fühlt sich vielleicht zwischen Herkunftsland und der neuen Heimat hin- und hergerissen und empfindet möglicherweise eine lähmende Hass-Liebe zu ihrer alten Heimat und dem Land, in dem sie lebt. Weder die eine noch die andere Form der Zugehörigkeit ist überzeugend. Solche doppelten Spannungen sind heute für viele neue US-amerikanische Bürger und Bürgerinnen der Normalzustand: etwa für die Hmong-Frau, die früher in kambodschanischen Wäldern gelebt hat und jetzt im urbanen und frostigen Minnesota ihren Hochschulabschluss macht; für den jungen Soldaten, dessen Familie getötet wurde und der jetzt auf einem Bauernhof in North Dakota lebt; für die liberianischen Jugendlichen, die ihre Heimat und ihre Familien verlassen mussten und jetzt in Staten Island leben; für den russischen Arzt, der in den USA keine Arbeitserlaubnis bekommt. Man kann sich gut vorstellen, dass solche Menschen ihre neue Gemeinschaft lieben und zugleich hassen, denn der uneindeutige Verlust ist untrennbar mit Migration verbunden. Wenn ein Klient mit diesem Hintergrund klinische Symptome entwickelt, müssen wir diese im Kontext des Betroffenen und als Folge der Ambivalenz sehen, die dem uneindeutigen Verlust innewohnt.

Alltägliche Rollen und Aufgaben neu zuweisen

Den einzelnen Familienmitgliedern und der gesamten Familie hilft es, die mit einem uneindeutigen Verlust verbundene Ambivalenz zu meistern, wenn Aufgaben und Rollen neu zugewiesen und Grenzen neu gezogen werden. Dadurch, dass wir das Problem benennen und es außerhalb der willentlichen Entscheidung des Klienten ansiedeln, stellen wir die Notlage der Betroffenen und ihre verständliche Angst als etwas Normales hin. Wenn Therapeuten die Ursache der Ambivalenz externalisieren (White & Epston 1990), können die Klienten verstehen und für sich nachvollziehen, welcher Zusammenhang zwischen dem uneindeutigen Verlust und ihrer Ambivalenz besteht; und sie können klären, was zu tun ist, wie sie handeln sollen, wie sie sich die Situation vorzustellen haben, wie sie sein und wer sie sein sollen. Mit anderen Worten: Die – *soziologisch* ausgedrückt – entstehende Ambiguität bezüglich Aufgaben, Rollen und Grenzziehung führt – *psychologisch* ausgedrückt – zur Ambivalenz, die ihrerseits klinische Symptome wie Depression, Angst, Beziehungskonflikt und Verunsicherung in der eigenen Identität nach sich zieht. Doch aus der Resilienzperspektive kann diese Situation gemeistert werden und muss nicht zur Unbeweglichkeit führen, wenn sie als Herausforderung an das Stressmanagement und nicht als pathologisch dargestellt wird (Boss 2002b).

Kontext und Situation hinterfragen

Um den Kooperationsprozess zu fördern, stelle ich auch Fragen zum situativen Kontext der Klienten. Was quält sie, was nicht offensichtlich ist? Wenn der Klient Symptome ungelösten Leids präsentiert, aber niemand in seinem Umfeld gestorben ist, frage ich, ob es in seinem Leben einen Menschen gibt, der physisch vermisst oder emotional nicht mehr erreichbar ist. Weitere Fragen dieser Art sind:

- Wer gehört zu Ihrer Familie? Zur leiblichen? Zur selbstgewählten?
- Wer gehört nicht zu Ihrer Familie?
- Welche Personen befinden sich aus Ihrer Sicht irgendwo dazwischen?
- Haben Sie einen uneindeutigen Verlust erlitten (beispielsweise durch Scheidung, Adoption, zerrüttete Beziehung, Weggabe eines Säuglings, Ausreißen eines Kindes, Verschwinden der Mutter oder des Vaters, tief greifende Veränderungen in einem geliebten Menschen)?
- Leben Sie in einer Beziehung, in der Ihr Partner/Ihre Partnerin physisch vermisst oder mental nicht mehr erreichbar ist?
- Fühlen Sie sich dadurch gefühlsmäßig hin- und hergerissen? Wissen Sie nicht, was Sie dagegen tun sollen?

Wie in Jakes und Helens Fall kann man mithilfe solcher Fragen die Reaktionen der Klienten sondieren und das therapeutische Erzählen strukturieren. Selten sind alle Fragen notwendig, doch ist es hilfreich, wenn der Therapeut alle parat hat. Die therapeutisch wichtigen Informationen tauchen meistens in persönlichen und Familiengeschichten im Kreise vertrauter Menschen auf, wenn im geschützten, tragenden Raum gemeinsam erzählt wird. Beziehungsfragen der genannten Art sind in PTBS-Behandlungen und Trauertherapien meistens nicht vorgesehen, aber genau damit beginnt der Prozess, in dem der Ambivalenz ein eher positiver Sinn zugeschrieben und folglich das Trauma des uneindeutigen Verlusts gemildert wird.

Ambivalente Gefühle zum Ausdruck bringen

Wenn Klienten dazu motiviert werden, über die dunkle Seite ihrer Gefühle, die sie der abwesenden Person oder sich selbst entgegenbringen, und auch über ihre Schuldgefühle zu sprechen, können sie Unbewusstes bewusst machen. Entscheidend ist, dass die ambivalenten Gefühle offengelegt werden, auch wenn sie dem Klienten peinlich sind, und dass darüber gesprochen wird. Auch als Therapeut muss man sich mit der eigenen Ambivalenz auseinandersetzen, die im Umgang mit bestimmten Klienten entsteht. Und wir müssen uns ferner mit solchen Gefühlen konfrontieren lassen, die wir (aufgrund unserer Erfahrung und Kultur) als abnormal betrachten würden: »Letzte Nacht habe ich mich mit meinem vermissten Mann unterhalten.« »Ich habe gesehen, wie er mir auf dem Gehweg entgegenkam.« »Er hat mich in der vergangenen Nacht angefasst.« »Heute Nacht habe ich geträumt, dass ich ihn noch einmal getötet habe.« Solche Aussagen habe ich von verschiedenen Frauen gehört, deren Männer nicht mehr aus dem Vietnamkrieg zurückkamen oder in den Anschlägen von 9/11 vermisst sind. Ich glaubte diesen Frauen. Ich respektierte, wie sie ihre Realität wahrnahmen. Wenn ich das, was sie mich so vorsichtig wissen ließen, als abnormal etikettiert hätte, hätte das nur ihren Widerstand geweckt. Schlimmer noch: Es wäre unehrlich gewesen, weil ich in ihren Worten nichts Pathologisches sehen konnte, obwohl ich dies von meiner Ausbildung her hätte tun müssen. Vielleicht entwickelt sich genau an diesem Punkt Vertrauen.

Latente oder unbewusste Ambivalenz offenlegen

Ambivalenz als etwas Normales begreifen heißt Ambivalenz auf ein Maß reduzieren, mit dem der Klient umgehen kann. Der erste Schritt im Bewältigungsprozess ist der, dass das Problem erkannt wird. Die Notwendigkeit, den uneindeutigen Verlust als das Problem zu etikettieren, ist bereits diskutiert worden. Widersprüchliche Gefühle wie etwa die Hoffnung, die Mutter solle leben oder sterben, oder der Wunsch, helfen und gleichzeitig weggehen zu wollen, können im Geschichtenerzählen und mithilfe künstlerischer Ausdrucksmittel bewusst gemacht werden. Ambivalenz kann den Klienten so verunsichern, dass er nicht weiß, wen er als Familie (als Wahlfamilie) wahrnehmen soll und wer welche Rollen und Aufgaben zu übernehmen hat. Damit ein Mensch seine ambivalenten Gefühle erkennen kann, müssen Schuld- und Schamgefühle verringert und widersprüchliche Impulse, die aus der schmerzlichen Unklarheit über die Abwesenheit beziehungsweise Anwesenheit eines vermissten oder seelisch-geistig nicht mehr erreichbaren Angehörigen entstehen, als etwas Normales begreiflich gemacht werden (Boss 2000).

Sich mit erkannter Ambivalenz auseinandersetzen

Da wir weder die Ambiguität der Situation noch alle damit verbundenen ambivalenten Gefühle beseitigen können, müssen wir den Klienten helfen, gegenüber beiden Phänomenen Toleranz zu entwickeln. Ambivalenz versuchen wir dadurch zu mildern, dass wir sie dem Klienten bewusst machen, sodass der Bewältigungsprozess einsetzen kann. Therapeuten und Therapeutinnen müssen jedoch zuerst beurteilen, ob ihre Ambivalenz die normale Konsequenz eines abnormalen Kontextes ist oder ob sie pathologisch ist und medizinischer oder psychiatrischer Behandlung bedarf. Bei dieser Sondierung ist es von Vorteil, wenn man den Unterschied zwischen dem soziologischen und dem psychiatrischen Ambivalenzbegriff kennt, weil man dann weiß, wie vorzugehen ist. Menschen können eine Situation meistern, wenn sie sich ihrer widersprüchlichen Gefühle bewusst sind.

Konflikt als etwas Positives sehen

Das Ausmaß des Konflikts in einer Paar- oder Familienbeziehung wird häufig aufgrund unerkannter Ambivalenz größer. Wenn ein Mensch sich seiner unvereinbaren Gefühle nicht bewusst ist, können ganz gewöhnliche Konflikte und Unstimmigkeiten in Gewalt oder Missbrauch ausarten. Wenn man die Situation des Paares oder der Familie als Problem eines uneindeutigen Verlusts identifiziert (und sie nicht als ihre Schuld deklariert) und die ambivalenten Gefühle der Betroffenen als etwas Normales (und damit Bewältigbares) darstellt, gibt ihnen das die Möglichkeit, ihre Situation mit weniger Schuldgefühlen und Ängsten zu betrachten. Und wenn sie dann mit einem Therapeuten zusammenarbeiten, der den Konflikt auf ein moderates Niveau bringen kann, sind sie in der Lage, Geschichten zu erzählen und sich Geschichten anzuhören, Zustimmung und Ablehnung zu zeigen, zu lachen und zu weinen; und mit der Zeit stellen sie fest, dass sie mit widersprüchlichen Gefühlen und Rollen leben können. Es kann schmerzhaft sein, seine dunkelsten Gefühle und Gedanken über den vermissten Angehörigen preiszugeben oder sie sich anzuhören, aber es hilft, wenn ein anderer Mensch aufmerksam und geduldig zuhört. Wir als Therapeuten haben die Aufgabe, die mit dem Prozess potenziell verbundenen Unstimmigkeiten zu moderieren, damit sie nicht in einen ernsthaften Konflikt und Entfremdung ausarten.

Verschiedene Wege zur Bewältigung von Ambivalenz beurteilen

Da Therapeuten und Therapeutinnen es zunehmend mit Menschen aus unterschiedlichen Kulturen und mit unterschiedlichen religiösen Überzeugungen zu tun haben, sind sie auch zunehmend mit den vielfältigen Vorstellungen von Ambiguität, Ambivalenz, Schuld, Scham und Schande konfrontiert. Weil wir vor einer Therapie nicht wissen können, welche Überzeugungen und Wertvorstellungen die Klienten haben, sollte man sie fragen, wie sie ihre Situation grundsätzlich einschätzen, welchen Status beispielsweise die vermisste Person für sie hat, und was sie im Moment mit ihrer Situation verbinden. Ich erkundige mich danach, wie sie bis dahin mit der Situation fertig geworden sind und was trotz des uneindeutigen Verlusts noch gut läuft. In den so generierten Geschichten (und zugegebenermaßen subjektiven Daten) zeichnen sich kulturell geprägte Wahrnehmungen und Gefühle ab, die auf Ambivalenz hinweisen. Da wir ohne Normvorstellungen in die Kooperation mit den Klienten eintreten, sind wir offener für kulturell unterschiedliche Arten von Resilienz. Inzwischen kommen viele unserer Klienten aus Kulturen oder Religionen, die ganz bewusst »die Toten bei sich behalten«. Für sie bleiben sowohl Vorfahren als auch Angehörige, die noch nicht so lange vermisst sind, Teil der Wahlfamilie. Wenn solche Menschen ihre Situation des uneindeutigen Verlusts zu einem Abschluss bringen würden, würde das ihrer Heilung im Wege stehen. Aus der Perspektive des uneindeutigen Verlusts kann man ihre Situation mit mehr Sensibilität ihrer Kultur gegenüber beurteilen und interpretieren, sodass wir unserer zunehmend vielfältigen Klientenschaft helfen können.

Erkennen, dass Ambivalenz bleibt, auch wenn die unklare Situation abgeschlossen ist

Die Vorstellung von absoluter Abwesenheit (Schließung des uneindeutigen Verlusts) bzw. absoluter Anwesenheit einer Person ist bedeutungslos für Menschen, deren Angehörige dement sind, im Koma liegen, geistig behindert, autistisch, psychisch krank oder aber körperlich vermisst sind. Die Annahme, dass solchermaßen verschwundene Angehörige absolut anwesend beziehungsweise abwesend sein könnten, gibt den Betroffenen selbst in Fällen von eher üblichen uneindeutigen Verlusten, etwa bei Scheidung und Adoption, das Gefühl der Unfähigkeit und der Schuld. Das Gefühl, gescheitert zu sein, verhindert, dass verborgene Emotionen entdeckt werden, die Ängste und Beziehungsprobleme auslösen. Dadurch werden Grenzen unscharf, und die Betroffenen wissen nicht mehr, wer sie sind und welche Rollen sie spielen sollen.

Spannungstoleranz entwickeln

Die einzige Möglichkeit, das Trauma therapeutisch zu lindern und Unbeweglichkeit zu verhindern, ist die, dass man den Klienten hilft, mit den Spannungen widersprüchlicher Gefühle zu leben. Auch wir als Therapeuten müssen diesen Weg beschreiten. Deshalb empfiehlt es sich, regelmäßig in Supervision zu gehen oder eine Peergroup zu besuchen, in der man mit Kolleginnen und Kollegen (nicht unbedingt aus derselben Arbeitsgruppe wie man selbst) ehrlich über die unvereinbaren Gefühle reden kann, die im Umgang mit bestimmten Klienten in einem hervorgerufen werden. Manchmal brauchen auch Therapeuten eine Behandlung, wenn nämlich die Ambivalenz eines Klienten bedrückende Emotionen in ihm/ihr auslöst. Ferner ist die Teilnahme an Fortbildungen dazu geeignet, beruflich bedingte Spannungen abzubauen.

Therapeuten und Therapeutinnen sind von daher weniger mit der Frage beschäftigt, ob Ambiguität und Ambivalenz intentionale oder unbewusste Phänomene sind. Stattdessen intervenieren sie, um beide Konstrukte den Klienten dadurch bewusst zu machen, dass die Phänomene benannt und in einen Zusammenhang gebracht werden, dass diese und der daraus resultierende Stress als etwas Normales erachtet werden und dass die Betroffenen zum Gedankenaustausch ermuntert werden, um darüber zu reflektieren, wie sie ihre Familie definieren, wie ihre Beziehungen beschaffen sind, was sie verloren haben und was ihnen geblieben ist. Wenn Ambiguität und Ambivalenz bewusst angenommen werden, können Menschen sich damit auseinandersetzen, ihren Stress bewältigen und neu definieren, welche Personen sie als mental und körperlich anwesend beziehungsweise abwesend wahrnehmen. Wenn Betroffene sich dies nicht kognitiv und emotional bewusst machen, können die mit Ambivalenz verbundenen Schuldgefühle und Ängste erdrückend sein und zur Unbeweglichkeit führen.

Kognitive Bewältigungsstrategien anwenden

Dann besteht unsere Aufgabe darin, »der Notlage einer Familie Struktur und Sinn zu verleihen« (DiNicola 1997, 3 f.). Von der Perspektive des sozialen Konstruktionismus her gesehen, führen wir das von Lazarus (1966) entwickelte kognitive Bewertungsmodell und das Konzept des uneindeutigen Verlusts zusammen, damit wir betroffenen Familien helfen können, den Blick auf das tatsächliche Problem zu öffnen. Wenn sie von ihren Erlebnissen berichten und den Erzählungen anderer Menschen zuhören, können sie Schritt für Schritt erkennen, dass ihre widersprüchlichen Gefühle nicht das eigentliche Problem sind. Die Herausforderung ist eher die, dass die Ambivalenz auf einem bewältigbaren Niveau gehalten wird.

Fazit

Wenn Angehörige psychisch oder mental verschwinden, kann die daraus entstehende Ambivalenz der Hinterbliebenen oder Betroffenen erdrückend sein und Wut und fehlangepasste Verhaltensweisen hervorrufen (wie dies etwa bei Jake zu beobachten war). Wenn Menschen mit verheerenden Erkrankungen, beispielsweise der Alzheimer-Krankheit, mit Naturkatastrophen oder menschengemachten Unglücken oder auch mit Scheidungen konfrontiert sind, hilft die traditionelle Annahme, dass man »darüber hinwegkommen« muss, nicht weiter. Ambivalenz gehört normalerweise zu den zwischenmenschlichen Beziehungen, vor allem dann, wenn Angehörige geistig-seelisch nicht mehr erreichbar oder körperlich vermisst sind. In solchen Fällen erwächst Resilienz allerdings nicht daraus, dass die Ambivalenz beseitigt wird, sondern daraus, dass die durch Ambivalenz erzeugten Spannungen auf einem Niveau, das eine Traumatisierung verhindert, angenommen und überwunden werden.

Damit die mit einem uneindeutigen Verlust verbundene Ambivalenz als etwas Normales angesehen werden kann, müssen die Klienten darin unterstützt werden, sich ihre widersprüchlichen Gefühle bewusst zu machen. Ambivalenz an sich ist nichts Pathologisches, doch kann die Unfähigkeit, damit umzugehen, Resilienz zerstören und pathologisch werden. Wenn Menschen gleichzeitig Liebe und Hass empfinden oder zwischen Leid und Wut hin und her schwanken, kann dieser Zustand sie traumatisieren, falls sie diese Spannung nicht erkennen und damit umgehen lernen.

Kapitel 8
Bindung revidieren

Wenn Menschen von einer eng mit ihnen verbundenen Person durch einen uneindeutigen Verlust getrennt werden, erleiden sie ein noch größeres Trauma, als wenn die Person gestorben wäre. Damit sie ihre Resilienz wiedererlangen können, müssen sie ihre menschlichen Bindungen revidieren. In diesem allmählichen Prozess lernen die Betroffenen, mit dem Umstand zu leben, dass die verlorene Person möglicherweise zurückkommt oder aber dass der Verlust vielleicht für immer ist. Das heißt, sie müssen mit der Unklarheit hinsichtlich einer engen Bindung leben und zugleich neue Beziehungen zu anderen Menschen aufbauen. Und es existieren weder Zeremonien noch Rituale, um solchermaßen gefährdete Bindungen zu klären und zu würdigen. Die Seelenqual der Hinterbliebenen ist in Fällen uneindeutiger Verluste vergleichbar mit der Situation, die W. H. Auden in seinem Gedicht »Funeral Blues« ausdrückt. Es beginnt so:

> Stoppt jede Uhr, lasst ab vom Telefon,
> Verscheucht den Hund, der bellend Knochen frisst, die roh'n,
> Lasst schweigen die Pianos, und die Trommeln schlagt.
> Bringt heraus den Sarg. Und ihr Klager: Klagt!

Und endet folgendermaßen:

> Sterne sind unerwünscht, will nichts sehn davon.
> Verpackt den Mond, und zertrümmert die Sonn';
> Fegt weg den Wald, schüttet aus des Meeres Flut;
> Nie wird es sein, so wie es war. Nie wieder gut.

Während Audens Worte sich aufschwingen und denen Trost sind, denen ein geliebter Mensch gestorben ist, bleiben die Eltern, Kinder und Partner von vermissten oder psychisch nicht mehr erreichbaren Angehörigen allein. In solchen Fällen gibt es – gleichgültig, ob der Verlust physischer oder mentaler Natur ist – keinen Körper beizusetzen, keinen Sarg zu begleiten, und niemand spricht eine Trauerrede. Bildlich gesprochen, spielt das Klavier weiter, weil der Verlust nicht akzeptiert wird. Genau dieses fehlende Bezeugen und Bestätigen ruft in den von dem Verlust Betroffenen den außergewöhnlichen Schmerz hervor. Das Leben wird zum Wartesaal, und die Beziehungen zu den anderen Menschen im Lebensumfeld werden vernachlässigt. Neue Bindungen werden nicht entwickelt, weil im Falle eines uneindeutigen Verlusts die alte Bindung potenziell noch vorhanden ist.

Dennoch müssen die Betroffenen inmitten der fortbestehenden Ambiguität Resilienz aufbringen, damit sie gesund bleiben. Das heißt, dass sie ihre Bindung an die vermisste Person langsam revidieren müssen. Wie können wir den Klienten in diesem Prozess helfen? Wenn Menschen, die den Verlust nicht aufklären können, tendenziell auf Wiedervereinigung mit der verlorenen Person hoffen und dadurch sogar ihre Gesundheit aufs Spiel setzen, müssen wir uns fragen, was wir tun können, um ihr Leid zu lösen und ihnen zu helfen, damit sie trotz des uneindeutigen Verlusts wieder nach vorne schauen können (Boss 2000).

Verständlicherweise ist die Bereitschaft der Betroffenen, den geliebten Menschen loszulassen, durch Ambiguität blockiert. In diesem Zusammenhang muss ich an Nancy Reagan denken, die ihren an der progressiven Alzheimer-Krankheit leidenden Mann 17 Jahre lang hingebungsvoll begleitete. Mit fortschreitender Demenz des Kranken begann das »Alleinsein« der Partnerin, die sich aber nicht von ihrem Mann trennte. Nancy Reagan ist nur ein Beispiel unter den vielen und weniger bekannten Fällen, in denen ein Angehöriger geistig-seelisch nicht mehr erreichbar, aber körperlich noch anwesend ist. Loslassen ist dann nicht möglich. Eine an unserer Demenzstudie teilnehmende pflegende Partnerin hat dieses Gefühl so beschrieben: »Ich bin eine Witwe, die darauf wartet, dass etwas geschieht.«

Im Rahmen der Betreuung nach dem Tsunami von 2004 haben wir ebenfalls beobachtet, wie Bindungen an Vermisste weiterbestehen. Traumatisierte Hinterbliebene, die keinen Beweis dafür hatten, ob ihre Angehörigen noch lebten oder tot waren, hielten an ihren Bindungen fest. Zuerst hofften sie auf eine glückliche Wiedervereinigung. Etwas später hofften sie, den toten Körper des Angehörigen zu finden, damit sie ihn beerdigen könnten. Ich hoffe, dass sie schließlich Wege fanden, ihre Ambiguität zu akzeptieren.

Auch wenn die unklare Situation schließlich durch die Bestätigung des Todes geklärt wird, besteht die Bindung an die verlorene Person weiter. Dies konnte man bei Nancy Reagan beobachten, als sie mit den Händen den Sarg ihres Mannes berührte und dann den Kopf darauf legte. Ähnliches haben wir auch nach dem Tsunami in Südostasien gesehen. Menschliche Bindungen gehen tief und lassen sich nicht so leicht trennen. Wenn aber die Hinterbliebenen wenigstens die Klarheit des Begräbnisses haben, mit dem sie den Angehörigen würdigen können, kann der Prozess einsetzen, in dem tiefe menschliche Bindungen rekonstruiert und revidiert werden. Schließlich hört mit dem Tod eines geliebten Menschen nicht die Bindung an ihn auf, sondern »nur« die Beziehung zu ihm, wie sie einmal war. Die Verbindung zu ihm muss neu definiert werden. Wenn allerdings ein Angehöriger vermisst ist und sein Tod nicht bestätigt wird, ist für die Betroffenen dieser Neubeginn blockiert, was das Trauma verlängert.

Bindung und Ambiguität

Ich gebrauche den *Bindungs*begriff hier in einem eher allgemeinen Sinn, nicht so sehr nach den Merkmalen der jüngeren Bindungstheorie. Im Falle eines uneindeutigen Verlusts bleibt die Bindung an die verlorene Person vielleicht dieselbe, aber in der Beziehung zu ihr ist ein kategorialer Unterschied eingetreten. Die früher existierende Art der Verbindung ist nicht mehr möglich. Da die Situation auch nicht abgeschlossen werden kann, ist Ablösung ebenfalls kein Ziel. Stattdessen wird therapeutisch angestrebt, dass der Klient seine Vorstellung von der Beziehung zu der verlorenen Person verlagern und die Unklarheit und Ungewissheit von Abwesenheit *und* Anwesenheit akzeptieren kann.

Bindung wird üblicherweise definiert als eine auf Wechselseitigkeit beruhende konstante Beziehung zu einem anderen Menschen.[23] In ihr spiegelt sich das menschliche Bedürfnis nach einer engen Beziehung zu einem einzelnen und konstanten Objekt. Ich definiere Bindung hier etwas allgemeiner als die tiefe Verbundenheit von Menschen, die als Paar, als Familie oder in anderen engen Beziehungszusammenhängen leben. Natürlich würde man eine Person, mit der man sich verbunden fühlt, als Teil seiner Wahlfamilie *(psychological family)* betrachten.

Revision der Bindung heißt (im Gegensatz zur Ablösung), dass man die Bindung an die verlorene Person weder zum Abschluss bringen noch den Verlust leugnen muss. In Fällen uneindeutiger Verluste gibt es außerdem nicht den typischen linearen Prozess der Loslösung (etwa in Form von Auflehnung, Verzweiflung und Akzeptanz): Selten wird die Situation akzeptiert, und abgeschlossen werden kann sie niemals. Revision der Bindung heißt vielmehr, dass die Beziehung zu der verlorenen Person modifiziert und die mit dem Verlust verbundene Ambiguität reflektiert wird. Von dieser Warte aus könnte der verschwundene Mensch immer noch als Bezugsperson und als Instanz der Sicherheit wahrgenommen werden, auch wenn er physisch oder mental unerreichbar ist. Im Rahmen der Betreuung nach 9/11 haben Frauen oft erzählt, dass sie an ihre Mütter im Heimatland gedacht und darin den Trost und Mut gefunden hätten, um mit dem Trauma, dass ihre Männer unter den Trümmern vermisst sind, fertig zu werden. Diese Frauen holten ihre abwesenden Mütter nicht nur telefonisch zu sich, sondern berichteten auch vielfach, dass sie die im Heimatland gebliebenen Angehörigen immer in ihrem Herzen und Geist bei sich trügen und sich überlegten, was diese ihnen wohl raten würden. Viele der Betroffenen erzählten, dass die psychische Präsenz beispielsweise einer physisch abwesenden Mutter oder Schwester außerordentlich tröstlich sei. Sie schienen eine Person, die noch lebte, aber physisch außer Reichweite war, internalisiert zu haben, um sich von ihr trösten zu lassen und einen Ratschlag im gegenwärtigen Trauma zu bekommen.

Die Verbindungen, die Menschen zu ihrer Wahlfamilie haben, sind therapeutisch sehr wichtig, und oftmals stelle ich traumatisierten Klienten die Frage: »Welchen Ratschlag würde Ihnen der Mensch, für den Sie viel empfinden, jetzt vielleicht geben?« Die Reaktionen fallen ganz unterschiedlich aus; aber sowohl Kinder als auch Erwachsene antworten immer auf diese Frage, und ihre Antwort scheint sie zu trösten, wenn andere Familienmitglieder nicht mehr erreichbar oder vermisst sind. Manchmal ist die Wahlfamilie alles, was den Hinterbliebenen an Unterstützung und Trost geblieben ist.

Wenn wir durch einen uneindeutigen Verlust traumatisierte Menschen behandeln, beginnen wir ihre Bindungen dadurch zu revidieren, dass wir ihre seelisch-geistigen wie physischen Verbindungen rekonstruieren. Menschen können sich von Eltern oder geliebten Menschen trösten lassen, die physisch weit entfernt oder sogar tot sind und die dennoch den Geist der Unterstützung ausstrahlen. Wir haben die therapeutische Aufgabe, die Präsenz der Wahlfamilie des Klienten anzuerkennen und zu fördern.

Zusammenhang zwischen Bindungsrevision und uneindeutigem Verlust

Wenn ein Angehöriger stirbt und die Hinterbliebenen an der Beisetzung seiner sterblichen Überreste teilnehmen, beginnt der Prozess des Loslassens und der Revision ihrer Bindung an den Verstorbenen. Dieser Prozess ist beeinträchtigt, wenn die sterblichen Überreste des Angehörigen nicht beigesetzt werden können. Ein halbes Jahr nach den Anschlägen von 9/11 sagte die Frau eines in den Trümmern des World Trade Center vermissten Mannes: »Ich wäre glücklich, wenn ich nur einen Teil von ihm zu beerdigen hätte – und wenn es nur ein Fingernagel wäre.« Sie war zwar überzeugt, dass ihr Mann nicht mehr lebte, war aber emotional erstarrt. Sie war voller Wut, weil sein Körper noch immer nicht gefunden worden war, vor allem deshalb, weil sie keinen Anteil an seiner Beisetzung hatte. Diesen Anteil hatten die Terroristen ihr weggenommen, weil sie ihren Mann unter den zusammengestürzten Gebäuden begraben hatten. Hinterbliebene können ihre Vorstellung von Abwesenheit oder Anwesenheit des verschwundenen Angehörigen vielleicht erst dann modifizieren, wenn sie an den Ritualen aktiv teilnehmen, die ihn würdigen und verabschieden und mit denen der Prozess der Bindungsrevision einsetzt. Die erwähnte Frau konnte ihren Mann nicht als tot wahrnehmen, solange sie nicht etwas zu der für ihn bestimmten Zeremonie der Würdigung und des Abschieds aktiv beitragen und den Trauerakt kontrollieren konnte.

Der Tsunami in Südostasien von 2004, bei dem fast 300 000 Menschen getötet wurden oder vermisst sind, führte zu einem katastrophalen Ausmaß an uneindeutigen Verlusten. Menschen, die nicht identifiziert werden konnten, wurden zu Tausenden in Massengräbern beerdigt. Kinder vermissten ihre Eltern, Eltern vermissten ihre Kinder. Paare wurden auseinandergerissen. Alle diese Fälle uneindeutiger Verluste wurden zwar durch eine Naturkatastrophe verursacht, aber die Menschen hatten trotzdem Schuldgefühle, weil sie andere nicht retten konnten. Hinterbliebene waren auch wütend und fühlten sich als Verräter, weil sie sich von den Getöteten nicht verabschieden oder den toten Körper des Angehörigen nicht sehen konnten. Dadurch wird der Umgang mit dem Verlust noch viel schwerer, was im Übrigen für alle Kulturen und Religionen gilt.

Wenn Hinterbliebene keine sterblichen Überreste des vermissten Angehörigen zum Beerdigen haben, sehen sie dies oftmals als Verrat. Nach 9/11 erzählten etliche hinterbliebene Frauen, dass sie sich um die Möglichkeit gebracht fühlten, die Beisetzung ihrer Männer auf *ihre* Weise durchzuführen. Sie hatten nicht nur den Eindruck, die Gestaltung dieses sehr persönlichen Übergangsrituals nicht selbst bestimmt zu haben, sondern sehnten sich auch nach Bestätigung, ob ihre Männer noch lebten oder tot waren. Bis eine solche Bestätigung – wenn überhaupt – eintritt, ist die Neudefinition der Bindung meistens mit Verunsicherung und natürlich mit extremen Reaktionen verbunden.

Wenn ein Mensch eine Person verliert, mit der er sich verbunden fühlt, wendet sich der Hinterbliebene oftmals von der Welt ab und verfällt in Apathie. Als

Therapeuten müssen wir eine solche Tendenz zu mäßigen versuchen und den Betroffenen ermutigen, zu Verwandten, Freunden und zur Gemeinde neue und revidierte Beziehungen aufzunehmen. Durch neue Verbindungen zu anderen Menschen können Hinterbliebene ihre Beziehung zu der vermissten Person allmählich revidieren. Dies bedeutet natürlich, dass wir den Klienten helfen müssen, auch die Bindung zu ihrer Wahrfamilie zu überprüfen.

Zusammenhang zwischen Bindungsrevision und Resilienz

Um in der Konfrontation mit einem uneindeutigen Verlust den Stress- und Angstpegel niedrig zu halten, reagiert der verlassene Mensch vielleicht so, dass er erstarrt oder protestiert; in jedem Fall empfindet er aber Schmerz. Wenn Hinterbliebene oder Überlebende den verlorenen Angehörigen nicht finden, reagieren sie vielleicht auf losgelöste, »absolute« Weise, schließen beispielsweise die vermisste Person allzu schnell aus ihrem Leben aus und tun so, als ob sie bereits tot sei; oder sie leugnen die Abwesenheit der vermissten Person und tun so, als ob sich nichts verändert hätte. Absolute Reaktionen können auch darin bestehen, dass Betroffene sich weigern, an die vermisste Person überhaupt zu denken, oder dass sie im Gegenteil an nichts anderes als an den verschwundenen Angehörigen denken (Boss 1977, 1980c, 2000, 2004b). Derlei kategorisch anmutende und extreme Reaktionen sind fehlangepasst und verhindern, dass über Beziehungen nachgedacht wird, was aber eine Voraussetzung für Resilienz ist. Betroffene können sich auf gesündere Weise auf die fehlende Bindung an die verlorene Person einstellen, wenn sie sich langsam von ihr lösen, während sie gleichzeitig Beziehungen zu vorhandenen und liebevollen Menschen aufbauen. In einem solchen Syntheseprozess wird die Bindung an die vermisste Person schwächer. Diese Veränderung markiert den Beginn der bindungsbezogenen Revision, die zu neuer Resilienz führt.

Festzuhalten ist: Obwohl die durch einen uneindeutigen Verlust ausgelöste Angst nicht auf einer Ebene mit der klassischen ängstlich-widerstrebenden Bindung (Barry, Barry & Lindemann 1965; Bowlby 1976) liegt, haben wir es im Falle eines uneindeutigen Verlusts mit einer negativen Angst zu tun, die daher rührt, dass der Betroffene die Person nicht finden kann, der er sich verbunden fühlt. Negative Angst (im generischen Sinn) kann auch durch einen drohenden Verlust verursacht sein, während der Angehörige körperlich noch präsent ist, aber unter Demenz, geistiger Behinderung, Suchtkrankheit oder chronischer psychischer Krankheit leidet (Boss 2000). Allzu oft erlebe ich, dass Klienten sich von einer noch lebenden Person loslösen oder die Tür zu ihr schließen, als wäre sie bereits tot. Die Motive ihres Handelns sind allerdings verständlich. Um sich vor dem Schmerz und der Angst vor einer quälenden Beziehung-und-doch-nicht-Beziehung zu schützen, werden Menschen emotional hart und distanzieren sich psychisch von der nicht eindeutig abwesenden und auch nicht eindeutig anwesenden Person. Manche Betroffenen verfallen genau ins Gegenteil und klammern sich bedingungslos an die abwesend-anwesende Person. In der Folge von 9/11 haben zum Beispiel einige der überlebenden Mütter und Väter ihre Kinder zu sehr an sich gebunden und ihnen sogar verboten, aus dem Haus zu gehen. Viele der traumatisierten Familien kauerten in einem Bett zusammen, um sich sicher zu fühlen und schlafen zu können. In der ersten Zeit nach einem katastrophalen Ereignis kann das Familienbett ein hilfreicher Ort der Bewältigung sein, aber dieser Zustand sollte nicht allzu lange andauern. Nach 9/11 haben wir nämlich erlebt, dass Jungen und Mädchen unter solchen Bedingungen heranwuchsen und wir den Betroffenen sagen mussten, dass dieser Zustand nicht zuträglich ist. Die Interventionen verfolgten deshalb das Ziel, die Verantwortlichen in dieser Hinsicht flexibler zu machen und den Jugendlichen mehr Freiraum zu geben. Die Kinder und Jugendlichen fühlten sich dadurch erleichtert. In Fällen uneindeutiger Verluste haben wir die Aufgabe, Fehlanpassungen zu stoppen, durch die Familien instabil und verletzbar werden.

Die Überlegung zum Zusammenhang zwischen Bindungsrevision und Resilienz geht von der Annahme aus, dass die durch uneindeutige Verluste ausgelösten Ängste und Traumata gelindert werden müssen. Die Familientherapeuten Whitaker und Malone (1981) sehen Quellen negativer Angst im Gefühl des persönlichen Scheiterns, in schwerer Frustration, in Zurückweisung, Verletzung und Trennung oder Verlust. Alle diese Momente sind untrennbar mit einem uneindeutigen Verlust verbunden, insofern als dieser unauflösbar ist. Die hinterbliebene Person schöpft immer wieder Hoffnung, weil es keinen Beleg dafür gibt, dass der uneindeutige Verlust ein Ende hat. In den frühen Phasen nach Eintritt eines uneindeutigen Verlusts sind fortwährendes Hoffen und die Suche nach Informationen natürlich hilfreich. Auflehnung gegen die Situation und Suche nach dem verschwundenen Angehörigen sind zuerst Hinweise auf Resilienz. Das Bedürfnis, ihn nicht loszulassen, ist unglaublich stark. Auch Illusionen und Verhaltensweisen, mit denen versucht wird, den Status quo zu erhalten, können entstehen: So glaubt etwa die Witwe, ihren vermissten Mann auf dem Bürgersteig um die Uhrzeit zu sehen, zu der er früher von der Arbeit gekommen war; glaubt die Frau, mitten in der Nacht ihren vermissten Sohn zu sehen; halten die Eltern das Zimmer ihres entführten Kindes für seine

Rückkehr bereit. Im Rahmen eher alltäglicher uneindeutiger Verluste könnte der Widerstand der Betroffenen beispielsweise darauf schließen lassen: dass die Mutter, die ihr Kind zur Adoption freigegeben hat, auf die irgendwann einmal eintretende Rückkehr ihres Kindes hofft; dass der Partner hofft, die sich auf Abwegen befindende Partnerin möge zur Einsicht gelangen und zu ihm zurückkommen. Letztlich ist es so, dass Gesundheit und Resilienz in allen Fällen uneindeutiger Verluste, ob durch Naturkatastrophen oder eher alltägliche Vorgänge verursacht, davon abhängen, inwieweit die Betroffenen herausfinden, wann und wie ihre Bindung an die Person, die physisch oder psychisch aus ihrem Leben verschwunden ist, modifiziert und revidiert werden muss. Das ist keine leichte Aufgabe, aber Therapeuten können dabei helfen.

Theoretische Überlegungen zu Umfeldproblemen und Kontext

John Bowlby (1983) nutzte in den 1970er Jahren die psychodynamische Perspektive und schreibt, dass der Verlust eines Angehörigen zu den schmerzhaftesten Erfahrungen eines Menschen gehört.[24] Er thematisiert die Komplexitäten der Ambivalenz in verloren gegangenen Bindungen und den Stress, der zur Verzweiflung führt, wie auch das Loslassen-Müssen, das zur Senkung des Stress- und Angstpegels notwendig ist. Doch mit dem Phänomen des uneindeutigen Verlusts hat er sich nicht befasst. Dies hat auch Sigmund Freud in *Trauer und Melancholie* (1917) nicht getan, wo er feststellt, dass die Erholung von einem Verlust darauf abzielt, die Verbundenheit mit der abwesenden Person aufzugeben und letztlich in neue Beziehungen zu investieren. Heinz Kohut (1972) hat den externen Kontext von Ambiguität und Ungewissheit ebenfalls ignoriert und behauptet, dass das Trauma in Zusammenhang mit einer narzisstischen Persönlichkeit gesehen werden könne und dass Wut die Reaktion auf eine narzisstische Wunde sei. Könnte es aber nicht auch möglich sein, dass die mit einem Trauma verbundene Wut gar nichts mit Narzissmus zu tun hat, sondern mit dem Abhandenkommen von Beherrschbarkeit *(mastery)* und Kontrolle, das externen Einwirkungen wie etwa einem uneindeutigen Verlust zuzuschreiben ist? Sind Trauma und Wut vielleicht nicht dem Narzissmus geschuldet, sondern eher das Resultat eines umfeldbezogenen Problems, für das es keine Lösung gibt – wenn z. B. eine Familie ihr Kind durch einen Tsunami verliert? Christopher Lasch (1980) ist der Auffassung, dass die US-amerikanische Kultur durch Narzissmus geprägt sei: durch Einsamkeit, Zuwendungsbedürftigkeit und Reizbarkeit. Aber sind Einsamkeit, emotionale Bedürftigkeit und Wut nicht auch Konsequenzen uneindeutiger Verluste, die wir nicht einmal mit unseren intelligenten Technologien verhindern können? Es ist erstaunlich, dass Theoretiker sich nicht intensiver mit einem so weit verbreiteten Phänomen wie dem des uneindeutigen Verlusts befasst haben. Theoretische Konzepte, die zu sehr auf die Psyche des Individuums fokussieren, erfassen nicht die Allgegenwärtigkeit des uneindeutigen Verlusts und dessen häufige Auswirkungen auf menschliche Bindungen.

Wenn Angehörige vermisst oder mental nicht mehr erreichbar sind, reagieren Hinterbliebene mit dem Gefühl der Unsicherheit und mit Angst, aber solche Reaktionen entstehen aus dem Stress der Ambiguität des Umfeldes und nicht aus psychischer Schwäche. Aus dieser Perspektive sind die klinischen Interventionen nicht am Pathologischen auszurichten, sondern auf die situativ bedingte Belastung auszulegen – mit dem Ziel, trotz eines negativen Lebenskontextes die Resilienz wiederzuerlangen. Aus dieser Perspektive erwächst auch das Ziel, die menschliche Bindung zu revidieren (statt die Situation abzuschließen).

Was fördert die Revision der Bindung?

Die traditionellen Methoden der Trauertherapie und der PTBS-Behandlung (Posttraumatische Belastungsstörung) reichen nicht aus, um die Bindung an einen Angehörigen, der körperlich vermisst oder mental unerreichbar ist, neu zu definieren. Zwischen den hinterbliebenen Personen, Familien und ihren Gemeinden müssen neue Beziehungen aufgebaut oder alte Beziehungen gestärkt werden. Gleichzeitig reißt die Bindung an den verlorenen Menschen niemals wirklich ab; sie wird aber durch die Reflexionen über die lang anhaltende Ambiguität allmählich modifiziert, schwächer und revidiert.

Mit den folgenden Schritten kann die Revision der Bindung gefördert werden. Die einzelnen Punkte werden im Abschnitt »Leitfaden zur Intervention« (S. 237 ff.) ausführlich besprochen.

- Dialektisch denken.
- Aus der Verzweiflung herausführen und zur Auflehnung ermuntern.
- Systemisch denken, dabei Fehlanpassungen nicht als bilaterale Pathologie betrachten.
- Formen des Gedenkens und Abschiedsrituale entwickeln.
- Wissen, dass Hinterbliebene sich die vermisste Person häufig fantasieren.
- Darauf achten, ob uneindeutige Verluste totgeschwiegen werden.
- Auf Entwicklungsstufen achten, die Ängste verschlimmern.

- Kinder und Jugendliche in die Therapie einbeziehen, wenn ein Elternteil oder Geschwister vermisst oder psychisch nicht mehr erreichbar ist.
- Das Format der Mehrfamilien- und Paaregruppen nutzen, sodass neue Verbindungen entstehen können.
- Durch Kunst die Revision der Bindung fördern.

Was behindert die Revision der Bindung?

In Fällen traumatischer und uneindeutiger Verluste ist die Revision der Bindung beeinträchtigt, wenn der Therapeut allzu viel Wert auf Individuation legt, auf den Abschluss der Situation drängt und die Vergangenheit der Klienten überbetont. Diese Behauptung lässt sich folgendermaßen erklären.

Überbetonung der Individuation[25]

Es ist schwer, sich von der geistig umnachteten Mutter, dem verschwundenen Kind, dem vermissten Partner abzugrenzen (also sich zu individuieren). Allzu leicht werden Menschen, die ihre dementen oder chronisch kranken Eltern betreuen, pathologisiert, weil sie sich stark engagieren und beispielsweise die Kranken mit Essen versorgen oder alles stehen und liegen lassen, wenn Not am Mann ist. Im Rahmen von Paar- und Familientherapien muss der Therapeut darauf achten, dass er die zur Realität der Klienten gehörende Notwendigkeit, einen alten Menschen oder ein Kind zu pflegen, nicht als etwas Pathologisches beurteilt. Vor dem Hintergrund eines uneindeutigen Verlusts kann die psychische Gesundheit der Betroffenen nicht daran gemessen werden, ob sie zu viele oder zu wenige Aufgaben übernehmen. Wenn wir eine Therapie mit dem Prozess der Individuation beginnen, steht dies der Vorstellung von einer auf Gemeinschaft, Stamm und Verbundenheit ausgerichteten Behandlung entgegen. Vor allem Frauen werden in einem negativen Licht wahrgenommen, wenn sie sich nicht abgrenzen, aber gleichzeitig erwartet man von ihnen, dass sie beispielsweise bei der Versorgung kranker Angehöriger »hervorstechen«. Und die Vorstellung, dass die Individuation ein Zeichen von Gesundheit ist, ist zum Beispiel für Frauen, die ihre durch Krieg oder Krankheit dauerhaft traumatisierten Männer betreuen, eine weitere Belastung. Individuationskonzepte eignen sich deshalb nicht zur Einschätzung von Menschen, die mit einem Angehörigen leben müssen, der mental nicht mehr erreichbar ist, aber kontinuierlich Pflege braucht. Solche Situationen werden nach der Stresstheorie weniger pathologisierend beurteilt (siehe Kap. 2 und 3). Behandlungen von Klienten, die mit einem uneindeutigen Verlust konfrontiert sind, verfolgen nicht das Ziel einer klassischen Individuation, sondern führen die Betroffenen dahin, dass sie trauern und frühere, mit der abwesenden Person verbundene Hoffnungen und Träume revidieren können, ohne in so extreme Reaktionen wie absolute Verstrickung oder bedingungslose Ablösung zu verfallen.

Auf den Abschluss der Situation drängen

Wie erwähnt, sollten wir von Menschen mit unklaren Bindungen nicht erwarten, dass sie ihre ambiguitätsschwere Situation abschließen. Wenn sich zwischenmenschliche Beziehungen in einem solchen Schwebezustand befinden, kann diese Situation nicht abgeschlossen werden. Menschen, die auf einen uneindeutigen Verlust mit ungelöstem Leid reagieren, sind nicht als pathologisch zu beurteilen. Damit Individuen, Paare oder Familien in solchen Fällen stark und resilient bleiben können, müssen sie den Widerspruch zwischen Abwesenheit und Anwesenheit des verschwundenen Angehörigen akzeptieren.

Therapiemethoden und Wege zur Bindungsrevision

Es braucht Zeit, bis ein Mensch so viel Resilienz entwickelt hat, dass er die Widersprüche zwischen Abwesenheit und Anwesenheit in sich vereinen kann und imstande ist, sich mit der verlorenen Person verbunden zu fühlen und sie gleichzeitig loszulassen. Insgesamt wird das Ziel verfolgt, die mit dieser widersprüchlichen Situation verbundenen Belastungen und Traumata dadurch abzuschwächen, dass die Betroffenen sich auf dialektische Weise ihrer Situation anpassen und sich nicht in einer Extremhaltung einrichten. Wir wollen, dass die Klienten einen Punkt erreichen, an dem sie sagen können: »Ich fühle mich mit dem verlorenen Menschen zwar noch immer verbunden, aber diese Verbundenheit muss ich nun so modifizieren, dass sie zu der situativen Ambiguität und der fehlenden Lösung passt.«

Wir wollen mit unseren Interventionen die Klienten dahin führen, dass sie einen Mittelweg finden zwischen starrem Festhalten an der Vorstellung, den früheren Zustand wieder herstellen zu können, und dem Wunsch, die unklare Situation definitiv abzuschließen. Eine solche Synthese manifestiert sich darin, dass Betroffene »unbeantwortete Fragen aushalten können« (Boss 2000). Sie entsteht aus einem rekursiven, nicht aus einem linearen Prozess. Das bedeutet, dass wir uns nicht an Entwicklungsstufen orientieren, sondern einen zirkulären, dialektischen Prozess der kleinen Schritte nach vorne anstoßen, in dem der Klient sich anderen Bindungen zuwendet (oder neue Bindungen entdeckt) und zugleich sich noch mit der verlorenen Person befasst. Wenn Klienten allmählich feststellen, dass nicht die komplette Loslösung von dem verlorenen Angehörigen das Ziel ist, dass sie sich vielmehr mit ihm verbunden fühlen und trotzdem nach vorne schauen können, wird ihre Sehnsucht, das Leben möge nicht weitergehen, schwächer.

Die therapeutische Beziehung

Viele Menschen können ihre Bindung an die vermisste Person zwar aus eigener Kraft oder mithilfe psychoedukativer und sozialer Unterstützung neu definieren. Doch wenn die durch den uneindeutigen Verlust ausgelösten Ängste und Traumata die Betroffenen weiterhin lähmen, muss die Revision der Bindung mit professioneller Hilfe erfolgen. Wenn externe Umstände den Umgang mit Bindung und Verlust verkomplizieren, sollten wir psychodynamische und beziehungsbezogene Ansätze wählen und die Situation des Klienten aus kontextuellen und umfeldbezogenen Perspektiven betrachten. Die narrative Tradition, die in der sozialen Konstruktion und der Phänomenologie verwurzelt ist, deckt sich mit diesen Ansätzen und Perspektiven und ist schon beschrieben worden.

Festzuhalten ist: Beziehungsbezogene Ansätze und Tiefenpsychologie helfen den Betroffenen zwar, sich von der unklar verschwundenen Person zu lösen, aber entscheidend ist doch die breiter angelegte systemische Perspektive, die Beziehungen und den externen Kontext der Klienten in den Blick nimmt. So wird beispielsweise die Energie von Paaren und Familien darauf gelenkt, dass sie die emotionalen Beziehungen innerhalb der größeren Systeme in ihrem Leben – Verwandte, Nachbarn, Schulen, Krankenhäuser, Arbeitsplätze und spirituelle Gemeinschaften – zu verstehen und zu verfeinern versuchen. Durch diese größere systemische Linse entdeckt man vielleicht, dass die Regeln der Familie und der Gemeinschaft der aktuellen Situation nicht angemessen sind (Imber-Black & Roberts 1993; Luepnitz 2002b). Menschen, die mit einem uneindeutigen Verlust konfrontiert sind, müssen imstande sein, solche Regeln an ihre beispiellose Situation anzupassen. Gemeinsam mit anderen Menschen können Formen des Gedenkens an den verschwundenen Angehörigen geschaffen, kann der Situation ein gewisser Sinn gegeben werden. In diesem Prozess muss der Therapeut auch kulturell bedingte Einstellungen und Hoffnungen – des Klienten und seine eigenen – hinterfragen, aufgrund deren die Revision der Bindung vielleicht stagniert oder blockiert ist.

Das wichtigste therapeutische Instrument psychodynamischer Ansätze, ob diese in der Einzel- oder Gruppentherapie angewendet werden, ist die Beziehung zwischen Therapeut und Klient. Die Persönlichkeit des Therapeuten kann relevanter sein als sein Handeln. Es ist deshalb entscheidend, dass zwischen Therapeut und Klient eine positive Übertragung und Vertrauen herrschen. Bei dieser Art von Therapie ist es wichtig, dass der Therapeut sich selbst gut kennt und in die Behandlung voll einbringen kann. Weil die Therapeut-Klient-Beziehung von zentraler Bedeutung ist, fällt auch die nachstehende Liste von Implikationen der therapeutischen Beziehung nicht eben kurz aus.

- *Das therapeutische Ziel ist die Revision der Bindung an ein unerreichbares Objekt, und deshalb ist es sehr wichtig, dass zwischen Therapeut und Klient eine positive Beziehung oder Übertragung entsteht.* Einzeltherapeutisch betrachtet, ist die Entwicklung einer positiven Übertragung entscheidend. Bei der Gruppentherapie mit Paaren und Familien steht nicht die Übertragung im Zentrum, sondern die Entwicklung von Vertrauen in den Therapeuten und in die anderen Klienten sowie die aktive Beteiligung am Beziehungsprozess des Systems.
- *Beziehungen und Vertrauen entwickeln sich leichter, wenn der Therapeut sich auf die Vielfältigkeit seiner Klientenschaft einstellt und kulturelle Kompetenz besitzt.* Therapeuten wie Therapeutinnen aller Ethnien, Religionen, Altersgruppen und sexueller Orientierungen müssen ihren eigenen Resilienzbereich erweitern, damit sie mit einem breiteren Spektrum an Anschauungen und Klienten arbeiten können. Sowohl erfahrene Therapeuten als auch Novizen im therapeutischen Feld müssen sich fortbilden oder regelmäßig auf den neuesten Stand der Forschung bringen, und durch Reisen können sie kulturelle Kompetenz erwerben.
- *Die Arbeit an der Herkunftsfamilie und kulturell angemessene Genogramme sind wichtig, wenn Klienten geholfen werden soll, sich an ihre Verlustsituation anzupassen.* Trauma und Verlust können bei den Betroffenen schnell zur Weigerung führen, sich von Beziehungen, und seien diese noch so schmerzlich, zu distanzieren (Firestone, Firestone & Catlett 2003). Komplizierte Bindungen lassen den Prozess des Loslassens einfrieren (Boss 2000). Mithilfe psychodynamischer Ansätze in Therapie – und Ausbildung – findet man Zugang zu Emotionen, die mit dem zurückliegenden Trauma und künftigen Beziehungen zusammenhängen (Firestone, Firestone & Catlett 2003; Hardy & Laszloffy 1995). Wenn derlei Probleme weder vonseiten des Therapeuten noch vonseiten des Klienten aufgelöst werden, ist der therapeutische Prozess beeinträchtigt.

- *Ein sicheres, haltendes Umfeld und das Vertrauen zwischen Therapeut und Klient sind wichtig, damit Betroffene ihre negativen Emotionen, vor allem Schuld- und Schamgefühle, Wut und Hilflosigkeit, artikulieren können.* Wenn Menschen sich sicher und respektiert fühlen, fällt es ihnen leichter, über ihre lähmenden Gefühle zu sprechen. In einem sicheren, haltenden Umfeld erzählen sie Geschichten, stellen Fragen und gehen aufeinander zu. Mithilfe des psychodynamischen und narrativen Prozesses können die Klienten einen Sinn in ihrer Situation finden, ihr Gefühl der Beherrschbarkeit relativieren, ihre Identität neu definieren und ihre Ambivalenz ins Bewusstsein heben, wo sie in den Kontext der Normalität gestellt und verarbeitet werden kann. Mit diesem komplizierten Revisionsprozess setzt meistens auch die Veränderung ein. Wir dürfen den Prozess, in dem Anwesenheit und Abwesenheit, die die Beziehung des Klienten zu dem verschwundenen Angehörigen prägen, zusammengehen sollen, nicht erzwingen; aber wir können diesen Prozess fördern, indem wir die Beziehungen des Klienten zu anderen Menschen fördern. Das Loslassen kommt nie zu einem Ende und sollte es auch nicht, aber Hinterbliebene können trotz Ambiguität weiterleben.
- *Die Behandlung von Menschen, die aufgrund eines uneindeutigen Verlusts traumatisiert sind, braucht Zeit.* Weil Betroffene in ihrer Bindung an den verlorenen Menschen verunsichert sind, braucht es eine ganze Weile, bis man Zugang zu ihren Emotionen gefunden hat, die mit dem Verschwinden des Angehörigen zu tun haben. Im vorliegenden Kapitel liegt der Schwerpunkt auf psychotherapeutischen und empirisch bewährten Methoden, aber im Laufe der Behandlung sind auch kognitiv-verhaltensbezogene Interventionsmethoden erforderlich. Die Komplexität solcher Fälle verlangt Zeit und Methodenvielfalt.
- *Hilfreich ist Gruppenarbeit mit Individuen, Paaren oder Familien, damit sie neue Beziehungen aufbauen können.* In Fällen von Trauma und Verlust ist die therapeutische Arbeit in Gruppen besonders hilfreich, weil Betroffene so wieder in Kontakt mit anderen Menschen kommen (Boss et al. 2003; Herman 1992). Zu der Therapiegruppe sollten den Klienten vertraute Menschen gehören, die ähnlich traumatische Erfahrungen gemacht haben. Herman (1992) ist der Auffassung, dass niemand mit einem traumatischen Verlust allein gelassen werden sollte, was ich nur bestätigen kann.
- *Wenn gleichzeitig sehr viele Menschen uneindeutige Verluste erlitten haben und traumatisiert sind, tragen Mehrfamiliengruppen in einem gemeinschaftlichen Setting dazu bei, dass Betroffene ihre Bindung an die Vermissten revidieren können.* Gruppentherapien mit mehreren Paaren und Familien stellen eine effektive Methode dar, mit einer großen Zahl von Menschen zu arbeiten, die durch ein und die-

selbe Naturkatastrophe oder Terrorattacke traumatisiert worden sind. In solchen Fällen kann das sichere, haltende Umfeld auch ein Platz in der Gemeinde sein wie etwa die Schule, der Keller in einer Kirche, das Feuerwehrhaus oder das Gemeindezentrum. Auch hier ist der schützende Raum ein wichtiger Aspekt. Hinterbliebene oder Überlebende müssen das Gefühl haben, an einem sicheren und vertrauten Ort zu sein. Wenn man mit Großgruppen von Paaren und Familien therapeutisch arbeitet, sucht man nicht die positive Übertragung zum Klienten, sondern gibt den Betroffenen Vertrauen und das Gefühl der Sicherheit und stellt Beziehungen zwischen ihnen her. Um dies tun zu können, müssen Therapeuten und Therapeutinnen sich in die Menschen hineinversetzen und dürfen die Arbeit mit mehreren Generationen in einem gemeinschaftlichen Setting nicht scheuen.

- *Vielleicht müssen Therapeuten sich mehr Resilienz aneignen, damit sie Familien, die mit uneindeutigen Verlusten konfrontiert sind, auch außerhalb ihrer Praxisräume behandeln können.* Gleichgültig, ob wir Stützgruppen für Partner und Töchter/Söhne von alzheimerkranken Patienten anbieten oder im Rahmen einer Katastrophe mit Familien vermisster Angehöriger therapeutisch arbeiten – wir können im Hinblick auf unseren Arbeitsort resilienter werden. Im Rahmen der Betreuung nach 9/11 erlebten die traumatisierten Menschen sterile Büros in Hochhäusern häufig als beklemmend, und deshalb verlagerten wir unsere Arbeit in die ihnen vertraute Union Hall, wo sie sich wohler fühlten. In Oklahoma City wurden Hinterbliebene und Überlebende in Kirchenkellern behandelt. In Katastrophenfällen eignen sich auch Schulen als Therapieräume. Wenn viele Menschen durch eine Katastrophe traumatisiert sind, müssen wir als Therapeuten zu den Betroffenen gehen und dürfen nicht warten, bis sie zu uns kommen. Die Zunahme der im häuslichen Umfeld von Klienten durchgeführten Familientherapien ist ein Beleg dafür, dass eine solche Dezentralisierung gebraucht wird. Diese Therapieformen würdigen auch die Resilienz der Therapeuten, die sich eine solch herausfordernde Arbeit zutrauen.
- *Therapeuten und Ärzte, die lösungsorientiert arbeiten, sollten ihre Enttäuschung über die Unmöglichkeit, einen uneindeutigen Verlust aufzulösen, nicht auf Klienten übertragen.* Zwar muss zwischen Behandlung und Palliativpflege unterschieden werden, doch professionelle Helfer müssen sich um der eigenen Menschlichkeit willen grundsätzlich gegen die Vorstellung von der bedingungslosen Ablösung von einem Menschen stellen. Wenn die Familie sich beispielsweise aus dem Leben eines unheilbar kranken Angehörigen zurückzieht, ist das für den Kranken sehr schmerzhaft. Wenn ein Patient in Hospizpflege gegeben wird, ohne dass man mit ihm darüber gesprochen hat, kommt das einer Abtrennung

gleich – einer Terminierung, die für Patient und Arzt ein abrupter Verlust ist. Therapeuten und Ärzte, die kurieren und heilen sollen, aber manchmal nicht können, müssen in dieser Hinsicht besser ausgebildet werden.

- *Wenn Klienten in Lebensgefahr sind oder durch ein Trauma in sich erstarrt bleiben, sollte der Therapeut psychiatrischen oder psychopharmakologischen Rat einholen, damit sie gegebenenfalls medikamentös behandelt werden können.* Als Familientherapeutin, die auf die Behandlung traumatisierender Verluste spezialisiert ist, muss ich sagen, dass Medikamente helfen können, lähmende Depressionen oder Ängste zu dämpfen. Medikamente sollten aber nicht dazu führen, dass Emotionen wie beispielsweise Wut, Schuldgefühle und Scham über die Bindung an die verlorene Person unterdrückt werden. Um in solchen Fällen eine Ausgewogenheit zu finden, braucht es die kontinuierliche Zusammenarbeit mit Medizinern.
- *Wenn wir mit Klienten, die an einem uneindeutigen Verlust leiden, therapeutisch arbeiten, müssen wir geduldig sein.* Das Ziel ist nicht, die unklare Situation zu einem Abschluss zu bringen, sondern einen Weg zu finden, wie die Betroffenen trotz des uneindeutigen Verlusts ein gesundes Leben führen können. Deshalb nimmt die Behandlung auch mehr Zeit in Anspruch, und das Ergebnis ist natürlich nicht perfekt. Ärzte und Therapeuten müssen verstehen, dass Behandlungen aufgrund der mit uneindeutigen Verlusten untrennbar verknüpften Komplikationen länger dauern (Becvar 2001). Die damit verbundenen Mehrkosten können durch Gruppenarbeit mit mehreren Paaren und Familien aufgefangen werden.
- *Aus ethischen Gründen muss an die Stelle der Kooperation manchmal die Konfrontation treten.* Selbst wenn der Therapeut sich relativen Wahrheiten und der kooperativen Überprüfung der Bindungen seiner Klienten verpflichtet fühlt, muss er mit den Familien vermisster Angehöriger manchmal ein offenes Wort sprechen. Wenn wir bei Klienten Missbrauch, Suchtkrankheit, illegale Aktivitäten oder Lebensgefahr vermuten, müssen wir die ethischen Grundsätze unserer Profession und die einschlägige Gesetzeslage bemühen. Wir müssen die Gesetze zur Prävention von Kindesmisshandlung, sexuellem Missbrauch und häuslicher Gewalt kennen und auf ihre Einhaltung pochen. Ferner müssen wir regelmäßig über die ethischen Grundsätze unserer Profession reflektieren und immer über die neuesten einschlägigen Gesetze informiert sein. Wenn wir der Ansicht sind, dass unsere ethischen Prinzipien und die gesetzlichen Vorschriften die Kriterien der Ehrlichkeit und Gleichheit nicht erfüllen, sollten wir auf entsprechende Modifikationen hinarbeiten.

Leitfaden zur Intervention

Bevor Klienten ihre Bindung an den vermissten Angehörigen revidieren können, müssen wir ihnen helfen, die mit der gefährdeten Bindung assoziierten Belastungen und Ängste zu verringern und zu überwinden. Da das Leiden an einem uneindeutigen Verlust eine beziehungsbezogene Störung ist, muss die Behandlung die Beziehung im Blick haben. Die folgenden sechs Schritte gelten zwar für jeden in den einzelnen Kapiteln verfassten »Leitfaden zur Intervention«, sind aber besonders hilfreich als Leitlinien für die Revision der Bindung. Bei diesen Schritten wird ein therapeutisches Setting vorausgesetzt, in dem den Klienten vertraute Menschen mitwirken: einzelne Paare, Familien oder aus Paaren und Familien zusammengesetzte Gruppen.

1. Zeigen Sie Empathie und Verständnis dafür, dass die präsentierte Situation belastend ist.
2. Geben Sie den Klienten Gelegenheit, sich darüber auszutauschen, wie sie ihre Situation jeweils wahrnehmen.
3. Motivieren Sie die Klienten, sich so umfassend wie möglich über den erlittenen Verlust zu informieren.
4. Stellen Sie Kontakte zu Stützgruppen und anderen Menschen her, die ähnliche Traumata und Verluste erlebt haben.
5. Erleichtern Sie den Klienten die Revision der Bindung dadurch, dass Sie mit ihnen nach einem Sinn ihrer Situation suchen, ihr Gefühl der Beherrschbarkeit relativieren und sie zur Neudefinition ihrer Identität anregen.
6. Ermuntern Sie Individuen, Paare und Familien zur Identifikation mit ihresgleichen, damit sie wieder Stärke in ihren Beziehungen gewinnen können. Verbindungen zu einer stützenden Gemeinschaft lindern das Trauma des Individuums, des Paares und der Familie.

Dialektisch denken

Wenn Menschen nach erlittenem Verlust und Trauma wieder resilient werden sollen, indem sie ihre Bindung an den verlorenen Menschen revidieren, müssen sie die gegensätzlichen Vorstellungen – an der Hoffnung festhalten und die Möglichkeit der Veränderung bedenken – in ein Gleichgewicht bringen. Genau dies markiert den Beginn des schwierigen Prozesses, die Bindung an den verlorenen Menschen zu lockern. Als nach dem 2004 in Südostasien wütenden Tsunami im Fernsehen Bilder gezeigt wurden, wie erstarrte Eltern an der Küste darauf warteten, dass die toten Körper ihrer Kinder angeschwemmt würden, wurden uns die lähmenden Wirkungen eines uneindeutigen Verlusts deutlich vor Augen geführt. Nach solchen Erlebnissen können Menschen nur dadurch nach vorne schauen, dass sie die widersprüchlichen Vorstellungen von Abwesenheit und Anwesenheit der verschwundenen Angehörigen in einer Synthese zusammenführen. Dies erfordert einen therapeutischen Ansatz des Sowohl-als-auch und keine standardisierte Intervention oder Reaktion. Vielleicht müssen Therapeut wie Klient auch ganz neue Denkweisen entwickeln. Es ist paradox: Hinterbliebene fühlen sich weiterhin mit der verlorenen Person verbunden und beginnen sich gleichzeitig zu verändern. So übernimmt beispielsweise eine Frau, die weiterhin auf die Genesung oder Rückkehr ihres Mannes hofft, vielleicht seine frühere Rolle des Familienernährers, damit die Familie ihre alte Kompetenz wiedererlangt. Ich ermuntere Klienten dazu, sich zu überlegen, was ihnen von der verlorenen Person geblieben und was verloren ist. Was müssen sie, ganz pragmatisch gesehen, so schnell wie möglich verändern, damit das Überleben gesichert ist? Was kann noch warten? Förderlich für die Gesundheit sind kontinuierliche Revisionen und Neudefinitionen, die sowohl dem Individuum als auch der Familie die Qualen eines langfristigen uneindeutigen Verlusts durchstehen helfen.

Aus der Verzweiflung herausführen und zur Auflehnung ermuntern

Wenn Menschen einen Angehörigen verlieren, ist Verzweiflung die zu erwartende Reaktion. Aber mich stimmt es immer zuversichtlich, wenn Klienten sich gegen uneindeutige Verluste wehren. Ihr Protest zeigt nämlich, dass sie allmählich aus ihrem lähmenden Trauma erwachen. Einige Monate nach 9/11 sah ich in der Tageszeitung *USA TODAY* zu meiner Überraschung ein Foto, auf der eine unserer Klientinnen abgebildet war. Als ich dieser Frau zum ersten Mal begegnete, war sie vor Wut und Verzweiflung in sich erstarrt und sagte kein einziges Wort. Nun waren ein Foto und ein Zitat von ihr in der Zeitung. Obwohl sie nicht Englisch sprach, hatte sie in einem Interview ihre Wut darüber artikuliert, dass die Ausländer unter den Opfern von 9/11 nicht zählen würden. Mit Freude nahm ich zur Kenntnis, dass diese Frau offensichtlich wieder nach vorne schaute. Protest ist nämlich Handlung und besser als lähmende Verzweiflung.

Systemisch denken, dabei Fehlanpassungen nicht als bilaterale Pathologie betrachten

Die Behauptung, dass es in einem System eine bilaterale Ausgewogenheit gebe, wurde von Goldner (1985) kritisiert, der zu bedenken gab, dass die Systemtheorie »eine inadäquate Erklärungsmatrix sei, auf der eine Familientheorie aufgebaut wird« (S. 31). Dem stimme ich zu. Zu sagen, dass der Ehemann trinkt, weil seine Frau keift, ist nicht richtig. Vielmehr ist die Interaktion des Systems so, dass eine Person sich an die Krankheit der anderen Person fehlangepasst hat. Das ist eine andere Aussage als die, dass beide krank seien, dass beide schuld seien oder dass die ganze Familie alkoholsüchtig sei. Wenn man Klienten hilft, die Dynamik des Systems als Anpassung (bzw. Fehlanpassung) an den Stressor des uneindeutigen Verlusts (und nicht als bilaterale Pathologie) zu sehen, ist das weniger anschuldigend und von daher besser geeignet, die Bindung an den verlorenen Angehörigen zu revidieren, statt sich von ihm absolut loszulösen.

Formen des Gedenkens und Abschiedsrituale entwickeln

Da es, wie erwähnt, für Fälle uneindeutiger Verluste keine Rituale gibt, müssen Therapeuten und Therapeutinnen ihren Klienten helfen, solche zu entwickeln. Rituale, so Shapiro (1994), bauen »Wege zur öffentlichen Kundgabe tief empfundener Emotionen« (S. 228). Dadurch, dass Rituale zur Artikulation von Wut und Verzweiflung motivieren und aus der Gemeinschaftlichkeit kommenden Trost in der Angst spenden, tragen sie dazu bei, die soziale Ordnung wieder herzustellen, die der Tod zerstört hat (Shapiro 1994). Doch was geschieht in Fällen uneindeutiger Verluste? Genau die von Shapiro vorgetragenen Gründe, weshalb der Tod eine Gemeinschaft auseinanderreißt – die Notwendigkeit, sich auf den Verlust des Angehörigen einzustellen, die Veränderung sozialer Rollen und die Konfrontation mit der existenziell bedrohlichen Realität des Todes –, sind auch die Gründe, weshalb die Gemeinschaft uneindeutige Verluste ignoriert. Wenn das Ergebnis einer Situation nicht bekannt ist, befindet man sich im Wartestand.

Nach den Bombenanschlägen in Oklahoma City brachten die Rituale der Gemeinde und die Gedenkfeierlichkeiten die Menschen einander näher, als sie zuvor jemals waren (J. Martin, persönliche Mitteilung am 18. Juni 2004; Sprang 1999). Als 2003 in New York, einer Stadt mit 8 Millionen Einwohnern, der Strom komplett ausfiel, halfen die Menschen sich gegenseitig. Vielleicht hat die Resilienz, die sie nach den Anschlägen von 9/11 gewonnen haben, die menschliche Hilfsbereitschaft und das kooperative Miteinander beflügelt.

Wissen, dass Hinterbliebene sich die vermisste Person häufig fantasieren

Viele Therapeuten sehen das Halluzinieren als etwas Pathologisches, doch in Fällen uneindeutiger Verluste können eingebildete Wahrnehmungen etwas Normales sein. Sie sind Anzeichen dafür, dass der Hinterbliebene seinen Verlust noch nicht akzeptiert hat. Nicht selten berichten Menschen, die sich mit dem verschwundenen Angehörigen eng verbunden gefühlt haben, dass sie seine Stimme gehört oder seine Präsenz gespürt hätten.

Darauf achten, ob uneindeutige Verluste totgeschwiegen werden

Sich von einem Menschen zu lösen ist schwierig, wenn der Umstand, dass er vermisst oder mental nicht mehr erreichbar ist, vor dem sozialen Umfeld geheim gehalten oder von diesem ignoriert wird. Bis in die jüngste Zeit hat man sich bei offiziellen Stellen nicht um die Familien vermisster Angehöriger gekümmert. Dies hat das Leiden derjenigen, die dem Vermissten nahe standen, noch vergrößert. Therapeuten können solchen Familien helfen, indem sie Gemeinden oder Behörden informieren, dass nicht nur die Familien verstorbener Angehöriger unterstützt werden müssen, sondern auch die Familien vermisster Angehöriger. Kirchengemeinden können beispielsweise dafür sorgen, dass pflegende Angehörige Gelegenheit haben, einmal wöchentlich am Gottesdienst teilzunehmen, und Mitglieder aus der Gemeinde sich umschichtig für Pflege- oder Fahrdienste zur Verfügung stellen. Auf diese Weise kann das soziale Umfeld dazu beitragen, dass Menschen unterstützt werden, die ihre Bindung an den verlorenen Angehörigen nur schwer revidieren können.

Auf Entwicklungsstufen achten, die Ängste verschlimmern

Es liegt in der menschlichen Natur, unruhig und ängstlich zu werden, wenn enge Beziehungen sich verlagern: ob es nun die Mutter ist, die ihr Kind morgens im Kindergarten abgibt und dann zur Arbeit geht; ob es die Eltern sind, deren Kind von zu Hause wegzieht und studiert; oder ob es die erwachsenen Kinder sind, die den alten Vater ins Pflegeheim einweisen. Doch dies gehört zum Lebenskreislauf. Menschen reifen und sterben auch ohne Katastrophen oder Krankheiten. Dass man seine Kinder in die Welt ziehen lässt, ist normal und dennoch mit Ängsten verbunden. Dass man seine Eltern und Großeltern beisetzt, ist normal, aber dennoch oft traumatisch. Dass Angehörige schlicht und einfach aus dem Leben einer Familie verschwinden, ist nicht normal. Ein derartiger Verlust blockiert die normalen Entwicklungsübergänge und kann Menschen auf der Entwicklungsstufe erstarren lassen, auf der sie sich zur Zeit des Eintritts des uneindeutigen Verlusts befunden haben.

Kinder und Jugendliche in die Therapie einbeziehen, wenn ein Elternteil oder Geschwister vermisst oder psychisch nicht mehr erreichbar ist

Wenn Kinder und Jugendliche – ob willentlich oder unabsichtlich – allein gelassen und Opfer zerrütteter Beziehungen werden, muss man sofort handeln, um spätere Bindungsprobleme oder Posttraumatische Belastungsstörungen zu verhindern. Familienorientierte und gemeinschaftsbasierte Interventionen fokussieren auf die zwischenmenschliche Beziehung und sind deshalb geeignet, Bindungen aufzubauen, die denen zu Eltern oder Geschwistern ähnlich sind und dem Kind oder Jugendlichen die verlorenen Familienmitglieder ersetzen.

Kinder, die traumatisiert sind, weil sie von Eltern oder Geschwistern allein gelassen wurden, sollte man in Zeiten, in denen sie ihre Familie besonders bräuchten, nicht von Menschen trennen, die sie kennen und denen sie vertrauen. In solchen Fällen sind Mehrfamiliengruppen aus Eltern und Kindern aller Altersstufen ideal, um den Betroffenen zu helfen, neue Sicherheit und neue Beziehungen aufzubauen. Ein gutes Beispiel, wie Kinder in familialen und gemeinschaftlichen Kontexten Heilung finden können, ist das in Manhattan eingerichtete Theaterprojekt für die Kinder der Public School 234, die durch die Verluste aufgrund der Anschläge von 9/11 traumatisiert waren (Saul 2003).

Das Format der Mehrfamilien- und Paaregruppen nutzen, sodass neue Verbindungen entstehen können

Individuen, Paare und Familien, die durch verlorene Bindungen traumatisiert sind, können von therapeutischen, stützenden und psychoedukativen Gruppen profitieren. Dass Betroffene allzu schnell erstarren und die Situation abschließen oder eingetretene Veränderungen nicht wahrhaben wollen, lässt sich in der Gruppe leichter verhindern, weil derlei fehlangepasste Bewältigungsstrategien durch ihresgleichen hinterfragt werden. Die systemisch wirkende Synergie hilft, Wahrnehmungen zu verschieben und Abwehrmechanismen zu stoppen. Wenn Menschen mit ähnlichen Schicksalen zusammen sind, lassen sich Ambivalenz, Schuldgefühle und Scham leichter in einen Normalitätskontext stellen und mithin die komplizierten Emotionen verringern, die in Fällen uneindeutiger Verluste die Revision der Bindung behindern. Wenn der Stress über die normale menschliche Erfahrung hinausgeht, bietet eine sichere, haltende Gemeinschaft mit anderen Menschen in einer ähnlichen Lebenslage die beste Möglichkeit, Bindung zu revidieren und Kontakt zu anderen aufzunehmen.

Durch Kunst die Revision der Bindung fördern
Weil Bindungen in erster Linie auf der Erfahrungsebene revidiert werden, ist die Begegnung mit der Kunst besonders hilfreich. Klienten haben zwar ihren eigenen Zugang zu künstlerischen Formen, aber der Therapeut kann sie zum gemeinsamen Erleben von Gemälden, Gedichten, Musik, Romanen, Fotografien oder Filmen motivieren. John Lennons Lied »Mother« erzählt beispielsweise die ergreifende Geschichte eines Kindes, dessen Mutter aus seinem Leben verschwindet, zurückkommt und am Ende stirbt. Die psychotherapeutische Ebene kann durch eine solche Kunsterfahrung bereichert werden, und es finden sich immer Lieder, Geschichten oder Filme, in denen alle Arten zerbrochener oder unklarer Bindungen thematisiert sind. Der springende Punkt ist der: Wenn Menschen Emotionen erfahren, die durch Kunst evoziert werden, sind sie in einem geschützten Raum, in dem ihnen Veränderung weniger bedrohlich erscheint, und dann können Beziehungen leichter revidiert werden.

Fazit

Wenn Menschen sich tief miteinander verbunden fühlen und wenn die schmerzhafte Trennung von einem Angehörigen in Unklarheit gehüllt ist, wehren sich die Betroffenen natürlich dagegen, sich von der verlorenen Person zu lösen. Deshalb besteht das therapeutische Ziel nicht darin, die unklare Situation abzuschließen, denn das ist nicht möglich. Stattdessen helfen wir den Klienten, dass sie den Widerspruch – der Angehörige ist verschwunden, kommt vielleicht aber wieder – annehmen können. Dann sind sie trotz Ambiguität in der Lage, neue Bindungen aufzubauen und sich zugleich mit der verlorenen Person verbunden zu fühlen. Wenn Menschen ihre unklare Situation nicht abschließen müssen, wird ihr Widerstand geringer, und dann sind Veränderungen eher möglich.

Leider stelle ich immer wieder fest, dass die beharrliche Weigerung, physisch vermisste oder mental nicht mehr erreichbare Angehörige loszulassen, eher verurteilt als empathisch bezeugt wird. Professionelle Helfer aller Disziplinen müssen mehr Geduld und Verständnis für diese beispiellose Art von Verlust aufbringen, der unter Umständen über Jahrzehnte oder sogar ein ganzes Leben lang unklar bleibt. Solange der Tod einer Person nicht nachgewiesen ist, können sich die Hinterbliebenen nicht von ihr lösen. Statt dass wir die Klienten dazu motivieren, ihre unklare Situation abzuschließen, müssen wir ihnen helfen, neue Beziehungen aufzubauen. Wenn die Bindung revidiert worden ist, kann neue Hoffnung entstehen.

Kapitel 9
Hoffnung für sich entdecken

Hier schließt sich nun der Kreis. Die therapeutische Arbeit, in der dem Verlust Sinn zugeschrieben, das Gefühl der Beherrschbarkeit *(mastery)* relativiert, die Identität neu definiert, die Ambivalenz als etwas Normales begreiflich gemacht und die Bindung revidiert wird, gipfelt im Idealfall darin, dass die Betroffenen die Hoffnung für sich entdecken; und hier beginnt dieser zirkuläre Prozess mit der Suche nach einem Sinn wieder von vorne. Ohne Sinn gibt es keine Hoffnung. Ohne Hoffnung gibt es keinen Sinn.

Wenn Menschen sich mit dem Trauma eines uneindeutigen Verlusts auseinandersetzen, müssen sie herausfinden, welche Hoffnungen sie weiterhin aufrechterhalten können und welche Hoffnungen sie aufgeben sollten. Dieser Beziehungsprozess kann sie nach vorne bringen und den Blick auf neue Hoffnungen freigeben. In einem auf Kooperation ausgelegten Prozess, der aufgrund seiner Zirkularität manchmal chaotisch erscheint, können Paare und Familien Schritt für Schritt erkennen, dass die Hoffnung in der Veränderung liegt und nicht in dem sorgsam festgehaltenen und gehegten Status quo. Trotz der durch die Ungewissheit der Situation ausgelösten Schwierigkeiten können viele Menschen Hoffnung für sich entdecken: allerdings eine neu konstruierte Hoffnung auf eine Zukunft, die durch den uneindeutigen Verlust anders ist.

Hoffnung wird definiert als »Vertrauen in die Zukunft« und als »positive Erwartung« (DUDEN Großes Wörterbuch der deutschen Sprache, Bd. 4, 1999, S. 1847 f.), dass etwas in Erfüllung geht. Hoffen heißt glauben, dass das Leiden ein Ende haben kann und dass die Zukunft Trost bringt. Hoffnung ist ein Wunsch, von dem erwartet wird, dass er erfüllt wird. In diesen Definitionen spiegelt sich eine eher an der Beherrschbarkeit orientierte Weltsicht (vgl. Kap. 5). Anders ausgedrückt: Hoffnung impliziert die Annahme, dass die Dinge sich so entwickeln, wie man sie gerne hätte. Wir erwarten Gunst oder Wohlwollen von einer höheren Stelle. In der Theologie wird dies als *Gnade* bezeichnet. In der Psychologie sieht man dahinter das Ego, das die Dinge auf seine Weise geregelt haben möchte.

Auch wenn man seine Vorstellungen von östlichen und westlichen Sichtweisen nicht verallgemeinern sollte, nur weil globale Mobilität und die Tatsache, dass in den Kulturen mancher Länder (wie etwa Russland) beide Strömungen vorhanden sind, dies nahe legen, so sehe ich doch, wie unterschiedlich mit dem Phänomen Hoffnung umgegangen wird. Menschen mit westlich geprägten Lebensphilosophien sehen die Hoffnung oft als etwas Wünschenswertes, wohingegen Menschen mit eher östlich geprägten Lebensphilosophien die Hoffnung als etwas Unnötiges, wenn nicht gar Schädliches betrachten.

Tibetische Mönche beispielsweise glauben, dass das Leiden ein unverzichtbarer Teil des menschlichen Lebens und die Hoffnung auf etwas Besseres kein erstrebenswertes Ziel sei. Doch wie Viktor Frankl weist man in westlichen Kulturkreisen im Allgemeinen die Vorstellung zurück, dass das Leiden unvermeidbar sei, und setzt stattdessen auf die Hoffnung, dass sich für Probleme gute Lösungen finden lassen.

Das Dilemma entsteht in Fällen uneindeutiger Verluste, wenn die Probleme einfach nicht zu lösen *sind*. In Kulturen, in denen die Hoffnung einen Wert darstellt, wehrt man sich oft gegen die Realität des Verlusts (des Leidens) und der Ambiguität – beide sind nicht kontrollierbar. Wir warten allzu lange, bis wir für uns neue Hoffnung entdecken. Da wir es nicht gewöhnt sind, Gefangene von nicht selbst verursachten Verlusten zu sein – zum Beispiel einen Partner mit einer traumatischen Hirnschädigung zu haben oder ein Kind zu vermissen –, versteifen wir uns auf das gewünschte Ergebnis. Die eher existenzialistisch geprägte Sichtweise geht dahin, dass die Hoffnung auf eine Wiederkehr des Status quo, die allzu lange aufrechterhalten wird, die Betroffenen daran hindert, das in der Situation Notwendige zu tun: den Menschen, die man im Leben noch hat, Aufmerksamkeit zu schenken; die Berufstätigkeit wieder aufzunehmen; die Kinder zu versorgen. In der Therapie verweise ich oftmals auf Sisyphos, die Figur aus der griechischen Mythologie, der zur Strafe immerfort einen Stein den Berg hochrollen muss und genau weiß, dass ihm das niemals gelingen kann. Wenn wir die Hoffnung für uns entdecken wollen, müssen wir auch über die Frage nachdenken, ob unser Verhalten als Resilienz bezeichnet werden kann oder einfach nur Egoismus und Störrigkeit geschuldet ist.

Eine Definition von Hoffnung muss auch etwas darüber aussagen, was Hoffnung nicht ist. Hoffnung ist nicht dasselbe wie Glaube, aber beide Werte hängen miteinander zusammen. Glaube impliziert die Bereitschaft, alles zu nehmen, wie es kommt. Hoffnung impliziert die Erwartung auf ein *gutes* Ergebnis. An Dietrich Bonhoeffer, einem protestantischen Pfarrer, der von den Nazis inhaftiert und 1945 hingerichtet wurde, und seinem Handeln wird die Verbindung beider Werte deutlich. Bevor er wusste, dass sein Schicksal besiegelt war, schrieb er aus seiner Zelle über das Thema Unklarheit und Glaube: »Wir überlassen uns der Gnade Gottes, ohne zu wissen, wo sie enden wird. Das ist Glaube.« (Till 2000) Ich deute Bonhoeffers Worte so, dass der Glaube an Gottes Güte eher ein Zeichen von Demut und Unterwürfigkeit ist als von Hoffnung auf ein positives Ergebnis. Glaube impliziert Vertrauen in eine höhere Macht, und da die meisten Gläubigen auf Gottes Güte bauen, ist vielleicht auch hier die Erwartung eines guten Ausgangs gegeben. Doch wenn der Glaube nicht das Bindeglied zur Hoffnung ist oder wenn fatalistische Ergebenheit in ein unkontrollierbares Schicksal obsiegt, hängt die Hoffnung voll und ganz von den eigenen Möglichkeiten der Beherrschbarkeit und Kontrolle ab. Die Hoffnung muss aber über die individuelle Ebene hinausgehen. Wenn die Hoffnung die Beziehungsebene erreicht und sich auf das Allgemeinwohl von Familie und Gemeinschaft bezieht, stellt sie keinen egozentrischen Wert mehr dar – ob sie mit dem Glauben verbunden ist oder nicht. Dieser Punkt wird später noch ausführlicher behandelt.

Hoffnung ist auch nicht dasselbe wie Optimismus. »Hoffnung ist«, so Václav Havel (1990), »nicht die Überzeugung, daß etwas gut ausgeht, sondern die Gewißheit, daß etwas Sinn hat – ohne Rücksicht darauf, wie es ausgeht« (S. 220). Danach kommt Havel auf den zentralen Gedanken des Sinns zu sprechen, dem die Hoffnung inhärent ist. Unsere Weltanschauung entscheide darüber, wie und worauf wir hofften. In seinen Schilderungen der Erfahrungen im Konzentrationslager stellt Viktor Frankl (1977) fest, dass im Sinn nicht nur der Fluchtgedanke, sondern auch eine gewisse Hoffnung auf ein besseres Leben enthalten sein müsse. Denn wenn all das Leiden und Sterben keinen Sinn hätte, »dann hätte es letztlich auch gar keinen Sinn, das Lager zu überleben. Denn ein Leben, dessen Sinn damit steht und fällt, daß man mit ihm davonkommt oder nicht (...), wäre nicht eigentlich wert, überhaupt gelebt zu werden« (S. 110). Ohne sinnerfülltes positives Resultat – ein Resultat, das über uns hinausgeht – bestehen Hoffnungslosigkeit und Verzweiflung.

Hoffnung und uneindeutiger Verlust

Im Idealfall beruht die Hoffnung darauf, dass die Situation mit Zuversicht beurteilt werden kann. Was geschieht aber, wenn die Siituation keine Zuversicht erlaubt? Wenn Verluste ungeklärt bleiben, muss man ungewöhnliche Wege beschreiten, damit die Betroffenen wieder hoffen können. In den ersten Tagen nach einer Katastrophe, in der Menschen ihre Angehörigen verloren haben, hoffen die Hinterbliebenen auf die glückliche Wiedervereinigung mit der verlorenen Person. Wenn sich ein uneindeutiger Verlust aber über Jahre oder sogar Jahrzehnte hinzieht, müssen die Betroffenen ihre Situation immer wieder neu beurteilen und realistischere Inhalte finden, auf die sie ihre Hoffnung setzen können. Die Mutter zweier Söhne, die während der von 1976 bis 1983 herrschenden Militärdiktatur in Argentinien verschwanden, hat erzählt, dass sie am Anfang hoffte, ihre Söhne lebend wiederzufinden. Inzwischen hoffe sie darauf, den Ort zu finden, an dem die beiden begraben seien. Ihre letzte Hoffnung sei die, ihre Söhne ehren und ihnen Blumen auf das Grab stellen zu dürfen, bevor sie sterbe. Auch diese Hoffnung muss die Frau vielleicht noch einmal in ihrem Leben revidieren. Wenn Verluste unklar bleiben, verändern sich im Lauf der Zeit die Hoffnungen der Hinterbliebenen. Der Prozess, in dem Menschen neue Hoffnung für sich entdecken, ist nie zu Ende.

Wir müssen die Absurdität begreifen, vor dem Hintergrund eines uneindeutigen Verlusts Hoffnung für sich zu entdecken. Im Rahmen eines Workshops wurde ich einmal gefragt: »Kommt die innere Kraft, mit einem uneindeutigen Verlust zu leben, nicht dem gleich, was Keats als ›negative capability‹ *(negative Fähigkeit)* bezeichnet hat?« Keats meint damit tatsächlich, dass man das Streben nach Tatsachen und Vernunft einstellen und einfach mit der Ungewissheit, dem Geheimnis und dem Zweifel leben, d. h. »sich mit dem Halbwissen zufrieden geben solle« (Forman 1935, S. 72).[26] Das ist eine treffende Beschreibung dessen, was Menschen nach Eintreten eines uneindeutigen Verlusts tun müssen, um resilient zu bleiben. Die von Keats beschriebene »negative capability« ist also genau die Fähigkeit, die Menschen brauchen, um für sich die Hoffnung zu entdecken, wenn die Ambiguität anhält.

Zusammenhang zwischen Hoffnung und Resilienz

Ist die Aufrechterhaltung von Hoffnung dasselbe wie Resilienz? Nein. Kurzfristig hilft zwar die Hoffnung auf eine Rückkehr des Status quo, dass Betroffene resilient bleiben (Boss 2002b; Walsh 1998), aber langfristig tut sie das nicht. Ein allzu langes Festhalten an dem, was früher war, zerstört die Resilienz. In New York erzählte mir eine Großmutter die Geschichte ihres zehn Jahre alten Enkels, dessen Vater unter den zusammengestürzten Türmen des World Trade Center vermisst ist. Als der Bürgermeister der Stadt die von den Anschlägen betroffenen Familien zu einer Gedenkfeier auf Ground Zero einlud, reagierte der Junge begeistert, weil er überzeugt war, dass er an diesem Ort seinen Vater finden würde. Die Großmutter schloss aus dem fröhlichen Verhalten des Jungen auf der Fähre, die Ground Zero ansteuerte, dass er zu hohe Erwartungen habe. Als der Junge dann die gewaltigen Trümmerberge erblickte, wurde er ganz still, denn er sah, dass die Suche nach seinem Vater hoffnungslos war, und fing an zu weinen. Positiv gewendet, kann man sagen, dass der Besuch der Unglücksstätte dem Jungen half, den nächsten Schritt im Trauerprozess zu tun und neue Hoffnung für sich zu entdecken: eine Grundvoraussetzung für Resilienz.

Ungebrochenes Hoffen, das statisch wird und erstarrt, unterminiert die Resilienz und die Gesundheit. Alle Hoffnungen und Träume, mit Angehörigen, die physisch vermisst oder mental nicht mehr erreichbar sind, verbunden zu bleiben, müssen schließlich auf etwas übertragen werden, das auch verfügbar ist. Dies gilt auch in Fällen, in denen der uneindeutige Verlust eher von der gängigen Art ist: beispielsweise bei Scheidung, Adoption und Migration. Hoffnungen müssen allerdings ein ganzes Menschenleben lang immer wieder neu definiert werden, weil die normalen Reifungsprozesse ablaufen oder Veränderungen in zwischenmenschlichen Beziehungen eintreten wie bei Geburt, Heirat und Tod (Boss 1980b). Man könnte mit Steven Cooper (2000) sagen, dass »die Fähigkeit, seine Hoffnungen zu gestalten, zu rekonstruieren, zu hinterfragen, zu modifizieren und sogar aufzugeben, genauso gut ist wie jede andere Gesundheitsdefinition, die ich kennen gelernt habe« (S. 73). Die Fähigkeit dieser Großmutter, die ihren Enkel zu Ground Zero führte und ihm die Realität des Schicksals seines Vaters zeigte, das heißt die Fähigkeit, immer wieder neue Hoffnungen für sich zu entdecken, braucht ein Mensch sein Leben lang, wenn er resilient bleiben soll. Die Großmutter hat diese Fähigkeit und gibt sie hoffentlich ihrem Enkel weiter.

Theoretischer Hintergrund

Wenn Menschen, die mit einem uneindeutigen Verlust konfrontiert sind, keine Hoffnung für sich entdecken können, finden sie keinen Sinn im Leben, doch ohne Sinn können sie auch keine neuen Hoffnungen schöpfen. Weil die Hoffnung sehr eng mit der Zuschreibung von Sinn verknüpft ist, bietet das Konzept der sozialen Konstruktion (siehe auch Kap. 4) hier den passenden theoretischen Hintergrund. Auf der Behandlungsebene sind die emotionsbasierte Therapie sowie kognitive und psychoedukative Interventionen geeignet. Wenn Menschen wieder Hoffnung schöpfen sollen, ist vor allem die emotionsbasierte Therapie wichtig, weil sie auf die zwischenmenschlichen Beziehungen fokussiert, die Betroffene brauchen, damit sie die Hoffnungen aufgeben können, die bis dahin an die verschwundene Person geknüpft gewesen waren. (Eine Antwort auf die Frage, wie Gesprächstherapie und emotionsbasierte Therapie heilen können, wenn etwas schiefgelaufen ist, findet sich z. B. in Luepnitz 2002a, 2002b[27].)

Weil persönliche und beziehungsbezogene Resilienz so eng miteinander verwoben sind, setzt die therapeutische Arbeit sowohl auf der Beziehungs- als auch auf der intrapsychischen Ebene an. Wir achten bei den Klienten auf latente und manifeste Ambivalenz, auf Schuld- und Schamgefühle sowie auf Zeichen von Leugnung: die üblichen Auswirkungen, die untrennbar mit einem uneindeutigen Verlust verbunden sind. Im Gegensatz zur herkömmlichen Psychoanalyse können die Klienten im Beisein anderer Menschen, z. B. von Freunden, Familienmitgliedern und Menschen mit ähnlichen Schicksalen, ihre Geschichten, Träume, Ängste und Hoffnungen erzählen. Es entwickelt sich nicht nur eine Beziehung zwischen Klienten und Therapeut, sondern auch zwischen den Klienten. Das therapeutische Ziel besteht sogar darin, den durch einen uneindeutigen Verlust traumatisierten Menschen zu helfen, in einem gemeinschaftlichen Setting *außerhalb* des Therapieraums durch zwischenmenschliche Beziehungen neue Hoffnung für sich zu entdecken.

Trotz der Einschränkungen, die dem US-amerikanischen Gesundheitswesen durch Managed Care[28] auferlegt sind, ist die emotionsbasierte Gesprächstherapie wieder im Kommen. Die von Johnson (1996, 2002) vertretene Art der emotionsfokussierten Therapie (EFT) nimmt immer mehr zu, und Luepnitz (2002a, 2002b) hat verkündet: »Die Gesprächstherapie funktioniert!« Wir müssen allerdings dafür Sorge tragen, dass in der Gesprächstherapie nicht nur *über* die Eltern gesprochen wird, sondern dass Eltern und Kinder in der Therapiesitzung zusammenkommen – wenn dies physisch nicht machbar ist, dann auf der psychischen Ebene durch die Arbeit an der Herkunftsfamilie. Die Wahlfamilie (*psychological family*) kann auch in die Einzeltherapie einbezogen werden.

Hoffnung ist der Suche nach zwischenmenschlichen Beziehungen inhärent. Hoffnung auf Paar- oder Eltern-Kind-Beziehungen setze, so Sroufe (2002), die individuelle intrapsychische Entwicklung von Möglichkeiten und Grenzen voraus. Wenn die Bindung mit Angst verknüpft ist und Hoffnungslosigkeit sich breit macht, muss Hoffnung geweckt werden. In Fällen uneindeutiger Verluste besteht jedoch folgendes Problem: Wenn die Bezugsperson abhanden kommt, z. B. die Mutter von einem Tsunami fortgerissen wird oder in Depressionen versinkt, weiß das Kind nicht, wann es loslassen und auf etwas anderes hoffen soll. In Laborversuchen hat man festgestellt, dass ein Kleinkind sich entspannt, sobald es die kurz abwesende Mutter wieder sieht. Wie aber reagiert das Kind, wenn die Mutter jahrelang oder für immer weg ist? Wie reagiert das Kind, wenn die physisch anwesende Mutter depressiv oder drogenabhängig ist und es zu ihr keine Bindung aufbauen kann? Oder wie reagieren Eltern, die ihre Kinder verlieren? Wie reagieren die Eltern, wenn ihr Kind entführt wird oder an einer Krankheit stirbt? Um solche Fragen beantworten zu können, die in allen Kulturen nur allzu real sind, muss man ein breit angelegtes und kontextuelles Konzept haben: das Konzept des uneindeutigen Verlusts, das auf der Stress- und Resilienztheorie beruht (siehe Einführung und Kap. 2 und 3).

Kinder sind normalerweise sehr resilient, und wenn der Therapeut auf Resilienz baut und nicht auf Defizite fokussiert, können sie auf unterschiedlichste Weise Hoffnung für sich entdecken. Aus jetziger Sicht halte ich bei Kindern und Erwachsenen, deren Hoffnungslosigkeit gelindert werden soll, solche Interventionen für sinnvoll, die dem Konzept des uneindeutigen Verlusts und den Stress- und Resilienztheorien folgen.

Methodologische Voraussetzungen

Bei der kontextorientierten und kompetenzbasierten Perspektive geht man davon aus, dass Erwachsene und Kinder sich der verlorenen Hoffnung auf Wiedervereinigung mit dem verschwundenen Angehörigen so gut wie möglich anpassen. Interventionen dieser Orientierung müssen Betroffenen die Gelegenheit geben, sich in der Gemeinschaft über ihre Emotionen austauschen zu können, indem sie Geschichten erzählen, sich mit Kunst beschäftigen und sich körperlich bewegen, was im Idealfall zusammen mit Menschen geschieht, die ähnliche Verluste erlebt haben. Betroffene brauchen einen Raum, in dem sie die gemeinschaftliche Interaktion finden, die auf individueller und kollektiver Ebene den Prozess des Hoffens in Gang setzt, damit sie neue und vertrauensvolle Beziehungen zu anderen Menschen – vorzugsweise zu Menschen in ähnlichen Lebenslagen und nicht nur zu Therapeuten – aufbauen können. Die therapeutische Aufgabe besteht darin, die Gemeinschaft zu aktivieren und zur Kooperation zu motivieren, damit die Betroffenen Hoffnung für sich entdecken können.

Wann hilft Hoffnung?

Wenn unrealistische Hoffnungen in neu entdeckte Möglichkeiten umgewandelt werden, beginnen Menschen innerlich zu wachsen. Die Hoffnung, den unheilbar kranken Angehörigen zu retten, wird aufgegeben, und an ihre Stelle tritt die Hoffnung, dass der Kranke einen gnädigen und schmerzlosen Tod hat.

Statt darauf zu hoffen, dass der alkoholsüchtige Partner mit dem Trinken aufhört, kann die Partnerin darauf achten, ihre Gesundheit und ihr Wohlbefinden zu stärken. Wenn die Hoffnung auf eine Ehe wegen der Drogenabhängigkeit des zukünftigen Partners verloren geht, stürzt das die zukünftige Partnerin in tiefe Verzweiflung, doch solche Krisen können auch Chancen für Wachstum und Veränderung sein.

Wenn Hoffnungen realistisch sind, führen sie zur Resilienz. Mithilfe narrativer Techniken, psychodynamisch orientierter Interventionen und im geschützten Raum kommen in der Paar- und Familientherapie auch unbewusste Dinge an die Oberfläche. In der Gruppe werden Geschichten, Träume, Gedichte und Symbole ausgetauscht. Die Traurigkeit wird als normales Phänomen angesehen, weil man erkennt, dass Hoffnungen und Träume verloren sind. Wenn wir die Hoffnung auf eine so nicht mehr mögliche Vergangenheit aufgeben und auf realistische Möglichkeiten in der Zukunft hoffen, entsteht eine reifere Art des Hoffens. Wenn Menschen hoffen, fallen ihnen auch die folgenden Schritte leichter, die im Abschnitt »Leitfaden zur Intervention« (S. 256 ff.) ausführlich besprochen werden.

- Spiritualität finden.
- Sich Optionen ausmalen.
- Über Absurditäten lachen.
- Mehr Geduld aufbringen.
- Gerechtigkeit neu definieren.
- Vergebung suchen.
- Rituale für den uneindeutigen Verlust entwickeln.
- Den Beendigungsmodus der Therapie überdenken.
- Die Wahlfamilie neu ordnen.

Wann behindert Hoffnung?

Es gibt allerdings Zeiten, in denen Hoffnung den Heilungsprozess behindern kann. Wenn Menschen, die mit einem uneindeutigen Verlust konfrontiert sind, beharrlich darauf hoffen, dass sie den Verlust abschließen und definitive Antworten finden können, ist die Entwicklung ihrer Resilienz beeinträchtigt. Die Hoffnung ist ein Hindernis, wenn die Betroffenen nicht aufhören, nach dem vermissten Angehörigen zu suchen, oder allzu lange an dem Leben festhalten, wie es einmal war. In solchen Fällen ist es Aufgabe des Therapeuten, die Klienten dahin zu führen, dass sie die Widersprüche tolerieren können. Schopenhauer wie Freud warnen davor, nach der vollkommenen Heilung zu suchen (Luepnitz 2002a).

Ist Hoffnung demnach etwas Pathologisches? Aus der Stressperspektive hängen Gesundheit und Resilienz bedingt von der Hoffnung ab. Das bedeutet in Fällen uneindeutiger Verluste: die Tür für das Vergangene offenlassen (weil der Tod der vermissten Person nicht bestätigt ist) und zugleich offen sein für neue Hoffnungen und Träume. Die Betroffenen hoffen auf eine Wiederkehr des vermissten Angehörigen, schauen aber gleichzeitig nach vorne und sehen eine hoffnungsvolle Zukunft ohne die vermisste Person. Ohne diese dialektische Bewegung ist Hoffnung dysfunktional. Hoffnung wird dann zum Hindernis, wenn die Betroffenen sich nach einem unrealistischen Ergebnis sehnen, das den uneindeutigen Verlust leugnet. Die Hoffnung wird auch dann zum Hindernis, wenn die Hinterbliebenen, um ihr Trauma und ihren Schmerz zu lindern, die Situation abzuschließen versuchen, obwohl dies unmöglich ist. Ein paar Beispiele sollen dies veranschaulichen:

- Eine Frau, die von ihrem Mann misshandelt wird, unternimmt nichts gegen diesen Zustand, sondern erträgt geduldig den Schmerz und hofft, dass ihr Peiniger einsichtig wird und sie nicht mehr schlägt.
- Ein Mann hofft still vor sich hin, dass seine alkoholkranke Frau aufhört zu trinken. Er tut nichts, um die Situation zu ändern, und sucht auch für sich selbst keine Hilfe.
- Die Partnerin eines unheilbar kranken Mannes sucht weiterhin hektisch nach einer Heilungsmöglichkeit, statt für den Kranken da zu sein und in der Zeit, die den beiden noch bleibt, gemeinsam mit ihm das Leben auszukosten.

In solchen Fällen führt das beharrliche Hoffen zur Aufrechterhaltung des Status quo. Häufig müssen Hoffnungen verändert werden, aber Wege in diese Richtung sind selbst für Therapeuten schwer zu gehen. Auch wir sind der Verzweiflung nahe, wenn die Hoffnung auf Besserung schwindet. Diese Einstellung bezeichnen manche als Heilungssehnsucht, und sie ermahnen uns, mit Hoffnungen vorsichtig zu sein, weil Wünsche in Erfüllung gehen können. Wenn man beispielsweise hofft, dass der todkranke Mensch weiterleben darf, kann das mit größerem Leiden für ihn verbunden sein. Die mit einer ungebrochenen Hoffnung einhergehende Leugnung des Todes kann Menschen, die jahrelang im Koma liegen und künstlich am Leben gehalten werden, und auch ihren Angehörigen großes Leiden zufügen. Therapeuten und Klienten kennen die durch allzu langes Hoffen ausgelöste Ambivalenz und die quälenden Entscheidungen, die gefällt werden müssen, wenn das Leben eines Menschen nur noch von medizinischen Apparaturen abhängt. Der Fall Terri Schiavo[29] ist dafür ein erschütterndes Beispiel.

Hoffnung kann auch toxisch wirken, wenn sie nämlich Rache und Hass schürt. Sie behindert die Entwicklung von Resilienz, wenn Menschen zu lange hoffen müssen (etwa auf ein Leben ohne Misshandlung, Krankheit, Unterdrückung), sodass sie schließlich von der Illusion befreit sind, wenn sie befreit werden. Der Augenblick, in dem eine Hoffnung erfüllt wird, ist seltsamerweise auch der Augenblick, in dem neue Hoffnung entstehen muss. Ohne die Resilienz, neue Hoffnung für sich entdecken zu können, herrscht so lange Ernüchterung vor, bis man einen anderen Sinn im Leben findet. Diese schwierige Transformation sieht man bei Soldaten, die aus traumatisierenden Kriegssituationen zu ihren Familien und in ihre Heimatorte zurückkehren. Man beobachtet sie auch bei Missbrauchsopfern, die der quälenden Situation entkommen sind und danach um neue Identitäten und Hoffnungen kämpfen, die jenseits ihrer Opferrolle liegen. Und man erlebt sie bei pflegenden Angehörigen, die sich für die Pflege des unheilbar kranken oder dementen Partners aufopfern, dann durch den Tod des geliebten Menschen von ihrer Aufgabe entbunden werden und schließlich verzweifelt versuchen, neue Hoffnung für eine dem Leben zugewandte Zukunft zu finden. Die Ernüchterung ist manchmal unvermeidlich, besonders groß ist sie allerdings bei Menschen, deren Lebenssinn in der Zeit der Ambiguität auf die Hoffnung gerichtet war, dass die Situation sich so entwickelt, wie sie es gerne gehabt hätten.

Da Fälle uneindeutiger Verluste selten einen glücklichen Ausgang haben, müssen die Betroffenen neue Hoffnungen für sich entdecken. Wenn wir merken, dass ein geliebter Mensch zusehends dahinschwindet oder nie mehr die Person sein wird, die er einst war, müssen wir uns mit der Tatsache konfrontieren, dass wir unsere ursprüngliche Hoffnung nicht mehr halten können. Um unserer Gesundheit und Resilienz willen müssen wir etwas Neues und Positives finden, damit wir nach vorne schauen können: Beziehungen zu anderen Menschen und ein Anliegen, das jenseits des eigenen Selbst einen Sinn hat. Einem Möbiusband gleich führt Hoffnung zu Sinn und Sinn zu Hoffnung.

Therapiemethoden und Wege zur Hoffnung

Das therapeutische Ziel besteht darin, dass die Klienten neue Hoffnung für sich entdecken, indem man ihre Neugier und Vorstellungskraft weckt, die über ihr früheres und nun nicht mehr existierendes Beziehungsleben hinausreichen. Diese Transformation kommt oft in Form einer Erleuchtung, als plötzliche Eingebung, dass das Leben weitergehen kann, obwohl der geliebte Mensch vermisst oder geistig nicht mehr erreichbar ist. Ich habe solche Transformationen bei Eltern erlebt, deren Kinder verschwunden sind und die nach vielen Jahren immer noch auf ihre Rückkehr hoffen. In einem meiner Bücher erwähne ich die Geschichte von Betty und Kenny Klein, die in Monticello (Minnesota) leben und seit 45 Jahren einmal jährlich in einer Anzeige nach ihren vermissten Jungen suchen und sich gleichzeitig ihren anderen Kindern und Enkeln widmen (Boss 2000). Patty Wetterling aus Minnesota hat auch nie die Hoffnung aufgegeben, ihren entführten Sohn Jacob, der seit 1989 vermisst ist, wiederzusehen. Sie hofft, mit der Unterstützung ihrer Stiftung, die das Verschwinden von Kindern schneller aufklären soll, und mithilfe öffentlicher Einrichtungen, weitere Entführungen verhindern zu können, wodurch sie ihren Sohn würdigt und sich ihre Hoffnung bewahrt.

Eine ähnliche Transformation habe ich bei einer Frau erlebt, deren langjähriger Gefährte von einem Auto schwer verletzt wurde, dessen Fahrer eine rote Ampel überfahren hatte. Er lag monatelang im Koma und leidet heute noch an seiner traumatischen Hirnverletzung. Die Frau musste schließlich die schmerzhafte Entscheidung treffen, ob sie ihren Partner einer Einrichtung für betreutes Wohnen anvertrauen sollte oder nicht. Psychologisch gesehen, war er immer noch Teil ihres Lebens, aber sie schaffte es nicht, ihn zu Hause zu betreuen. Inzwischen lebt der Mann in einer Einrichtung in der Nähe des Wohnortes seiner Frau und hat die professionelle Hilfe, die er benötigt. Bei dieser Frau begann die Transformation in dem Moment, in dem sie erkannte, dass sie auf ein Leben mit ihrem Mann zu Hause nicht mehr hoffen konnte, beide aber wieder zusammenkommen würden, wenn sie zwei separate Wohnmöglichkeiten hätten. So konnten sie sich gegenseitig besuchen, miteinander essen gehen, Spaß haben und sich Filme anschauen oder Klavier spielen. Diese Frau hat die Paradoxie der Situation begriffen.

Natürlich ist eine revidierte Hoffnung immer nur ein Kompromiss und bleibt hinter dem zurück, was man sich gewünscht hat (was im Allgemeinen die Wiederherstellung der Situation ist, wie sie vor Eintritt des uneindeutigen Verlusts war). Von daher gesehen ist das in sich widersprüchliche Ergebnis an sich ungerecht. Die Gerechtigkeit ist in Gefahr. Doch auch wenn dies alles andere als eine perfekte Lösung darstellt, ist es besser als die Alternative, an unrealistischen Hoffnungen festzuhalten. Es stellt sich die Erkenntnis ein, dass das Risiko einer Veränderung weniger schmerzhaft ist als der Status quo.

Zusammenhang zwischen Hoffnung und therapeutischem Handeln

Hoffen ist kein Akt des Willens. Hoffnung erwächst aus der zunehmenden Unruhe darüber, dass nach Möglichkeiten gesucht wird, sich Wünsche zu erfüllen, wieder zufrieden zu sein und ein über allem stehendes Wunschziel zu erreichen. Als Therapeut hat man die Aufgabe, hoffnungslos gewordenen Menschen zu helfen, Hoffnung für sich zu entdecken. Wenn wir Klienten haben, deren Hoffnungen erschüttert oder zu festgefahren sind und Veränderung unmöglich machen, müssen wir ihnen helfen, die Grundlagen ihres Hoffens neu zu bewerten, und verhindern, dass Familien auseinanderbrechen oder Paare sich trennen, weil Konflikte darüber entstehen, was aufgegeben werden muss und woraus neue Hoffnungen und Träume erwachsen können. Wir motivieren die Klienten dazu, alternative Hoffnungen zu entwickeln und sich zu überlegen, was in ihrer Situation möglich ist, auch wenn sich ihre ursprünglichen Wunschvorstellungen nicht umsetzen lassen. In diesem Prozess sind Kreativität und Spiritualität zuverlässige Helfer, doch neue Hoffnungen lassen sich auch mithilfe von Natur- und Kunsterfahrungen und durch Interaktionen mit der vertrauten Familie, mit Freunden und Kollegen wecken.

Da neue Hoffnungen auf dem Boden von Gefühlen wachsen, sollte der therapeutische Prozess in diesem Stadium primär auf psychodynamischen Ansätzen beruhen und mit kognitiven und psychoedukativen Verfahren kombiniert werden. Die Klienten sollen den Glauben an sich selbst und ihre persönliche Kraft finden (und gleichzeitig das Gefühl der Beherrschbarkeit relativieren). Mithilfe eines stützenden Systems, das aus vertrauten anderen Menschen besteht, sollen sie das Gefühl bekommen: »Das schaffe ich!« Im gegenseitigen Erzählen werden Hoffnungen überprüft und neu entwickelt. In diesem Prozess motivieren wir zu Kreativität und Neugier und arbeiten unter anderem mit Techniken des Malens, Musizierens, Tanzens, Fantasierens und mit Theaterimprovisation. Die körperliche Bewegung spielt dabei eine wichtige Rolle. Man darf nicht nur darüber reden, wie Menschen Hoffnung für sich entdecken können, sondern muss zusammen mit ihnen aktiv danach suchen. Neue Erfahrungen im Rahmen der Familie wie auch in anderen Kontexten fördern diesen Prozess.

Die Überlegung, ob Veränderung initiiert oder der Status quo gewahrt werden soll, ist aus der Motivation zur Selbsterhaltung geboren. Menschen tun viel, um die Beziehungen zu erhalten, die sie zum Weitererleben brauchen. Das therapeutische Ziel, dass die Klienten nach der Erfahrung eines uneindeutigen Verlusts die Hoffnung nicht aufgeben, gründet genau in diesem unbeirrbaren Wunsch, die verlorene Beziehung zu erhalten, und in der allmählichen Verlagerung dieses Wunsches in Richtung einer realistischen Hoffnung. Therapeutisch betrachtet, soll der Klient die Hoffnung auf etwas Positives entwickeln und nicht die Vergeltung suchen, was allerdings oft der Fall ist, wenn uneindeutige Verluste durch menschengemachte Katastrophen verursacht sind. Damit Klienten negative Erwartungen in Hoffnungen auf etwas Besseres verwandeln können, müssen sie dem Therapeuten vertrauen. In den nach 9/11 in New York durchgeführten Behandlungen betroffener Familien konnten wir beobachten, wie verlorene Hoffnungen schließlich durch neue Hoffnungen und Beziehungen, die therapeutische Beziehung eingeschlossen, ausgeglichen wurden. Optimistische Perspektiven wurden am besten dadurch entwickelt, dass die Betroffenen gemeinsam die Möglichkeit entdeckten, dass vor ihnen noch etwas Gutes liegt.

Im Rahmen der Betreuung nach 9/11 brachten wir mit unseren Vorstellungen von Resilienz den betroffenen Familien die Achtung entgegen, die sie brauchten, um neue Hoffnungen im Hinblick auf ihre vermissten Angehörigen und auf ihr zukünftiges Lebens ohne sie schöpfen zu können. Als Therapeuten entwickelten wir daraus auch neue Hoffnungen: dass wir nämlich diesen Familien helfen und effiziente Arbeit leisten können. Mitten in Chaos und Ambiguität harrten die Familien aus und gaben sich gegenseitig Unterstützung sowohl bei den Familientreffen als auch zu Hause zwischen den einzelnen Sitzungen. Durch die Beziehungen zu anderen Menschen steigerte sich ihre Resilienz, und aufgrund ihrer Resilienz konnten sie neue Hoffnungen für sich entdecken. Die Erwachsenen der betroffenen Familien waren zum größten Teil entwurzelte Einwanderer, die in ihren Herkunftsländern schwere Zeiten und auch Terrorismus erlebt hatten. Ihnen gab jetzt das Wissen, dass sie schon einmal schlimme Situationen bewältigt hatten, neue Hoffnung. Da die Therapeuten und Therapeutinnen sich am Resilienzmodell orientierten, waren sie sehr geduldig und suchten nach den Stärken ihrer Klienten, die froh darüber waren, dass sie nicht gedrängt wurden, die unklare Situation zu einem Abschluss zu bringen. Die Klienten brauchten bei uns keine Schuldgefühle zu haben, nur weil sie an ihren Hoffnungen festhielten. Da wir uns auf den Aufbau von Beziehungen innerhalb der Familien und Gemeinschaften konzentrierten, profitierten wir auch selbst von diesem Entdeckungsprozess. Zufrieden bezeugten wir die beispiellosen – und funktionalen – Stärken, mit denen diese Menschen immer wieder neue Hoffnungen schöpften. Das Entdecken von Hoffnung ist ein Prozess, in dem Klienten wie Therapeuten Möglichkeiten positiver Ergebnisse erkennen müssen.

Leitfaden zur Intervention

Zwei Prämissen leiten den therapeutischen Prozess. Erstens: Um Hoffnung für sich entdecken zu können, ist aktive Bewältigungsarbeit notwendig (Boss 2002b). Auch wenn wir nicht wissen, ob sich ein Klient psychischer, biologischer, sozialer, religiöser oder künstlerischer Quellen bedient, um Hoffnung für sich zu entwickeln, so können wir doch festhalten, dass Hoffnung durch Handeln entsteht und nicht durch Passivität. Zweitens: Obwohl wir kognitiv wie auch psychoedukativ ausgerichtete Interventionen für sinnvoll halten und durchführen, trägt insbesondere die emotionsbasierte Gesprächstherapie in der Interaktion mit anderen Menschen, vor allem mit solchen, die ähnliche Arten uneindeutiger Verluste erlebt haben, dazu bei, dass Hoffnung entsteht. Wenn diese beiden Prämissen verschmolzen werden, stärken wir die Resilienz dadurch, dass wir den Weg ebnen für die Interaktion mit Verwandten, Freunden und der Gemeinschaft. So entstehen verschiedene Quellen der Hoffnung und vielfältige Geschichten der Heilung aus den unterschiedlichsten Kulturen und Religionen. Die folgenden Leitlinien beruhen auf diesen Prämissen.

Spiritualität finden

Menschen, die nach der Konfrontation mit einem uneindeutigen Verlust neue Hoffnungen suchen, finden vielfach Trost im Vertrauen auf Gott, Allah oder eine andere höhere Entität. Studien belegen, dass Menschen besser mit ihrem Verlust zurechtkommen, wenn sie spirituelle Unterstützung haben, die dem Verlust einen Sinn verleiht und ihnen Hoffnung gibt (Pargament 1997; Walsh 2004). Immer mehr Untersuchungen legen den Schluss nahe, dass Religion und Spiritualität für die Gesundheit eines Menschen förderlich sind (siehe Kap. 4). Allerdings verlangt der uneindeutige Verlust mehr als andere Arten von Verlust die spirituelle Akzeptanz.

C. G. Jung hat einmal gesagt, dass seine Patienten deshalb krank seien, weil ihnen die religiöse Anschauung fehle, und erst geheilt würden, wenn sie diese erworben hätten. Er war überzeugt, dass dies nichts mit Kirche oder Dogma zu tun habe, sondern mit der menschlichen Psyche. Ich persönlich überlasse es den Klienten, ob sie detailliert darlegen wollen, was Ambiguität für sie bedeutet, welche Einstellung sie zu Kontrolle und Beherrschbarkeit haben und wie sie die Hoffnung in ihrem Leben einschätzen. Ich werte ihr Glaubenssystem nicht, ermuntere sie aber zu spirituellen Entdeckungsreisen, die gesund und lebensbejahend sind. Lebensbedrohliche Wege wie etwa Mord, Suizid, Missbrauch und Vergeltung lehne ich ab, selbst wenn sie in den religiösen Überzeugungen des Klienten vorgesehen sind.

Die Auseinandersetzung mit uneindeutigen Verlusten führt häufig zu Wut und Ernüchterung über andere Menschen oder Gott. In solchen Fällen besteht die therapeutische Aufgabe nicht darin, eine theologische Diskussion anzustrengen oder den Klienten zu bekehren, sondern darin, auf einer allgemeinen Ebene über die Hoffnung zu sprechen und zu sagen, dass Menschen nicht immer steuern können, was passiert. Gleichzeitig versuchen wir, die Toleranz der Klienten gegenüber der Unklarheit und unbeantworteten Fragen zu steigern. In Folge dieser Art psychotherapeutischer Arbeit kommt es schon mal vor, dass ich Klienten an ihren Seelsorger verweise, damit sie mit ihm religiöse Fragen besprechen. Die Einstellung zur Religion ist für mich eine Frage der Ethik.

In Fällen uneindeutiger Verluste kann man mit den Klienten zwar über das Vertrauen in Gott oder den Glauben an das Unbekannte sprechen, aber Therapeuten und Therapeutinnen, die in öffentlichen Institutionen tätig sind, dürfen sich aus ethischen Gründen nicht für die eine oder andere religiöse Haltung stark machen. Wir müssen vielmehr universalistisch denken und weniger die persönlichen religiösen Werte in den Vordergrund stellen als die allgemeinen Überzeugungen und Werte wie Freundlichkeit, Vergebung, Gleichheit, Ehrlichkeit, Gerechtigkeit und Reziprozität. Wenn das Gespräch mit Klienten auf ihre persönlichen religiösen Überzeugungen oder ihre Wut auf Gott kommt, verweise ich sie an ihren Priester oder bitte sie, ihren Seelsorger zu einer Sitzung mitzubringen, denn ich bin theologisch nicht ausgebildet. Ich halte Religion und Spiritualität zwar insgesamt für sehr wichtig, aber in der Therapie konzentriere ich mich auf die eher allgemeinen Ebenen der Resilienz – einen Sinn suchen, das Gefühl der Beherrschbarkeit relativieren, Identität neu definieren, Ambivalenz als etwas Normales begreifen, Bindung revidieren und Hoffnung für sich entdecken – und nicht auf die Verschreibung religiöser Dogmen oder Überzeugungen. Dieser ganz allgemeine Ansatz, Hoffnung zu schöpfen, erlaubt mir die Arbeit mit einer großen Vielfalt von Individuen und Familien, ohne dass ich ihre persönlichen Werte und Überzeugungen respektlos abtun muss.

Therapeutisch wird letztlich das Ziel verfolgt, die Tatsache akzeptieren zu können, dass wir nicht alles, was unseren Angehörigen – und uns selbst – passiert, kontrollieren können. Wenn Menschen wissen, dass es im Leben mehr unbeantwortete Fragen als Gewissheit gibt, können sie ihr Verlangen nach Beherrschbarkeit und Kontrolle leichter relativieren. Religiöse Menschen haben eher Vertrauen in Gott und hoffen auf positive Dinge; Menschen, die nicht religiös sind, vertrauen vielleicht darauf, dass sie aufgrund einer höheren Macht ihr Leben trotz Ungewissheit in den Griff bekommen. Viele Menschen kombinieren beide Optionen. Menschen schöpfen auf unterschiedlichste Weisen Hoffnung, doch welchen Weg dahin sie auch wählen – Hoffnung ist immer mit Sinn verknüpft.

Das, was Klienten nach dem Erleben eines uneindeutigen Verlusts erzählen, liegt selten im Erfahrungsbereich des Therapeuten. So hofft beispielsweise eine Frau, nachts mit ihrem vermissten Ehemann sprechen zu können – und eine Zeit lang nach seinem Verschwinden, so sagt sie, habe sie das auch getan. Oder ein Mann hofft darauf, dass er mit seiner hirnverletzten Frau wieder ein gesundes und vertrauliches Leben führen kann. Diese Art des Hoffens habe ich selbst noch nicht erlebt, was aber nicht heißt, dass Menschen, die derlei Hoffnungen haben, Fantasten sind. Worauf können Menschen, die einen Angehörigen durch geistige Behinderung, Demenz, terroristische Anschläge oder Entführung verloren haben, realistischerweise hoffen? Es ist unsere therapeutische Aufgabe, von uneindeutigen Verlusten betroffenen Menschen jenseits unseres eigenen Erfahrungshorizonts zu helfen, im Leben wieder einen Sinn und Hoffnung zu finden. Dies setzt voraus, dass man sich auf etwas beruft, das größer ist als man selbst – was manchmal auch als Transzendenz bezeichnet wird. Ich nenne es Resilienz, die sich daran zeigt, dass ein Mensch trotz unbeantworteter Fragen neue Hoffnung auf eine bessere Zukunft schöpfen kann.

Sich Optionen ausmalen

Menschen reagieren auf ein Trauma oftmals mit Empörung, was Psychoanalytiker vielleicht als »narzisstische Empörung« bezeichnen würden. Doch in Fällen uneindeutiger Verluste steht eine irrationale äußere Gewalt den Optionen und vernünftigen Entscheidungen im Wege. Also müssen Sinn und mithin Hoffnung in der Vorstellung ausgemalt werden. Albert Einstein hat einmal gesagt, dass die Fantasie wichtiger sei als das Wissen, weil »das Wissen begrenzt ist, die Fantasie aber die gesamte Welt umspannt, den Fortschritt anspornt und die Evolution hervorbringt« (Calaprice 2000, S. 10).

Als Therapeuten müssen wir die vielleicht einzige dem Individuum beziehungsweise der Familie verbliebene Option deutlich machen: die Vorstellung, wie man sich im Nebel vorwärtsbewegt. Wenn keine Lösung in Sicht ist, kann die Kunst Ideengeber für neue Hoffnungen sein. Der Dramatiker John Guare hat im Guthrie Theater in Minneapolis einmal gesagt, dass »vor allem dann, wenn eine Situation sonderbar und verrückt ist, es einen Künstler braucht, sie zu klären« (persönliche Mitteilungen am 5. April 2003 und 4. Dezember 2004). Schriftsteller und Maler haben uns schon immer Einblicke in den Sinn uneindeutiger Verluste gewährt. Das Thema findet sich in vielen Theaterstücken, etwa in denen von Guare und in fast allen von Arthur Miller. In dem Erzählband *Winesberg, Ohio* von Sherwood Anderson (2000) geht es meines Erachtens ebenfalls um uneindeutige Verluste: um Ambiguität und Ambivalenz, wenn die Figuren ihren Heimatort verlassen, um in die Stadt zu ziehen, und ihre Angehörigen zurücklassen. Künstler kämpfen seit jeher um den Sinn von Ambiguität und Ungewissheit in zwischenmenschlichen Beziehungen, und aus ihren schöpferischen Erkenntnissen können wir lernen. Von den Werken Shakespeares bis zu Filmen der Gegenwart, z. B. in *Findet Nemo* (Stanton & Unkrich 2003), kann man durch Werke der Kunst Emotionen berühren und wieder loslassen. Wenn neue Optionen gesehen werden, entsteht die Hoffnung leichter. Der Dichter sieht vor seinem geistigen Auge einen Vers, der Dramatiker eine Szene und der Musiker eine Partitur. Zu wünschen ist, dass Klienten sich vorstellen, wie sie ihre Beziehung zu – abwesenden und anwesenden – Angehörigen neu gestalten können.

Mithilfe von Literatur, Poesie, Filmen, Bildern und Musik wird oft das individuelle und kollektive Unbewusste angesprochen und ein neuer Weg des – symbolischen und lebenspraktischen – Miteinanders geschaffen. Doch das, was diesen Prozess in Gang setzt, muss aus der Kultur der Klienten kommen. Möglicherweise sind ihnen weder Filme noch Musik wichtig, sondern das, was sie innerlich bewegt. Die Quellen der Hoffnung liegen in ihrer Familie und ihrer Gemeinschaft, und der Therapeut muss systemisch vorgehen, wenn er nach Optionen für Hoffnung sucht. Im Rahmen der Betreuung nach 9/11 waren Malen, Tanzen und das Singen im Rahmen von Familiengedenkfeierlichkeiten wichtig, weil junge und ältere Betroffene dies wünschten. In anderen Projekten arbeitete man mit Theaterimprovisation und dem kollektiven Erzählen (Landau & Saul 2004; Saul 2003). Mithilfe solcher emotionsbasierter Aktivitäten können Erwachsene und Kinder sich mit ihrer Hoffnungslosigkeit konfrontieren: ein notwendiger Schritt, bevor sie mit neu definierten Hoffnungen nach vorne schauen können. Kunsterfahrungen machen deutlich, dass es viele Wahrheiten, aber auch gemeinsame Wünsche gibt. Alle, ob Künstler, Therapeuten, Wissenschaftler oder Betroffene, haben ihre eigene Sicht auf Wahrheit und entdecken sie auf die ihnen eigene Weise.

Über Absurditäten lachen

Humor ist, wenn die Dinge in ihrer tatsächlichen »Ver-rücktheit« anerkannt werden. Wenn Menschen keinen Humor haben, haben sie auch keine Hoffnung. Wenn man lachen kann, hat man auch die Fähigkeit, Hoffnung für sich zu entdecken.

George Orwell schrieb 1949 in seinem Roman *1984*: »Es war ein strahlendkalter Apriltag, und die Uhren schlugen dreizehn.« (1984, S. 7) Zeilen wie diese können, wenn auch nur für einen Augenblick, einen Menschen selbst in seiner tiefsten Verzweiflung aufhorchen lassen. Da mithilfe des Humors Hoffnungen aufkeimen können, ist es oftmals möglich, sich von der Absurdität eines uneindeutigen Verlusts durch Lachen zu befreien. Bei einem Familientreffen antwortete eine Frau, deren Ehemann nach 9/11 nie gefunden wurde, auf einen ihr unsympathischen Vorschlag aus der Runde: »Mein Mann würde sich im Grabe herumdrehen – wenn er in einem wäre!«

Wenn Menschen, die durch einen uneindeutigen Verlust traumatisiert sind, lachen können, beginnen sie über ihr Leiden hinauszuwachsen, indem sie es ironisieren. Schwarzer Humor spiegelt die Absurdität ihrer Situation und bringt in der Hoffnungslosigkeit punktuell Erleichterung. Der Druck wird durch Lachen weggenommen.

Menschen lachen schon immer über den sprichwörtlichen Mann, der auf einer Bananenschale ausrutscht, weil diese Vorstellung ihnen Hoffnung gibt. Sie fühlen sich überlegen, weil sie selbst nicht fallen. Wenn ein solcher Trottel, der zur Zielscheibe des Spotts wird, einen Sturz überlebt, können sie das auch. Leiden ist überwindbar. Hoffnung lebt. Wenn wir über den Sturz des anderen lachen, werden wir unsere eigenen Verlustängste und Schamgefühle los. Anders ausgedrückt: Wenn man über die Absurdität des uneindeutigen Verlusts lachen kann, ist das ein hilfreicher Schritt, in dem man neue Hoffnung für sich entdecken kann.

Ob man über sich selbst oder über eine andere Person lacht, ist gleichgültig; gern beobachtet werden jedenfalls der harte Fall, die schmerzhafte Erholung und das Aufrappeln nach dem Sturz. Je irrationaler eine Situation, desto größer ist ihr hoffnungsgebendes Potenzial, was sich von Charlie Chaplin über Lucille Ball bis Carol Burnett zeigen lässt. Rums! Wenn der Clown hinfällt, ist das Komödie; wenn er nicht mehr aufsteht, ist es Tragödie. Sowohl Komödie als auch Tragödie können dazu beitragen, dass Menschen wieder Hoffnung für sich entdecken.

Doch was passiert, wenn im Therapieraum gescherzt wird? Darf gelacht werden, wenn der Klient während der Therapie einen Witz erzählt? T. Ellenhorn ist der Auffassung, dass dies akzeptiert werden kann, solange man mit dem Klienten lacht und nicht über ihn (persönliche Mitteilung, 4. April 2003). (Ich möchte hinzufügen, dass Therapeuten mit den Klienten auch weinen dürfen, wie dies nach 9/11 vielfach geschehen ist.) Im therapeutischen Setting zeichnet sich ein sicheres, haltendes Umfeld dadurch aus, dass man *mit* den Klienten lacht und weint. Wenn das Lachen oder Weinen des Therapeuten aber Gegenübertragung ist, die keine Empathie mehr darstellt, wäre Beratung oder Supervision angesagt. Denn es ist ethisch nicht vertretbar, dass die ungelösten Verluste des Therapeuten die Therapiesitzung beherrschen, und deshalb muss man sich immer bewusst machen, welche persönlichen Bedürfnisse hinter dem eigenen Lachen oder Weinen stehen. Ist der Humor ein Abwehrmechanismus, um tiefer liegende Feindseligkeit und Schamgefühle zu verbergen? Erzählen wir Witze, um eigene Ängste oder fehlenden Sinn für Humor zu verstecken? Wird der Humor zum Instrument, um andere zu kontrollieren oder zu verletzen? Oder hilft der Humor, Kontakte zu anderen Menschen herzustellen? Der therapeutische Wert eines Witzes über Absurdität ist größer, wenn der Humor zur Entwicklung neuer zwischenmenschlicher Beziehungen und Hoffnungen beiträgt.

Mehr Geduld aufbringen

Geduld ist ein therapeutisches Gütezeichen für die Erneuerung von Hoffnung. Statt beharrlich nach der perfekten Lösung oder nach Heilung zu suchen, sollten wir den Klienten helfen, geduldiger mit unbeantworteten Fragen umzugehen. Das braucht Zeit. Auch Therapeuten und Therapeutinnen müssen ihre Ungeduld über eigene Gefühle der Hilflosigkeit überwinden, wenn sie mit einem uneindeutigen Verlust konfrontierte Klienten behandeln. Auch wir müssen lernen, Ambiguität auszuhalten. Hoffnung kann nur entstehen, wenn die Ambiguität mitbedacht und wenn erkannt wird, dass das Ziel noch nicht erreicht ist – und vielleicht nie erreicht wird. Vielleicht müssen wir gemeinsam mit den Klienten ein anderes »Ziel« finden, das eher in ihrer Reichweite liegt. Seine Hoffnungen neu definieren ist angesichts einer Welt, die manchmal ungerecht ist, kein Scheitern, sondern Resilienz.

Gerechtigkeit neu definieren

Die Natur eines uneindeutigen Verlusts ist per se ungerecht. Kriegs- und Völkermordstrategien wie Verschleppungen und Vergewaltigungen sind zu verabscheuen (Sluzki & Agani 2003). Menschen verdienen und erwarten Gerechtigkeit – ob sie im Krankenhaus, im Pflegeheim, im Gerichtssaal oder im

Flüchtlingslager sind. Da wir also durchaus nicht mit Gerechtigkeit rechnen können, sind Danielis (1985) Worte hilfreich:

> Hilflos gewesen zu sein heißt nicht, dass man ein hilfloser Mensch ist; Böses gesehen oder erlebt zu haben heißt nicht, dass die ganze Welt böse ist; betrogen worden zu sein heißt nicht, dass alle Menschen nur betrügen; Opfer geworden zu sein heißt nicht unbedingt, dass man im Leben fortwährend mit einer weiteren Neuinszenierung rechnen muss; als überflüssig behandelt worden zu sein heißt nicht, dass man wertlos ist; und das schmerzliche Risiko des Miterlebens einzugehen heißt nicht, dass die Welt einem zuhört, dass sie sich verändert, dazulernt oder zu einem besseren Ort wird. (S. 308)

Einsatz und Erfolg entsprechen nicht immer den Erwartungen. Böse Dinge passieren auch guten Menschen. Wenn Entführer freigesprochen oder die Ursachen einer Krankheit nicht gefunden werden, müssen wir auf einem anderen Weg Gerechtigkeit – und Hoffnung – finden. Ein solcher Weg ist beispielsweise die Verhinderung weiterer Entführungen oder Krankheiten. Im Falle lang anhaltender Konflikte und ethnischer Säuberungen hofft man, dass der Gerechtigkeit durch Gerichtshöfe für Menschenrechte und vielleicht später durch sinnvolle nachbarschaftliche Zusammenarbeit an einer gemeinsamen Sache, zum Beispiel darin, die Kinder in Frieden zu erziehen, Genüge getan wird.

Gerechtigkeit ist zwar wünschenswert, aber so, wie wir uns das ursprünglich erhofft haben, nicht immer möglich. Manchmal nehmen Mordprozesse und die Verfolgung von Menschenrechtsverletzungen überraschende Wendungen. Täter kommen womöglich nach Verbüßung einer kurzen Gefängnisstrafe wieder frei, während die Familien von Opfern ihr Leben lang mit ihrem Schmerz fertig werden müssen. Statt dass Betroffene nach Vergeltung suchen, können sie Hoffnung entwickeln, indem sie sich für den Kampf gegen die Ungerechtigkeit engagieren. Solche Aktivitäten öffnen den Blick nach vorne.

Vergebung suchen

Von Robert Kennedy stammt die Feststellung: »Jedes Mal, wenn ein Mensch für ein Ideal aufsteht oder sich für die Belange anderer Menschen einsetzt oder gegen die Ungerechtigkeit kämpft, schickt er eine kleine Welle der Hoffnung aus.« Vergeltung ist keine therapeutische Kategorie. Die meisten Familien, die durch die am 19. April 1995 verübten Bombenanschläge in Oklahoma City Angehörige verloren haben, berichteten, dass sie sich nicht besser fühlten, nur weil der Täter Timothy McVey hingerichtet wurde (J. Martin, persönliche Mitteilung, 18. Juni 2004). Vor Ort fragte ich einige Hinterbliebene, was ihnen in ihrem Leid geholfen habe, und sie sagten, dass es die Momente waren, in denen sie und andere Hinterbliebene und die vielen Besucher ihrer Gedenkstätte einander Geschichten erzählt hätten (Boss 2004c). Die Teilnahme, die ihnen andere Menschen entgegengebracht hätten, die ihren Berichten über den durch das Attentat verursachten Verlust von Angehörigen zuhörten, habe in ihnen Gefühle von Verbundenheit und Gerechtigkeit geweckt, und mit diesen Gefühlen hätten sie schließlich ihren Hass überwinden können.

Nicht ganz so einschneidend ist die Situation einer Scheidung, bei der die Partner ihren Hass aufeinander überwinden und einander vergeben sollten. Der eine streitet sich vielleicht fortwährend mit dem anderen darüber, wer die Kinder wann und wie lange zu sich nehmen darf. Diese werden unter Umständen tiefer verletzt durch die Angst, die sie vor ihren streitenden Eltern haben, als durch ihre Angst vor der Scheidung an sich, denn die beharrliche elterliche Jagd nach Vergeltung hilft den Kindern sicherlich nicht. Das Bedürfnis nach Rache und die Weigerung, seinen Hass zu überwinden, führen in vielen Scheidungsfällen dazu, dass die Eltern und insbesondere die Kinder keine Hoffnung auf ihr zukünftiges Wohl entwickeln können.

Rituale für den uneindeutigen Verlust entwickeln

Laut George Herbert Mead (1956), auf den der symbolische Interaktionismus zurückgeht, entsteht Sinn im Prozess der Interaktion mit anderen Menschen. Damit Familien, die mit einem uneindeutigen Verlust konfrontiert sind, einen positiven Sinn in ihrer Situation finden können, müssen Familientreffen und -feiern revidiert werden, um fortgesetzt werden zu können. Und es ist wichtig, dass sie fortgesetzt werden. Zusammenkünfte fördern die Interaktion der Menschen und bereiten den Weg, auf dem die Betroffenen Hoffnung für sich finden können. Durch Rituale und Feiern bleiben Paar- und Familieninteraktionen lebendig, auch wenn ein Angehöriger partiell abwesend bzw. anwesend ist. Mit solchen Interaktionen wird auch tatkräftig vermieden, dass sich Geheimnisse entwickeln, und es wird darauf hingewirkt, dass sich etwas verändert (Boss 2000; Imber-Black 1995; Imber-Black, Roberts & Whiting 1993).

Die Behandlung von Familien mit einem alzheimerkranken Angehörigen war immer dann besonders effektiv, wenn wir mit der übrigen Familie über ihre herkömmlichen Rituale und Familienfeiern sprachen und diese überarbeiteten, statt sie zu streichen. Die Familien mussten ihre Rituale und Feiern an die partielle Anwesenheit bzw. Abwesenheit des Kranken anpassen, statt die vermisste Person auszuschließen. Der kranke Mensch nahm an den Familienereignissen teil, wobei ihm oft ein Ehrenplatz zugewiesen wurde, aber andere Personen übernahmen seine früheren Aufgaben. Eine ähnliche Intervention wurde nach 9/11 mit Familien physisch vermisster Personen durchgeführt. In diesen Fällen wurde bei Feiern und Ritualen der vermisste Angehörige durch Symbole wie etwa ein Foto von ihm, eine Kerze, sein Lieblingsessen, einen leeren Stuhl oder sein Lieblingslied der Familie präsent gemacht. In den meisten Fällen wollten die Betroffenen nach ihrem uneindeutigen Verlust ihre üblichen Rituale und Feiern einfach streichen.

Manche Familien, die einen uneindeutigen Verlust erleiden, rekonstruieren ihre Feiern so, dass sie den Ort der Feierlichkeit wechseln oder zum Zeitpunkt der Feier verreisen. Wir finden es angebracht, einen Teil des Ereignisses beizubehalten und ein paar Symbole für die vermisste Person zu verwenden – wo immer die Feierlichkeit auch stattfindet.

Bei Familiengesprächen sprechen wir Fragen an wie etwa: Sollten die Kinder an Halloween von Tür zu Tür gehen und sagen »Süßes, sonst gibt's Saures«, da sich das Fest doch um Gespenster und Tod dreht? Wie soll ich nun das Erntedankfest feiern, wenn mein Mann nicht am Kopfende des Tisches sitzt? Weshalb sollte ich weiterhin Jahrestage und Geburtstage begehen? Wie schaffe ich es jetzt, regelmäßig in die Kirche zu gehen? Auch derlei lebenspraktische Fragen haben einen tieferen psychischen Sinn, der über zukünftiges Hoffen und Wohlbefinden entscheidet. Unsere therapeutische Arbeit orientiert sich an den Prämissen symbolischer Interaktionen und dem Konzept der sozialen Konstruktion, also an der Annahme, dass die Familie eine Einheit interagierender Persönlichkeiten bildet (Burgess 1968). Wenn also die Familie erhalten werden soll, müssen ihre Interaktionen weitergehen. In der durch den uneindeutigen Verlust ausgelösten Verunsicherung beginnt man damit am besten bei den Ritualen und Routineabläufen der Familie.

Auch über Rituale, die nicht hilfreich sind, ist noch einiges anzumerken. Wenn die Hinterbliebenen keinen Körper zu beerdigen haben, stützen sich die Gedenkrituale ausschließlich auf Symbole. Manchmal werden die Betroffenen durch starre Beisetzungsregeln, manchmal durch das kirchliche Dogma daran gehindert, ihre Rituale der Situation anzupassen. Das ist sehr schwer für die Hinterbliebenen, die den verschwundenen Angehörigen ehren möchten. Im klassischen Griechenland hat man Kenotaphe zum Andenken an Verstorbene errichtet, die an unbestimmten Orten beerdigt waren. Kenotaphe wurden meistens »für diejenigen errichtet, die weit entfernt von zu Hause ihr Leben lassen mussten, oder für diejenigen, deren Gebeine aus irgendeinem Grund nicht gefunden wurden, weil sie zum Beispiel im Meer umkamen (...) Diese Scheingräber wurden mit den gleichen Opfergaben ausgestattet und genauso respektvoll behandelt wie andere Gräber. In manchen Kenotaphen wurde der Körper des Toten durch einen großen Stein symbolisch dargestellt, um den herum Opfergaben gelegt wurden.« (Kurtz & Boardman 1971, S. 99 f.) In anderen Fällen wurden Objekte, die der vermissten Person lieb waren, wie etwa Schmuck, Spiegel, Spielzeug oder Waffen, anstelle des nicht vorhandenen Körpers beigesetzt (Kurtz & Boardman 1971). Das hat Ähnlichkeit mit dem, was New Yorker Familien vermisster Angehöriger nach 9/11 taten, indem sie beispielsweise die Gitarre des Ehemannes oder seine Bowlingkugel ins Grab legten, wenn sein Körper nicht gefunden wurde. Vor langer Zeit schrieb ein anonymer Dichter: »Die Gewissheit des Todes wird begleitet von den Ungewissheiten, wann, wie und wo er eintritt. Durch die Vielfalt der Denkmäler sind echte Gräber oft unbekannt geblieben, und Kenotaphe vermischten sich mit Grabstätten. Denn neben echten Gräbern hat man Ehrengräber und leere Grabstätten gefunden« (Kurtz & Boardman 1971, S. 247). Das ist heute noch so.

Rituale sind notwendig, um das Ende des Lebens zu markieren, und wenn ein Angehöriger vermisst ist, können die Hinterbliebenen symbolisch entsprechende Anpassungen vornehmen. Sie können auf ihre Weise aus einem leeren Grab ein Kenotaph machen. Die Rituale werden notwendigerweise so angepasst, dass neue Grenzen, Rollen und Regeln in der Familie markiert werden und folglich Hoffnung geben. Das Familientreffen beispielsweise kann den Kindern symbolisch zu verstehen geben, dass sie nicht die Erwachsenenrolle des vermissten Elternteils übernehmen müssen. Rituale teilen mit, dass es andere Erwachsene gibt, die den hinterbliebenen Elternteil unterstützen, und dass die Kinder weiterhin Kinder bleiben dürfen. An dem Tag, an dem sich der Verlust jährt, und an besonderen Feiertagen, welche die Familie früher gemeinsam verbracht hat, stellen Rituale und symbolische Feiern die unbewusste Sehnsucht nach der vermissten Person in einen sozialen Rahmen, in dem die Hinterbliebenen in Gemeinschaft stützender Menschen den vermissten Angehörigen würdigen und seiner gedenken können. An solchen Punkten zeigt sich die Wahlfamilie und hilft den Betroffenen, neue Hoffnung zu schöpfen.

Den Beendigungsmodus der Therapie überdenken

In Fällen uneindeutiger Verluste ist es außergewöhnlich schwer, die Therapie zu beenden. Wenn die Tür zu zukünftigen Therapiegesprächen geschlossen wird, kann der Klient dies als Verrat und als weiteren uneindeutigen Verlust wahrnehmen.

In meiner therapeutischen Praxis verfolge ich die Strategie der offenen Tür.

Ich beende eine Therapie, mache dem Klienten aber gleichzeitig klar, dass ich für ihn da bin, sollte er in der Zukunft weitere Gespräche brauchen. Zwar schaffen es viele Menschen, weitere Verluste und Traumata aus eigener Kraft zu bewältigen, aber manche können das nicht, und sie kommen dann zu weiteren Therapiesitzungen, um neue Hoffnungen zu schöpfen.

Freud hat die Beendigung einer Therapie nie als den entscheidenden Punkt gesehen, doch in der heutigen Psychoanalyse und vielen anderen Therapieformen ist sie ein notwendiger Schritt geworden. Ohne die Diskussion über verschiedene Arten der Beendigung einer Therapie eröffnen zu wollen, stelle ich den Wert eines definitiven Therapieabschlusses in Fällen uneindeutiger Verluste in Frage. Wenn die aktuelle Therapie beendet ist, verändert sich natürlich die Therapeut-Klient-Beziehung, was aber nicht heißt, dass eine spätere Fortsetzung der Therapie unmöglich ist. Wenn die therapeutische Beziehung radikal beendet wird, läuft dies dem Behandlungsziel zuwider: Resilienz gegenüber der Ambiguität zu entwickeln. Statt die Therapie zum Ende zu bringen und einen Schlusspunkt zu setzen, lernen die Klienten, mit der Ambiguität zu leben, indem sie den Widerspruch zwischen Abwesenheit und Anwesenheit aushalten. Wir müssen das auch.

Laut Davies (2003) kann die Beendigung einer Therapie ein lebensbestätigender Prozess sein. Sie ist in der Tat ein wechselseitiges Loslassen und nährt die Erkenntnis, dass die Hoffnung nun ausreicht, um im Leben nach vorne schauen zu können, aber die Tür kann für Therapiegespräche in der Zukunft offengelassen werden. Wachstum und Transformation sind schließlich Prozesse und keine linearen Schritte in der therapeutischen Arbeit. Damit Klienten, die einen uneindeutigen Verlust erfahren haben, Hoffnung für sich entdecken können, müssen Therapeut wie Klient gegen die Vorstellung von bedingungslosem Ende und Abschluss ankämpfen, denn die Resilienz liegt darin, dass man die Ambiguität aushalten kann, und eben nicht darin, dass man die Tür zumacht.

Jedes Ende ist durch Ambiguität markiert. Das entspricht dem Wesen zwischenmenschlicher Beziehungen. In therapeutischen und persönlichen Beziehungen entsteht oft das Gefühl, dass man etwas mehr Zeit bräuchte. In Fällen uneindeutiger Verluste ist dieses Gefühl enorm stark. Wenn Menschen Abschied nehmen müssen, ohne sich verabschieden zu können, und wenn sie sich verabschieden, ohne dass sie Abschied nehmen können, ist der Abschluss der Situation unweigerlich unvollständig. Das therapeutische Ziel kann in Fällen uneindeutiger Verluste das sein, was Davies (2003) als ein »Ende, das gut genug ist«, bezeichnet.

Wenn es stimmt, dass Therapeuten oder Analytiker in all den ungelösten Verlusten und Verzichten, die der Klient früher erlitten hat, die Springer sind (Davis 2003), dann ist die Frage, wie das Ende einer Therapie markiert sein muss, damit die Hoffnung des Klienten bewahrt wird. Der therapeutische Prozess könne, so Davies (2003), eine Reihe vieler Verabschiedungen sein. In den dargelegten Leitlinien habe ich mehrere Möglichkeiten genannt, wie der therapeutische Prozess auf symbolischer Ebene eine Reihe vieler und jeweils betrauerter Beendigungen sein kann, die aber keinen endgültigen Schlussstrich ziehen. Sie sind einfach gut genug, damit der Klient wieder Hoffnung schöpfen kann.

Die Wahlfamilie neu ordnen
Die Wahlfamilie trägt viel dazu bei, dass Menschen wieder Hoffnung schöpfen können. Nach einer massiven und verunsichernden Katastrophe ist die Wahlfamilie vielleicht das einzige Vertraute, das einem Menschen geblieben ist und das ihm niemand nehmen kann. Dieses psychische Familienband wird, wenn alles andere verloren ist, zur Ressource der Hoffnung. Dies ist nicht nur bei Klienten der Fall, sondern auch bei Therapeuten.

Doch gleichzeitig vermissen wir den verlorenen Angehörigen und das gemeinsame Leben mit ihm. An bestimmten Tagen ist die vermisste Person psychisch bei uns, und zwar nicht nur im Herzen und im Geist, sondern auch in Symbolen, die beispielsweise im Alltag oder in der Kleidung auftauchen: ein Kochrezept, ein Tischtuch, ein Schmuckstück, eine bestimmte Blume oder ein Lied, ein Seidenschal, den man während eines Bummels mit der abwesenden Person durch eine fremde Stadt gekauft hat. Die Menschen, die man gern hat und die auf ungeklärte Weise verschwunden sind, begleiten einen auf eine bestimmte Art weiterhin. Diese Vorstellung stimmt optimistisch und hoffnungsfroh. Die Vermissten sind Teil der Wahlfamilie – und können uns genauso real vorkommen wie die Menschen, die in körperlicher und geistiger Präsenz bei uns sind.

Fazit

In Fällen uneindeutiger Verluste muss die Hoffnung neu entdeckt werden, obwohl die Situation kein richtiges Ende und keinen eindeutigen Abschluss hat. Doch Beendigungen können symbolisch verstanden und mithilfe von narrativen und Beziehungstherapien rekonstruiert werden, sodass neue Hoffnung entstehen kann. Hoffnung schöpfen heißt die Ambiguität hinnehmen und einen Sinn darin finden. Das Leben mit dem Widerspruch ist dann einfacher als das Festhalten an dem, was einmal war – einer nicht zu realisierenden Hoffnung.

Damit schließt sich der Kreis des zweiten Teils des Buches. Die Leitlinien für den Umgang mit Resilienz und Gesundheit nach uneindeutigen Verlusten fingen mit der Suche nach Sinn an und endeten mit dem Erwecken von Hoffnung, doch beide Seiten sind wie ein Möbiusband ineinander geschlungen. Sinn und Hoffnung können nur gemeinsam existieren. Die eine Seite beginnt, wo die andere aufhört. Sinn und Hoffnung sind notwendig, damit Resilienz und Gesundheit entstehen können. Zwischen der Suche nach Sinn und dem Erwecken von Hoffnung liegen die Schritte, in denen Beherrschbarkeit relativiert, Identität neu definiert, Ambivalenz als etwas Normales begriffen und Bindung revidiert wird. Der therapeutische Prozess verläuft zirkulär und nicht linear. Er ist stress- und resilienzorientiert, ignoriert aber nicht Symptome, die der medizinischen Behandlung bedürfen. Sein übergeordnetes Ziel ist die kenntnisreiche Zusammenarbeit nicht nur zwischen Klient und Therapeut, sondern auch unter den professionellen Helfern, die Einzelpersonen, Paare oder Familien behandeln.

In diesem komplexen, dialektischen Prozess der Suche nach Sinn und Hoffnung spielt die Selbstreflexion eine wichtige Rolle. Und weil nicht nur Klienten, sondern auch Therapeuten diesen Prozess erfahren, folgt nun ein Epilog, der sich ausschließlich mit dem Selbst des Therapeuten beschäftigt. Die Hoffnung, dass wir im therapeutischen Umgang mit uneindeutigen Verlusten effizient sind, hängt davon ab, dass wir Ambiguitätstoleranz entwickeln und unbeantwortete Fragen aushalten können.

Epilog: Das Selbst des Therapeuten

Um unsere Resilienz als Therapeuten zu stärken und dadurch mit Klienten, die uneindeutige Verluste erfahren haben, effizienter arbeiten zu können, müssen wir zum einen die im Therapieprozess vorhandene Ambiguität verringern und zum anderen unsere Ambiguitätstoleranz steigern und Unklarheiten aushalten können. Letztlich bietet der Therapeut, der Ambiguität sowie den Widerspruch zwischen Abwesenheit und Anwesenheit aushält, dem Klienten den Raum, in dem dieser Verlust und Veränderung akzeptieren kann.

Zunächst müssen wir über unsere eigene Abwesenheit im Therapieraum reflektieren. Wir müssen den uneindeutigen Verlust einräumen, der im therapeutischen Prozess entstehen kann, wenn uns vielleicht andere Sorgen drücken oder wir einfach müde sind. Natürlich sind manche Klienten sehr reserviert oder wollen nicht mitwirken oder weigern sich, überhaupt etwas zu sagen, und in solchen Fällen sind sie es, die im therapeutischen Prozess nur partiell anwesend sind. Aber auch Therapeuten, Seelsorger und Ärzte, die erschöpft oder einfach ausgebrannt sind, können sich so verhalten.

Aus Sicht der Menschen, denen wir dienen, gelten wir als mental abwesend, wenn wir während der Therapiesitzung die Post öffnen, telefonieren, wegdösen oder gedanklich mit persönlichen Problemen oder Gefühlen der Unzulänglichkeit beschäftigt sind. Solche Verhaltensweisen habe ich bei anderen beobachtet, einige auch an mir selbst festgestellt. Die geistig-seelische Abwesenheit des Therapeuten während einer Sitzung ist nicht zu akzeptieren.

Es sollte immer unser oberstes Ziel sein, voll und ganz für die Menschen da zu sein, mit denen wir arbeiten. Und unsere volle mentale Präsenz ist besonders dann gefordert, wenn Klienten bereits am Trauma eines uneindeutigen Verlusts leiden. Die weitestmögliche Verringerung der Ambiguität im therapeutischen Prozess ist enorm wichtig, wenn man Menschen behandelt, die mit zu vielen Unklarheiten konfrontiert sind. Wenn sich der im Leben des Klienten eingetretene uneindeutige Verlust mit der durch die mentale Abwesenheit des Therapeuten verursachten Ambiguität vermischt, zerstört die zusätzliche Spannung das Vertrauen des Klienten in die Therapie und letztlich das Gefühl des Therapeuten, effizient zu arbeiten.

Das Trauma des uneindeutigen Verlusts stellt von Natur aus eine Herausforderung an die Art unseres Arbeitens dar. Vielleicht sehen wir es als unser eigenes Versagen an, wenn Klienten in ihrer Situation keinen Abschluss finden können. Vielleicht halten wir es für unsere eigene Inkompetenz, wenn wir das Leiden von Klienten nicht lindern können. Schließlich sind wir dahin gehend ausgebildet, dass wir Schmerzen beseitigen. Doch in Fällen uneindeutiger Verluste müssen wir den Menschen helfen, dass sie mit ihrem Leiden leben und damit zurechtkommen können – vielleicht bis an ihr Lebensende. Mit diesem Aspekt haben sich die wenigsten von uns während ihrer Ausbildung befasst. Von daher wundert es nicht, dass uns diese Art der therapeutischen Arbeit manchmal demoralisiert.[30]

Im Rahmen der Betreuung nach 9/11 habe ich beobachtet, dass viele Therapeuten und Ärzte von ihrer Arbeit demoralisiert waren. Ärzte und Pflegende warteten auf Verletzte, aber viele Tragen blieben auf schreckliche Art und Weise leer. An diesem entsetzlichen Tag verschwanden fast 3000 Menschen spurlos. Jeder (die Helfer eingeschlossen) kannte jemanden, der einen Angehörigen hatte, dessen Verbleib unklar war. Die vielen Therapeuten, mit denen ich kurz nach der Katastrophe Kontakt hatte, berichteten, dass sie sich nutzlos vorgekommen seien, als sie eigentlich helfen wollten. Sie waren zwar erfahrene Therapeuten und Therapeutinnen, in den klassischen Trauer- und Traumatherapien außerordentlich versiert, aber ihre üblichen Therapiemethoden versagten in dieser noch nie dagewesenen Situation, in der viele Freunde, Nachbarn, Kollegen und Angehörige schlicht und einfach verschwanden.[31]

Ähnlich demoralisiert, wenn auch nicht so akut, sind oftmals Therapeuten und Ärzte, die Hirnverletzte und chronisch Kranke sowie deren Familien behandeln. In diesen Fällen sind die Angehörigen geistig-seelisch nicht mehr erreichbar und körperlich präsent, doch die Auswirkungen sind ähnlich belastend und traumatisierend. Auch der Umgang mit Komapatienten kann bei Ärzten und den betroffenen Familien zu Gefühlen der Isolation und Hoffnungslosigkeit führen.

Jeder Mensch hat das Gefühl, ineffizient zu sein, wenn er die der Ambiguität innewohnende Kraft der Verunsicherung und Erstarrung unterschätzt. Wenn wir uns auf herkömmliche Arbeitsmethoden und traditionelle Beurteilungen und Interventionen beschränken, übersehen wir möglicherweise die Quelle von Symptomen, die in der Situation begründet sind und im externen Beziehungskontext des Patienten liegen. Statt ausschließlich auf medizinische Symptome und die üblichen linearen Trauerschritte und Stufen der Identitätsbildung zu fokussieren und letztlich den Abschluss der Situation anzustreben, müssen wir uns auf einen therapeutischen Prozess einlassen, der auf Kooperation aufbaut und dialektisch angelegt ist. Wir werden zu Zeugen, die das Leiden der Klienten bestätigen können – vor allem deshalb, weil vielleicht niemand anders dies tun kann. Statt die Klienten als Simulanten zu betrachten, stehen wir ihnen in ihrem Mangel an Informationen zur Seite – denn auch wir haben keine Antworten auf diese Art von Verlust.

Auch wenn Therapeuten und Ärzte das Nicht-Wissen-Können akzeptieren, brauchen sie doch eine gewisse Hoffnung, dass ihre Arbeit im Großen und Ganzen den Menschen hilft, die durch Ambiguität traumatisiert sind. Zu diesem Zweck richten wir unsere Aufmerksamkeit optimistisch auf die Fähigkeit des Menschen, sich trotz uneindeutiger Verluste zu verändern und dabei resilient zu bleiben – Therapeuten eingeschlossen.

Der Ausgangspunkt

Das Konzept des uneindeutigen Verlusts bietet Therapeuten eine neue Modalität, ihre Arbeit unabhängig von ihrer Fachrichtung oder Ausbildungsorientierung auszuführen. Gleichzeitig ist es geeignet, eigene uneindeutige Verluste zu verstehen und aufzuarbeiten. Ob dieser Vorgang als Selbstsorge oder als Arbeit am Therapeutenselbst bezeichnet wird, ist unerheblich; entscheidend ist, dass von ihm die Stärkung unserer Resilienz ausgeht, damit wir diese therapeutische Arbeit ausüben und Ambiguitäten besser aushalten können. Um diesen Prozess in Gang zu setzen, sollte jeder Therapeut und jede Therapeutin – ob erfahren und gut ausgebildet oder nicht – ein oder zwei vertrauenswürdige Kollegen oder Kolleginnen suchen, mit denen er/sie sich regelmäßig, vielleicht einmal im Monat, trifft. Die Teilnehmer einer solchen Gruppe sollten sich geduldig und wertfrei über ihre Geschichten von traumatischen und uneindeutigen Verlusten austauschen. Man kann auch einen Therapeuten oder eine Therapeutin aufsuchen, der/die für einen solchen Austausch zur Verfügung steht. Einige der von Therapeuten erzählten Geschichten sind – wie die Geschichten von Klienten – vielleicht grauenhaft und schwer auszuhalten (und zu erzählen), doch es ist die Aufgabe eines Therapeuten (und auch die der Kollegen), empathisch zuzuhören. Wenn man der schmerzhaften Geschichte eines uneindeutigen Verlusts zuhört, bestätigt man diese, und mit der Bestätigung wird menschliche Verbundenheit hergestellt, die wiederum Quelle für neuen Sinn und neue Hoffnung ist.

Kernfragen für Therapeuten

Wenn die Resilienz des Therapeuten ein Ausbildungsziel ist, reicht dafür technisches Können natürlich nicht aus. Auch die Fertigkeit, andere Menschen einschätzen zu können, reicht nicht. Wir müssen darüber hinaus bereit sein, über uns selbst nachzudenken und das Wissen über uns zu vertiefen. Für Therapeuten, die an ihrem eigenen Selbst arbeiten wollen, bevor sie Klienten behandeln, die mit einem uneindeutigen Verlust konfrontiert sind, hat sich eine Reihe von Kernfragen als hilfreich erwiesen. Ich selbst habe diese Fragen zum Selbststudium und als Grundlage für fachliche Diskussionen in meinen Workshops mit Therapeuten und Therapeutinnen in der ganzen Welt genutzt, die ihre Kompetenz und Resilienz im therapeutischen Umgang mit Traumata steigern möchten, die durch unterschiedlichste Arten uneindeutiger Verluste verursacht worden sind.

Mit diesen Fragen können Sie sich individuell auseinandersetzen, aber effizienter wird der Prozess, wenn man mit einem oder zwei Kollegen zusammenarbeitet.

- Wer gehört zu Ihrer Wahlfamilie?
- Welchen uneindeutigen Verlust haben Sie erfahren?
- Welche Art von Verlust? Physischer Art? Mentaler Art? Beide Arten?
- Welche Bedeutung hatte der Verlust für Sie? Welche Bedeutung hat er jetzt für Sie?

Wenn wir uns nicht immer wieder diese Kernfragen stellen, kann unsere Resilienz in Gefahr sein, denn es ist unwahrscheinlich, dass wir dem Trauma oder uneindeutigen Verlusten entkommen sind. Damit wir therapeutisch arbeiten können, müssen wir uns unsere (zerstörten und neuen) Hoffnungen und unsere (negativen und positiven) Sinnzuschreibungen bewusst machen. Wir müssen demütig die Tatsache akzeptieren, dass wir Leiden nicht immer heilen können. Manchmal liegt unser Unbehagen in dem Umstand, dass wir Schmerzen nicht lindern können, oder auch in unserer Herkunftsfamilie oder Kultur. Frühe Erfahrungen mit Trauma- und Verlustsituationen sind häufig der Grund dafür, dass Menschen sich für helfende Berufe entscheiden. Wir haben den Beruf des Therapeuten vielleicht deshalb gewählt, weil wir Menschen helfen wollen, dass es ihnen besser geht als uns, und wenn wir nicht helfen können, fühlen wir uns nutzlos und hilflos.

Die traditionelle Therapeutenausbildung zielt darauf ab, dass wir bewältigen, korrigieren, bewerkstelligen und heilen, aber diese Ziele sind in Fällen uneindeutiger Verluste illusorisch. Mit keiner noch so überragenden Sachkenntnis kann etwa der durch Alzheimer-Krankheit verursachte Verlust oder das durch eine Explosion oder ein Erdbeben ausgelöste Verschwinden eines Angehörigen geklärt werden. Wenn Verluste unaufgeklärt bleiben, müssen wir uns fragen, wie wir als Therapeuten mit unserer Unfähigkeit leben können, Situationen zum Abschluss zu bringen und das Leiden der Betroffenen aufzulösen. Die Antwort liegt in unserem Verständnis von uneindeutigem Verlust und in unserer Toleranz gegenüber dem Unbekannten. Sie liegt auch in unserer Resilienz, uns nicht dadurch traumatisieren zu lassen, dass wir manches nicht kontrollieren können.

Das Selbststudium im Hinblick auf Resilienz

Nach Auffassung von Murray Bowen (1978)[32], dem Pionier der Familientherapie, können Therapeuten, die durch uneindeutige Verluste traumatisierte Menschen behandeln, ihre Klienten nicht über das hinausbringen, was sie selbst zu überschreiten bereit sind. Wir können nicht erwarten, dass unsere Klienten die Zusammenhänge zwischen Verlust, Ambiguität, Trauma, Stress und Resilienz besser verstehen, als wir sie selbst begreifen. Die Menschen, mit denen wir therapeutisch arbeiten, entwickeln wahrscheinlich weniger Ambiguitätstoleranz, wenn wir uns primär an den Werten der Beherrschbarkeit und Kontrolle orientieren.

Persönliche Überlegungen

Der Prozess der Selbstreflexion kann in unterschiedlichen Settings vonstatten gehen, beispielsweise in Supervisionen, Beratungen, Peergroups oder Hospitationen (Andersen 1994; Haber 1990; Rober 1999; Rolland 2004; Sluzki 2004; Whitaker 1989). In solchen Umgebungen kann man über seine persönlichen Erfahrungen mit uneindeutigen Verlusten nachdenken.

Der uneindeutige Verlust in meinem eigenen Leben wurde mir bewusst, als ich an der University of Wisconsin-Madison die Ausbildung zur Familientherapeutin machte. Ich erwarb neues Wissen, beobachtete aus beruflicher Neugier andere Menschen und sah plötzlich meinen eigenen Fall klarer. Dieser Fall wird am Anfang dieses Buches in dem Fallbeispiel am Ende des 3. Kapitels geschildert. Peg war mein Spitzname.

Mit 19 heiratete ich meine Jugendliebe aus der Schulzeit, einen jungen

Mann, der mit dem Eintritt ins Berufsleben alkoholabhängig wurde. Wie es von der guten Ehefrau in den 1950er Jahren erwartet wurde, bewältigte auch ich die Situation so, dass ich immer wieder die Wogen glättete, damit niemand etwas merkte. Ich wollte meine Ehe retten und suchte Hilfe bei der Organisation Al-Anon. »Konzentrieren Sie sich weniger auf sein Trinken«, wurde mir gesagt, und so beschloss ich, mithilfe eines Studiums das Problem zu bewältigen. Ich schrieb mich wieder als Studentin ein und »meisterte« meinen Weg bis zum PhD.

Ich erkannte, dass ich mit einem Mann verheiratet war, der mental abwesend war. Wir hatten eine intakte Familie und lebten zusammen in einem Haus, doch mein Mann war selten anwesend. Sogar meine Doktorarbeit befasste sich mit dem Thema des psychisch abwesenden Vaters. Doch langsam realisierte ich, dass meine sämtlichen Bewältigungsversuche alles andere als hilfreich waren. Mein Gesundheitszustand wurde labil, und zahlreiche psychosomatische Symptome stellten sich ein. An der Universität hielt ich Vorlesungen über Veränderungen erster und zweiter Ordnung, und in diesen Themen erkannte ich mich selbst. Ich selbst war jemand, der eine Veränderung zweiter Ordnung brauchte. Statt dass ich mich weiter hinter noch höheren Bücherbergen verschanzte oder meinen Ehemann bat, sich einer Behandlung zu unterziehen, folgte ich dem Rat eines Therapiekollegen und nahm an dem einwöchigen Hazelden Family Program in Center City (Minnesota) teil.

Dort erfuhr ich zum ersten Mal etwas über Suchtkrankheit, ihre Auswirkungen auf die Paardynamik und auf familiale Beziehungen und darüber, was ich selbst zur Erhaltung des Status quo beitrug. Zu dem erwähnten Programm hatte ich mich als Patientin angemeldet, doch genauso gut hätte ich die Veranstaltungswoche als Therapeutin nutzen können. Ich hatte das Gefühl gehabt, meine Sachkenntnis als ausgebildete Therapeutin und Professorin hintanstellen zu müssen und mich dem Familienprogramm einfach als Mensch anzuvertrauen. Es war für mich der Anfang einer neuen Art von Bewältigung, die weniger reaktiv und mehr auf die Balance zwischen Akzeptanz und Beherrschbarkeit gerichtet war. Resilienz war das Stichwort. Leider hörte mein damaliger Ehemann nicht mit dem Trinken auf, was mich nun demütig daran erinnert, dass es Dinge gibt, die ich nicht kontrollieren kann.

Ich lernte, dass all die Jahre, in denen ich das Problem der Abhängigkeit eines anderen Menschen zu bewältigen versucht hatte, nur in Hoffnungslosigkeit mündeten. Traurig musste ich als ausgebildete Therapeutin dies akzeptieren. Ich konnte nur noch mich selbst ändern. Meine psychosomatischen Symptome hatten ein alarmierendes Ausmaß angenommen. Häufig konnte ich nicht mehr gehen, weil mein Rücken durch Krämpfe gelähmt war, sodass ich mich stationär behandeln lassen musste. Oft hielten mich Krankheiten von der Arbeit ab. Die Kinder hatten nun zwei dysfunktionale Elternteile. Ich wusste, was ich zu tun hatte, was bei meinen Überzeugungen und Wertvorstellungen keine leichte Aufgabe war. Ich reichte die Scheidung ein. De facto war ich schon seit langer Zeit allein gewesen. Alleinstehend und wirklich allein zu sein, das war weniger schmerzlich, als sich in einer Ehe allein zu fühlen.

Mir war klar, dass ich eine Therapie machen musste, wenn ich meine bis dahin vorgenommenen Fehlanpassungen korrigieren wollte. Ich musste mich mit meinem Anteil an der Dysfunktion konfrontieren. Ich bat Carl Whitaker, meinen Professor, mit mir und meinem Mann einen allerletzten Versuch zu wagen und uns beide zu versöhnen, was er auch versprach. Er kannte schließlich alle Klinikmitarbeiter und -mitarbeiterinnen und alle Ausbildungsteilnehmer und -teilnehmerinnen persönlich, ihre Lebensgefährten eingeschlossen. Doch einen Tag nach seiner Zusage rief er mich an und sagte ab. Ich war zornig und dachte sofort an die Diskriminierung von Frauen. Damals führten Psychiatrieprofessoren Therapien tatsächlich fast nur mit Klinikmitarbeitern durch, weil die Mitarbeiterinnen in der Minderheit waren. Ich bat Carl Whitaker noch einmal, doch er blieb bei seiner Entscheidung. »Ich kann Sie nicht behandeln. Das wäre, als ob ich meine eigene Familie therapieren würde.« Später erkannte ich, dass seine Weigerung, uns zu behandeln, ein gewaltiger Wendepunkt in meinem Leben war. Mir wurde klar, dass ich mich selbst heilen musste und keine Vaterfigur mir dies abnehmen konnte. Mit der Unterstützung eines viel jüngeren, aber klugen und versierten Therapeuten machte ich die weiteren Schritte und wusste am Ende, dass ich es ohne »Papa« geschafft hatte. Ich war immer stolz, dass ich meinen eigenen Weg gefunden hatte. Dieses Wissen verlieh mir neue Stärke und die Resilienz, die ich brauchte, um in den vor mir liegenden Monaten und Jahren als alleinstehende Mutter und Berufsanfängerin die vielen schwierigen Entscheidungen treffen zu können.

In dem Moment, in dem dieser weise Mentor mich allein in den Kampf mit meinen Problemen schickte, begann mein persönliches und berufliches Wachstum. Carl Whitaker und ich blieben Kollegen, und zu meinem ersten Buch über uneindeutige Verluste (Boss 2000) wollte er das Vorwort schreiben. Leider erlitt er einen Schlaganfall, bevor ich das Buch fertig hatte. Nun war auch er für mich auf unklare Weise verloren. Ich sah diesen wunderbaren Lehrer und Mentor zum letzten Mal einige Monate, bevor er starb. Im Herbst 1994 unternahm ich allein eine bittersüße Reise von St. Paul nach Milwaukee, um Carl Whitaker für alles zu danken, was er mir beigebracht hat.[33]

Was geschah mit meiner Familie? Mein Mann und ich ließen uns scheiden, und später heirateten beide neue Partner. Zu besonderen Anlässen sehen wir uns aber wieder. Als Carl Whitaker in einer Vorlesung einmal sagte, dass es so etwas wie Scheidung nicht gebe, habe ich mich schrecklich aufgeregt. Inzwischen weiß ich, was er gemeint hat. Die Situation einer Scheidung kann nicht endgültig abgeschlossen werden. Obwohl sich die Grenzen, Rollen und Identitäten nach einer Scheidung und Wiederverheiratung verschoben haben, sind mein früherer Mann und ich noch immer durch Kinder und Enkel und alte Freunde miteinander verbunden. Man löst sich nie wirklich aus einer engen Beziehung, aber Veränderungen sind notwendig. Bleibt zu hoffen, dass Rekonstruktionen auf der persönlichen und Beziehungsebene stattfinden und dadurch Resilienz und Gesundheit möglich werden.

Die der Profession eigene Kultur der Beherrschbarkeit

In der Kultur der therapeutischen Profession ist die Kontrolle ein implizites Gütezeichen der klinischen Intervention. Unbehagen stellt sich ein, wenn sich das zu behandelnde Problem als nicht beherrschbar herausstellt. Leider geschieht dies recht oft: Klienten spüren keine Besserung; sie sehen ihre Situation nicht so wie wir; sie befolgen unsere Verschreibungen nicht; sie halten sich nicht an Behandlungsvorschriften. Dies habe ich persönlich schmerzhaft lernen müssen. Die Relativierung des eigenen Bedürfnisses nach Kontrolle wird dann zu einer großen Herausforderung und erfordert Selbststudium, Selbstreflexion und Selbstentwicklung. Das ist keine Frage der Technik. Schlussendlich sind wir alle Söhne und Töchter irgendeines ungelösten Verlusts. Viele Therapeuten haben heute persönliche Erfahrungen mit Scheidung, Adoption, Unfruchtbarkeit, dem Leben in einer Stieffamilie oder Pflegefamilie, mit der Situation des Alleinerziehenden, mit Migration oder Einwanderung, mit Familien, in denen es wegen der sexuellen Orientierung eines Mitglieds zum Bruch kommt. Ein überzeugender Therapeut zeichnet sich dadurch aus, dass er seine eigenen ungelösten Verluste neugierig angeht und sich einer Therapie, Beratung, Supervision oder einer Peergroup anvertraut, damit er sich selbst besser verstehen kann.

Ambiguität und Verlust besser aushalten können

Therapeuten können das Konzept des uneindeutigen Verlusts nutzen und sich persönlich sowie in ihrer Arbeit davon leiten lassen. Wir müssen uns selbst kennen und um unsere uneindeutigen Verluste wissen, wenn wir die Ambiguität in unserer therapeutischen Arbeit nicht noch steigern wollen. Wir müssen uns den eigenen Problemen stellen, damit wir voll und ganz präsent und voller Empathie sind, wenn Klienten ihre Geschichten ungelöster Verluste erzählen und uns zu verstehen geben, dass Begriffe wie Sinn, Beherrschbarkeit, Identität, Ambivalenz, Bindung und Hoffnung für sie mit Schwierigkeiten verbunden sind.

Wie setzen wir diesen persönlichen Prozess in Gang? In meinen Workshops ist es so, dass am Anfang jeder Teilnehmer für sich die zu seiner Wahlfamilie gehörenden Personen auf ein Blatt Papier schreibt. Anschließend befassen sich die Teilnehmer in Gruppen aus zwei oder drei Personen mit den zuvor erwähnten Kernfragen, kategorisieren ihre Erfahrungen entsprechend der Typologie physischer und mentaler Verluste und sprechen danach über die Verluste, die sie als traumatisch in Erinnerung haben. In diesem Zusammenhang werden immer Erzählungen von individueller und familialer Resilienz ausgetauscht. Solch positive Manifestationen geben Energie und Hoffnung. Teilnehmern, die mehr in die Tiefe gehen wollen oder blockiert sind oder ihre Situation als hoffnungslos ansehen, empfehle ich eine Therapie, und zwar unabhängig davon, ob die Verluste jüngeren Datums sind oder schon Generationen zurückliegen.

Die Leserinnen und Leser des Buches möchte ich dazu motivieren, diesen Prozess allein mithilfe der Selbstreflexion zu beginnen und in einer Gruppe aus zwei oder drei vertrauenswürdigen Kollegen und Kolleginnen fortzusetzen. Sie werden feststellen, dass die nachstehenden Fragen zum Selbststudium die zuvor aufgelisteten Kernfragen ergänzen und die klinischen Leitlinien reflektieren, die in den Kapiteln 4 bis 9 entwickelt worden sind. Der Grund ist der, dass das, was den Klienten in ihrem Leiden am Trauma eines uneindeutigen Verlusts hilft, auch für Therapeuten, Ärzte, Sozialarbeiter, Priester und andere professionelle Helfer gut ist.

Jeder Mensch erfährt in seinem Leben eindeutige wie auch uneindeutige Verluste, aber die im vorliegenden Buch angestellten Überlegungen wenden wir auf uns selbst vielleicht anders an als auf unsere Klienten. Wichtig ist, dass wir über unsere Erfahrungen nachdenken. Die folgenden Fragen, Übungen und Gedanken sollen sowohl Novizen im Therapiefeld als auch erfahrene Therapeuten zu selbstreflexiven Prozessen ermuntern. Denken Sie daran, dass der Weg wichtiger ist als das Ziel, denn es gibt auf diese Fragen keine endgültigen Antworten.

Wer gehört zu Ihrer Wahlfamilie?

Damit Sie sehen können, wen Sie zu Ihrer Wahlfamilie zählen, zeichnen Sie auf einem leeren Blatt Papier einen gestrichelten Kreis, der die Grenze Ihrer wahrgenommenen Familie darstellt. Danach schreiben Sie auf, wer sich innerhalb und wer sich außerhalb dieser Grenze befindet, und vermerken Sie auch die Personen, die zwischen innen und außen wechseln. Wenn Sie diese Übung gemeinsam mit Ihrem Partner oder Ihrer Familie machen, sollten Sie darauf gefasst sein, dass sich deren Wahlfamilien vielleicht anders zusammensetzen. Am besten zeichnen alle ihre Wahlfamilie gemeinsam auf, damit deutlich wird, wie unterschiedlich die einzelnen Familienmitglieder ihre jeweilige Wahlfamilie definieren. Wenn derlei Enthüllungen jedoch einige Familienmitglieder verletzen, sollten Sie die Informationen vertraulich behandeln. Unterschiedliche Vorstellungen davon, »wer zur Familie gehört«, sind normal. Wenn Ihnen diese Unterschiede bewusst sind, wissen Sie auch, wie Sie die Dynamik mit Partner oder Partnerin und Familie sowie mit den zunehmend komplexen Fällen, denen Sie heute in Ihrer Praxis begegnen, verbessern können.

Weshalb ist diese Übung wichtig? Im Therapieprozess sind der Therapeut und die Klienten sowie ihre jeweiligen Wahlfamilien in einem Raum versammelt. Die von Mendelsohn und Ferber (1972) vor vielen Jahren geschriebenen Worte haben für mich als Therapeutin und Supervisorin heute immer noch ihre Gültigkeit:

> Viel mehr als die Einzeltherapie reizt die Familientherapie aufgrund ihrer Unmittelbarkeit und Lebendigkeit den Therapeuten zu Reaktionen, die mit seiner eigenen Herkunftsfamilie oder Zeugungsfamilie zu tun haben. Wir sehen dies nicht als »unanalysierte Phänomene der Gegenübertragung«. Wir betrachten dies eher als einen unvermeidlichen und natürlichen Prozess und als einen Vorgang, dem der Therapeut sein gesamtes Berufsleben lang begegnen wird. Die Aufgabe des Supervisors besteht nicht darin, dem Therapeuten bei der »Lösung« seiner Familienprobleme zu helfen, sondern darin, ihm die geheime Präsenz seiner Familie im Behandlungszimmer bewusst zu machen und ihm zu zeigen, wie er damit umgehen kann. (S. 441)

Wenn wir uns unsere Wahlfamilien und die mit ihnen zusammenhängenden uneindeutigen Verluste deutlicher vor Augen führen, können wir anderen Menschen, die mit uneindeutigen Verlusten leben müssen, besser helfen. Der Prozess der Selbstreflexion minimiert außerdem die Gefahr der Gegenübertragung und das, was Jordan (2003) als blinde Flecken, Voreingenommenheiten und »Überidentifikation mit den Klienten« (S. 43) bezeichnet. Unabhängig davon, wie unsere Reaktion auf Klienten genannt wird, müssen wir mehr über uns selbst und unsere Reaktionen wissen, wenn wir mit Menschen arbeiten, die an uneindeutigen Verlusten leiden. Es ist sehr hilfreich, wenn wir uns darüber im Klaren sind, welche Personen wir zu unserer Familie zählen, und wenn wir über unsere Erfahrungen mit unauflösbaren Verlusten nachdenken. Auf diese Weise sehen wir deutlicher die Verbindung zwischen unserer Verletzbarkeit und dem Schmerz über unsere Ambiguität und entwickeln mehr Empathie für Klienten. Die Hierarchie zwischen Therapeut und Klient wird dadurch flacher.

Wenn man als Therapeut der Präsenz seiner persönlichen Wahlfamilie Aufmerksamkeit schenkt, ist das insofern hilfreich, als man dann auch in der therapeutischen Arbeit mehr auf ihre Existenz achtet. Kürzlich sagte mein Mann zu mir: »Heute hast du etwas zu mir gesagt, von dem ich mir wünschte, meine Mutter hätte es hören können – weil sie mit Dir einer Meinung gewesen wäre.« In diesem Augenblick kamen seine schon lange verstorbene Mutter und ich in seiner Seele zusammen. Mir gefiel, dass mein Mann diese Verbindung herstellte, weil ich nie die Möglichkeit gehabt hatte, ihr als Schwiegertochter zu begegnen oder an ihrem Tisch zu sitzen. Die Mitteilung meines Mannes ließ in mir das Gefühl entstehen, zu seiner Familie zu gehören: einer Familie, der ich – außer in seiner Seele – nie begegnet bin, weil sie schon lange nicht mehr lebt.

In welchem Ausmaß können Sie Ambiguität aushalten?

Viele Therapeuten haben keine Geduld mit Klienten, die einen uneindeutigen Verlust erfahren haben, weil sie Ambiguität nicht aushalten können und Gewissheit brauchen. Für die Betroffenen aber ist es wichtig, jemanden zu haben, der ihnen geduldig zuhört und sie nicht beurteilt. Ihre Berichte hören sich oft schrecklich an und sind schwer zu ertragen, aber es ist die Aufgabe des Therapeuten, mit Empathie zuzuhören. Die Geschichte eines Verlusts ist im sozialen Sinn erst dann real, wenn jemand sie sich anhört. Und dieser Jemand ist häufig der Therapeut.

Um von Zeit zu Zeit meine Fähigkeit zur Ambiguitätstoleranz zu überprüfen, entleihe ich mir einen Gedanken von Carl Whitaker: Ich mache mit einer Begleitperson (einem meiner Kinder, Enkelkinder oder mit willigen Erwachsenen, meistens meinem Mann) eine Autofahrt und verfahre mich absichtlich –

um dann das Geheimnis zu genießen, nicht zu wissen, wo wir sind. Natürlich müssen wir am Ende wieder den Rückweg finden, aber erst an diesem Punkt nehmen wir Straßenkarten zu Hilfe und lachen über unseren Irrweg. Die Erfahrung des Nichtwissens ist hier mit Spaß verbunden und flößt später dann, wenn es real wird, vielleicht weniger Angst ein. Die Fähigkeit, Unklarheit auszuhalten, kommt und geht im Leben wie Ebbe und Flut und muss oftmals angestoßen werden.

Wie gehen Sie mit dem eigenen Stress um?

In der Stressforschung hat man festgestellt, dass es zu den besonders belastenden Ereignissen eines Menschen gehört, wenn ein Angehöriger (z. B. der Ehepartner) stirbt oder der Verlust des Angehörigen droht (etwa durch Scheidung, Entführung, Inhaftierung). Danach folgen Stressoren wie der Verlust der Gesundheit, des Einkommens und der Heimat (Hobfoll & Spielberger 1992).

Was ist hilfreich, wenn man Menschen behandelt, die unter solchen Verlusten leiden, oder wenn man selbst solche Verluste erfahren muss? Jeder Mensch hat auf diese Frage eine andere Antwort. Grundsätzlich muss man in solchen Fällen eine Aktivität finden, die den Geist und die Energie wieder auftankt. Im Privatleben müssen wir Menschen suchen, die uns wieder Kraft geben und uns diese nicht entziehen. Wir müssen etwas tun und Orte aufsuchen, die unserer Seele neuen Schwung verleihen. Manche Menschen gehen zu gesellschaftlichen Veranstaltungen, wo sie andere Menschen treffen; manche ziehen sich an einen ruhigen Ort zurück. Wo immer sich dieser auch befinden mag, er sollte mit einer Leidenschaft verbunden sein, die stärker ist als die therapeutische Arbeit. (Ausbildungsteilnehmer staunen immer über diese Idee, aber meiner Erfahrung nach ist eine Leidenschaft außerhalb der therapeutischen Tätigkeit sehr wichtig, um die Resilienz im Beruf erhalten zu können.)

Ich persönlich befasse mich leidenschaftlich mit meiner Familie und mit Kunst. Den Stress, den die therapeutische Arbeit mit Klienten, die uneindeutige Verluste erfahren haben, mit sich bringt, bewältige ich vorwiegend dadurch, dass ich die Verbindung zu Familienangehörigen pflege und in die schönen Gesichter meiner Enkel schaue. Wenn ich aber erschöpft bin, weil ich über einen längeren Zeitraum durch uneindeutige Verluste traumatisierte Klienten behandelt habe, ziehe ich mich in die Rocky Mountains zurück, wo ich einfach nur der Stille lausche. Anders als die ernsthaften Bergwanderer, die sich herausfordernde Wegstrecken aussuchen, streife ich auf gut begehbaren Pfaden durch die hoch gelegenen Täler von Estes Park genau unter den Berggipfeln. Aber Durchstreifen muss sein. Eine der ersten Abenteurerinnen sagte einmal: »Jedes Tal endet in einem Mysterium.« (Bird 1960, S. 106) Wenn ich mich auf angenehme Mysterien und Ambiguitäten einlasse, kann ich mich auch besser mit den traumatischen auseinandersetzen.

Wie stärken Sie Ihre Resilienz und Gesundheit?

Dadurch, dass wir den menschlichen Geist und die Resilienz von Menschen, die Angehörige verloren haben, bezeugen, bekommen wir Energie und Kraft zur Fortsetzung unserer Arbeit. Wir wissen zwar, dass bei unseren Klienten die entscheidende Variable für Resilienz und Gesundheit die zwischenmenschliche Verbindung ist, aber manchmal vergessen wir, diese Erkenntnis auf uns selbst anzuwenden. Menschen finden privat und beruflich, insbesondere in der Interaktion mit anderen Menschen, Sinn und neue Hoffnung. Wir sollten unsere Arbeitstage nicht so vollpacken, dass wir keine Zeit mehr für sinnvolle soziale Aktivitäten haben. Und im Rahmen von Beratungen, Supervisionen und Fortbildungen müssen wir den Kontakt zu Kollegen und Kolleginnen pflegen, um einem Burnout- oder Fatiguesyndrom entgegenzuwirken. Mir ist seit jeher das, was Carl Whitaker als »Hätschelgruppe« bezeichnet hat, wichtig: eine Gruppe aus zwei oder drei Kollegen, mit denen ich mich regelmäßig an einem ruhigen Ort treffe, um bestimmte Fälle, ethische Probleme, therapeutische Themen und neue Forschungserkenntnisse zu besprechen. Solche Gespräche, in denen der Therapeut beruflich mit anderen verbunden bleibt, helfen ihm, seine Resilienz und Gesundheit zu erhalten. Persönliche Beziehungen sind natürlich genauso wichtig.

Wie finden Sie Sinn?

Therapeuten müssen unabhängig davon, ob sie an einen heilenden Gott, eine kurierende Wissenschaft oder an die eigene Kraft zur Überwindung von Hindernissen oder Krankheiten glauben, über den Sinn nachdenken, den sie uneindeutigen Verlusten zuschreiben. Der Sinn liegt aus meiner Sicht irgendwo zwischen Religion und Wissenschaft. Beide Seiten schließen sich aus meiner Sicht nicht gegenseitig aus. Da ich einen calvinistisch geprägten Sozialisationshintergrund habe, richten sich meine Erwartungen auf soziales Handeln, harte Arbeit und individuelle Verantwortung. Sinn und Handlungen sind so miteinander verknüpft, dass der Sinn zum Handeln motiviert. Die Sinnzuschreibungen, die meine Klienten vornehmen, weichen meistens stark von meiner eigenen Sinngebung ab. Doch wenn die therapeutische Arbeit durch Toleranz und Kompetenz für den Umgang mit vielfältigen Weltanschauungen bestimmt ist, kann man Individuen und Familien, die am Trauma eines uneindeutigen Verlusts leiden, unabhängig davon behandeln, ob sich die Anschauungen des Klienten und die Anschauungen des Therapeuten decken oder nicht. Dies gilt auch für die Ausbildungssituation. Der Therapeut muss mit den Klienten nicht über Glaubensfragen oder religiöse Dogmen diskutieren. Die meisten Therapeuten sind dafür sowieso nicht ausgebildet. Wir sollten uns vielmehr darauf konzentrieren, ganz allgemein über die Bedeutung zwischenmenschlicher Beziehungen zu sprechen, die in allen Kulturen und Religionen akzeptabel ist.

Wie relativieren Sie Ihr Gefühl der Beherrschbarkeit?

Therapeuten müssen intensiver über ihr Bedürfnis nach Beherrschbarkeit und Kontrolle reflektieren. Weil viele von uns Lösungen anstreben, werden sie ungeduldig mit denjenigen, die nach dem Erleiden eines uneindeutigen Verlusts lange keine Hoffnung für sich entdecken können. Wir wollen Situationen unbedingt abschließen, selbst wenn das unmöglich ist. Aber in Wirklichkeit müssen wir uns auf das Leben mit einer unauflösbaren Situation einlassen und einsehen, dass dies nicht pathologisch oder unsere eigene Schuld ist. Menschen mit einem starken Kontrollbedürfnis haben es vielleicht besonders schwer, die mit Verlust und Tod verbundene Ambiguität auszuhalten. In einer Kultur, in der das Meistern von Problemen einen so hohen Stellenwert hat, ja sogar vorausgesetzt wird, müssen wir als Therapeuten dieser herrschenden Überzeugung entgegenwirken, um besonders in Fällen uneindeutiger Verluste die Resilienz erhalten zu können.

Wie definieren Sie nach der Erfahrung eines uneindeutigen Verlusts Ihre Identität neu?

Die Neudefinition der Identität ist in Fällen uneindeutiger Verluste schwierig, weil der Veränderungsprozess durch Ambiguität blockiert ist. Auch wir müssen unsere Identitäten revidieren, um resilient zu bleiben und die Symptome des Leidens an einem ungelösten Verlust zu vermeiden. Auf beruflicher wie privater Ebene gewinnen Menschen ihre Identitäten aus den symbolischen Interaktionen mit anderen. Auf beiden Ebenen empfangen wir Signale aus den verbalen, symbolischen und emotionalen Reaktionen, die wir in anderen Menschen anstoßen. Auf der Basis solcher Interaktionen mit anderen rekonstruieren wir Schritt für Schritt, wer wir sind und welche Rollen wir zu Hause und am Arbeitsplatz spielen. Wir erkennen, dass die größere Gemeinschaft, in der wir leben und arbeiten, zur Gestaltung der individuellen Identität beiträgt. Wenn die Gemeinschaft diskriminiert oder stigmatisiert, wirkt sich das auf den Einzelnen toxisch aus und stellt seine Resilienz zutiefst auf die Probe. Intoleranz gegenüber der menschlichen Vielfalt scheint auch auf Intoleranz gegenüber der Ambiguität hinzuweisen. Im Idealfall ist es so, dass das größere Umfeld Unklarheit und Vielfalt toleriert und jedem die Möglichkeit gibt, ohne Vorurteile auf persönlicher oder beruflicher Ebene seine Identität zu rekonstruieren, welche Art von uneindeutigem Verlust auch immer eingetreten ist.

Wie gehen Sie mit Ambivalenz und Schuldgefühlen um?

Auch als Therapeut fühlt man sich von den mit einem uneindeutigen Verlust verbundenen Ambivalenzgefühlen verletzt. Diese müssen wir uns bewusst machen und minimieren. Damit wir mit Ambivalenz und Schuldgefühlen umgehen können, brauchen wir Beratung, Supervision oder eine Therapie. Therapeuten haben unter Umständen die gleichen Schwierigkeiten, die dunkle Seite ihrer ambivalenten Gefühle zu betrachten, wie ihre Klienten. Wir alle sind Menschen. Vom Therapeuten wird erwartet, dass er den Klienten mit Empathie, Geduld und Fürsorge begegnet, doch kommt es auch vor, dass er sich über sie ärgert. Vielleicht müssen wir mehr über die Tatsache sprechen, dass es sehr anstrengend ist, Menschen zu behandeln, die durch eine unauflösbare Situation traumatisiert und viktimisiert sind. Weil die therapeutische Arbeit kein Ende nimmt, stellen wir vielleicht fest, dass Klienten, die keinen Abschluss finden können, uns verunsichern und uns unsympathisch sind. Das ist zwar nicht ungewöhnlich, aber mit Kollegen und Kolleginnen müssen wir öfter über dieses Phänomen sprechen. Wir alle müssen uns unserer Ambivalenz bewusst sein, wenn wir therapeutisch mit uneindeutigen Verlusten umgehen.

Wie revidieren Sie menschliche Bindungen?

Selbst wenn Sie beruflich sehr eingespannt sind, sollten Sie sich die Zeit nehmen, um Ihre engen Beziehungen, familialen Grenzen, Ihre Rollen, Regeln und Rituale zu pflegen. Auch wenn Sie mit eindeutigen oder uneindeutigen Verlusten konfrontiert sind, sollten Sie weiterhin mit anderen Menschen in angenehmem Kontakt bleiben. Wir alle brauchen Kollegen und gute Freunde, mit denen wir lachen und weinen können. Ich erinnere mich an die nicht lange zurückliegende Situation, als der Bruder einer Kollegin im Sterben lag und sie quer durch die USA reiste, um an seinem Krankenbett zu sein. Sie war zugelassene Familientherapeutin, Sozialarbeiterin und zur Stammesältesten der Ojibway ernannt worden, was in ihrem Alter eine große Ehre war. Familie und Verwandte waren versammelt, um den Kranken auf seinem Weg zur »Geistwelt« zu begleiten. Zu dieser Zeit war mein Mann schwer krank. Die Kollegin kommunizierte zwar per E-Mail mit mir, spendete mir Trost aber in der ihrer Kultur eigenen Weise: »Ich schließe ihn in mein Gebet ein«, sagte sie, »und rauche die Pfeife für ihn von hier aus.« (G. Gordon, persönliche Mitteilung am 6. Oktober 2002) Mit tiefem Respekt vor der jeweiligen spirituellen Einstellung trösteten wir uns in jenen angsterfüllten Tagen, als unsere Angehörigen teils hier und teils dort waren. Wir konfrontierten uns mit der Möglichkeit, unsere Bindungen revidieren zu müssen, und fanden dadurch Kraft und Stärke, dass wir in diesen schweren Zeiten miteinander verbunden waren.

Wie bewahren Sie die Hoffnung?

Die Hoffnung des Therapeuten liegt in seiner Fähigkeit, gemeinsam mit den Klienten einen Sinn in ihrem Leiden zu finden, aber er muss auch einen Sinn in seinen persönlichen uneindeutigen Verlusten finden, wenn er Hoffnung für sich entdecken will. Mithilfe dialektischer Prozesse und der Bereitschaft, Widersprüche zu akzeptieren, gewinnen wir (genauso wie die Klienten) Resilienz, wenn wir das Gefühl der Beherrschbarkeit relativieren, die Ambivalenz als etwas Normales begreifen, die Identität neu definieren, die Bindung revidieren und neue Hoffnungen entwickeln. Auf dieser Grundlage können wir trotz unbeantworteter Fragen nach vorne schauen. Damit wir im eigenen Leben und in der Verzweiflung unserer Klienten Hoffnung entdecken können, müssen wir die Ambiguität hinnehmen.

Fazit

Viele Angehörige heilender Berufe fühlen sich hilflos, wenn keine klare Diagnose vorliegt oder eine Verschreibung, damit sich der Zustand des Klienten bessert. Wir sind dafür ausgebildet, dass wir heilen, und nicht dafür, dass wir etwas bezeugen. Aber Zeugen müssen wir vor allem dann sein, wenn wir Menschen behandeln, die uneindeutige Verluste erlitten haben.

Therapeuten und Therapeutinnen müssen auf etwas vertrauen, das außerhalb ihres eigenen Selbst liegt, um die (ich wage es auszusprechen) Hybris fahren zu lassen, dass sie, wenn sie ihre Arbeit gut machen wollen, jederzeit die nötigen Antworten parat haben müssten. Erst wenn wir Ambiguität besser aushalten, können wir das durch uneindeutige Verluste ausgelöste Trauma anderer Menschen lindern. Das Wissen, dass wir mit dem Nichtwissen leben können, verleiht uns paradoxerweise die Resilienz, die wir für einen effizienten therapeutischen Umgang mit uneindeutigen Verlusten brauchen.

Heute stehen Therapeuten unter einem enormen Außendruck. Die wenigsten haben die Zeit, sich ausführlich um »das Selbst des Therapeuten« zu kümmern. Sie müssen sich stattdessen mit Techniken und Strategien befassen, die den Anforderungen von Krankenkassen und Kostenträgern genügen, an der Drucksituation der Therapeuten aber nichts ändert. Auch die betroffenen Familien stehen unter enormem Druck. De facto sind sie nämlich selbst zu den Case Managern geworden, die sich um Demenzkranke, Traumatisierte, Viktimisierte, unheilbar Kranke und Kriegsverletzte kümmern. Die Betreuung von Angehörigen, die partiell anwesend und partiell abwesend sind, führt zu persönlicher Verunsicherung und stellt große Anforderungen an die Mitglieder einer Familie. Sehr wichtig ist, dass der uneindeutige Verlust und die Auswirkungen, die er auf die Familienbeziehung und auf die therapeutische Beziehung haben kann, verstanden werden. Das Ziel ist, dass Klienten wie auch Therapeuten trotz Ungewissheit ihre Gesundheit erhalten und Resilienz entwickeln können. Resilienz entsteht dann, wenn Menschen Zweifel und Unklarheiten tolerieren und nicht verbissen nach absoluter Gewissheit streben.

Gegenwärtig wächst die Zahl uneindeutiger Verluste, was zum einen auf die vielen Kriege und terroristischen Anschläge zurückgeht und zum anderen auf die moderne Medizintechnologie, mit deren Hilfe menschliches Leben erzeugt und verlängert werden kann. Wenn Beginn und Ende menschlichen Lebens zur Disposition stehen, wird die Abwesenheit beziehungsweise Anwesenheit eines Menschen zunehmend unklar. Die Arbeit von Therapeuten und Therapeutinnen gerät unter Umständen in die Mühlen moderner Technologien, die sowohl traumatisieren als auch zur Aufklärung von Verlusten beitragen können. Wenn die therapeutische Arbeit von so vielen externen Faktoren beeinflusst ist, wenn Therapeuten so vielen Zwängen ausgesetzt sind, wenn Familien als Case Manager für ihre schwer physisch oder psychisch erkrankten Angehörigen fungieren sollen und wenn Familien über ihre jeweiligen Kulturen und Religionen zerstritten sind, müssen wir unsere Kräfte für jegliche Arten zukünftiger Ambiguitäten stärken. Denn sie werden eintreten. Das Wissen, dass wir effektiv arbeiten können, ohne immer die perfekte Lösung zu haben, macht uns fähig – und ist der Kern professioneller Resilienz.

Quer durch alle Disziplinen habe ich die Literatur zum Thema Sterben in der Familie gelesen und mich von Elisabeth Kübler-Ross (1971) bis zu James Agee (1969) durchgearbeitet. Was ich allerdings über das Phänomen des uneindeutigen Verlusts gelernt habe, beruht auf jahrzehntelangen Forschungen und Erfahrungen im Umgang mit Familien, die Angehörige durch Kriege, Alzheimer-Krankheit, Kopfverletzungen, Schlaganfälle, Suchtkrankheiten, psychische Erkrankungen, Völkermord, Verschleppungen, Erdbeben, Hurrikane, die terroristischen Anschläge von 9/11 und durch den Tsunami von 2004 verloren haben. Diese Erfahrungen haben mich verändert. Mit jeder einzelnen Katastrophe, von der Menschen betroffen waren, lernte ich, dass sie ihre Situation nicht einfach »über sich ergehen lassen« können – wie man etwa eine langweilige Unterrichtsstunde über sich ergehen lässt. Inzwischen kann ich mit der Spannung leben, dass es die perfekte Lösung nicht gibt, und ich kann sie mit den Freuden und Leidenschaften meines Alltags ausgleichen. Ich pflege ganz bewusst die gegensätzlichen Vorstellungen von Abwesenheit und Anwesenheit, weil mir klar geworden ist, dass in den meisten zwischenmenschlichen Beziehungen beide Seiten vorhanden sind. Auch wenn manche Verluste vielleicht eindeutiger sind als andere, verweigern sich Verlustsituationen dem perfekten Abschluss.

Dank

Die Arbeit an diesem Buch begann in St. Paul an der University of Minnesota, und in New York City an der Hunter School of Social Work wurde es fertig gestellt. Deshalb geht mein Dank an die University of Minnesota Experiment Station für die Unterstützung während meines Aufenthalts dort und ganz besonders an die Hunter School of Social Work, an der ich zwischen 2004 und 2005 ein Jahr lang Moses Distinguished Visiting Professor war und mich auf die Fertigstellung des Buches konzentrieren konnte. Ich bin Dr. James Blackburn dankbar für seine Einladung an die Hunter School. Mein Dank geht auch an die außerordentlich hilfsbereiten Bibliothekare und Bibliothekarinnen und an die Mitarbeiter und Mitarbeiterinnen beider Institutionen. Danken möchte ich ebenso meiner fähigen Assistentin, Carol Mulligan, deren technischer Beistand in dieser ganzen Zeit, wo immer ich mich gerade aufhielt, von unschätzbarem Wert war. Vor allem danke ich meinem Herausgeber, Michael McGandy, der mich bat, für Norton ein Buch zu schreiben. Für seine Unterstützung bin ich zutiefst dankbar. Sein editorisches Geschick hat die Organisation des Buches enorm erleichtert und dazu beigetragen, dass der Text für fachkundige Leserinnen und Leser aus vielen Disziplinen und auch für die allgemeine Leserschaft zugänglich ist.

Kollegen und Kolleginnen aus unterschiedlichen Fachgebieten haben immer wieder Entwürfe des Buches gelesen. Ihre Rückmeldungen habe ich vielleicht nicht so eingearbeitet, wie sie es gewünscht hätten. Deshalb übernehme ich für die Endfassung des Manuskripts die volle Verantwortung und gebe meinen innigsten Dank an: Lorraine Beaulieu und Judy Leventhal, die sowohl die frühen als auch die Endfassungen ganz durchgelesen haben; Diane Papalia, Karen Wampler, Froma Walsh, Cherie Collins, Susan Sabor, Bruno Hildenbrand, Dora Schnittman, Tai Mendenhall, Elizabeth Wieling, Lori Kaplan, Carol Riggs, Ann Boss Sheffels und David Boss, die jeweils Teile des Manuskripts beziehungsweise spätere Textfassungen durchgelesen haben. Ich fühle mich zutiefst geehrt, dass Carlos Sluzki das Vorwort zu diesem Buch geschrieben hat.

Ohne den Rückhalt meiner Familie könnte ich die Arbeit über das Phänomen des uneindeutigen Verlusts nicht leisten: gleichgültig, ob ich Fachliteratur verfasse, im Rahmen der Therapeutenausbildung tätig bin, Therapien durchführe oder nach einer Katastrophe vor Ort arbeite. Meine Kinder, David Boss und Ann Boss Sheffels, M.D., unterstützen mich seit ihrer Jugend bei meiner Forschungsarbeit und beim Schreiben, was für mich ein wirklich großes Glück ist. Ich danke ihnen für ihre unerschütterliche Liebe und Unterstützung und dafür, dass sie sich für ihre eigenen Familien zu solch wunderbaren Erwachsenen und Eltern entwickelt haben. Ann bin ich auch dafür dankbar, dass sie mich für eine schwierige Aufgabe nach Pristina (Kosovo) begleitet hat und dass daraus eine unvergessliche Mutter-Tochter-Reise geworden ist. David danke ich ferner dafür, dass er mir die Rocky Mountains erschlossen hat, wo ich mich von der Arbeit erhole, indem ich die Stille und mächtige Schönheit der Landschaft in mir aufnehme. Ich bin meinen Enkeln Erin, Sara, Hayley und Christopher dankbar, dass ihre lieben Gesichter einfach da sind und mich aufheitern, wenn der Umgang mit besonders schrecklichen Fällen uneindeutiger Verluste mich bedrückt. Diese wundervollen Kinder sind für mich in ihrer Schönheit so etwas wie ein Gegengewicht. Und schließlich möchte ich meinem lieben Mann, Dudley Riggs, für seine unerschütterliche Liebe und sein Verständnis danken, das er mir während des Schreibens entgegengebracht hat. Seine Anwesenheit in meinem Leben ist noch nie unklar gewesen, und dafür werde ich immer dankbar sein.

Schließlich könnte ich meine Arbeit zum Thema uneindeutiger Verlust nicht leisten ohne die Einzelpersonen, Paare und Familien, die mir seit 1973 in ihren verwundbarsten Momenten Einblick in ihr Leben gewährt haben – einige von ihnen um der Forschung willen und andere zu therapeutischen Zwecken. Von allen diesen Menschen habe ich gelernt, und ich hoffe, ihren Verlust auf stille Weise bestätigen und ihre Resilienz würdigen zu können.

Pauline Boss
Moses Professor, Hunter School of Social Work
New York City
Juni 2005

Anmerkungen

1 Teile dieses Kapitels beruhen auf der Rede »Ambiguous loss: Three decades of research, theory and clinical practice«, die die Autorin anlässlich der Verleihung des Ernest-Burgess-Preises auf der Jahrestagung des National Council on Family Relations im November 2002 in Houston (Texas) gehalten hat.

2 Die Arbeit zum Thema uneindeutiger Verlust (und Grenzambiguität) hat sich aus meinem ursprünglichen Interesse am Thema Familienstress (Boss 1987, 1992, 2002b; Boss & Mulligan 2003) entwickelt und den Unterschied zwischen uneindeutigem Verlust und Grenzambiguität skizziert.

3 Im Januar 2004 waren es immer noch 1871 Familien, deren Angehörige im Vietnamkrieg vermisst sind.

4 Der an der Columbia University in New York lehrende Psychologe George Bonanno stellt fest, dass die menschliche Fähigkeit, trotz extremer Belastungen und traumatischer Erfahrungen zu gedeihen, unterschätzt wird. Der Meinung bin ich auch. Anpassung ist nicht gleich Auflösung (Walsh 1998), und Erholung ist nicht gleich Resilienz (Bonanno 2004).

5 Die Anonymität aller in Fallstudien erwähnten Personen ist dadurch gewahrt, dass Namen und Schauplätze verändert und Fallbeispiele manchmal modifiziert wurden.

6 Im Folgenden wird für diesen Begriff, der manchmal mit *Entwicklungsgestaltung*, häufig aber überhaupt nicht übersetzt wird, der Begriff *Handlungsbefähigung* (vgl. Lettke & Lüscher 2002) benutzt (Anm. d. Übers.).

7 Es gab einmal eine Diskussion über Kausalattribuierung und Kontrolle von Emotionen, Verhalten und Selbstwahrnehmungen. Bulman und Wortman (1977) waren der Auffassung, dass Menschen erst dann ihr Verhalten kontrollieren und Situationen bewältigen könnten, wenn sie glauben, mit der Ursache ihres Problems etwas zu tun zu haben. In vielen Fällen ist diese Sichtweise tatsächlich hilfreich. Bedenken gegen diese Auffassung, die einer Beschuldigung des Opfers gefährlich nahe kommt, finden sich in Boss (2002b). Die Verbindung von Zuschreibung und Bewältigung ist nachvollziehbar, doch mit Schuldzuweisung muss man vorsichtig sein, wenn Menschen durch Missbrauch, Vergewaltigung oder eine Naturkatastrophe traumatisiert worden sind. Statt sich selbst die Schuld an etwas zu geben, muss man sich manchmal seiner eigenen Hilflosigkeit stellen und einen positiven Sinn in der Situation suchen, indem man etwa trotz Leid weiterlebt.

8 Nach seiner Befreiung aus dem Konzentrationslager am Ende des Zweiten Weltkriegs begründet Viktor Frankl (nach Freud und Adler) die dritte Wiener Schule der Psychotherapie. Freuds Lustprinzip (dem »Wille[n] zur Lust«) und Adlers Geltungsstreben (dem »Wille[n] zur Macht«) stellt Frankl die motivierende Kraft der Sinnorientierung gegenüber (1971, S. 75). Aus seinen Erfahrungen heraus entwickelt Frankl seine Existenzanalyse bzw. Logotherapie (1971), auch Sinntherapie genannt.

9 Für die Untersuchung ehelicher und familialer Interaktionen sind zwei theoretische Perspektiven empfehlenswert: der symbolische Interaktionismus von George Herbert Mead (1956) und die phänomenologische Analyse der sozialen Strukturierung von Wirklichkeit, vor allem die Arbeiten von Schütz (1960, 1967, 1971) und Merleau-Ponty (1966). Der symbolische Interaktionismus von Sheldon Stryker (1990) stellt eine weitere für diesen Zweck nützliche theoretische Perspektive dar.

10 Teile dieses Abschnittes beruhen auf dem Kapitel »The Use of Phenomenology for Family Therapy Research: The Search for Meaning« aus dem Buch »Research Methods in Family Therapy« (Dahl & Boss 2005).

11 Sogar die Phänomenologie selbst wird unterschiedlich aufgefasst (eine detaillierte Diskussion siehe Gubrium & Holstein 1993). Die Phänomenologie hat eine lange Tradition in dem sozialwissenschaftlichen Zweig, der sich mit dem Bezugsrahmen des Handelnden beschäftigt (siehe auch Psathas 1973 und Bruyn 1966). In anderen Bereichen wird der Begriff Phänomenologie im engeren Sinn gebraucht und auf die europäische Denkschule der phänomenologischen Philosophie (siehe z.B. Schütz 1960, 1967, 1971) bezogen. Die Phänomenologie ist auch als Mikrosoziologie des Wissens (Berger & Kellner 1965; Kollock & O'Brien 1994) bezeichnet worden. Heute sieht es so aus, als sei die ursprüngliche Bedeutung der Phänomenologie sozial rekonstruiert oder ganz verloren gegangen.

12 Husserl gilt als Begründer der Phänomenologie. Sein Schüler, Martin Heidegger, entwickelte einen eigenen phänomenologischen Ansatz, der sich mit meiner Anwendung phänomenologischen Denkens nicht deckt. (Näheres zu Heideggers Leben und seiner Nähe zur nationalsozialistischen Herrschaft siehe Collins 2000; Philipse 1998; Ree 1999.)

13 Zunächst wurde die »University in Exile« innerhalb der New School for Social Research in New York zum Zufluchtsort der namhaftesten Phänomenologen aus Europa (Anm. d. Übers.).

14 Alaskas Ureinwohner behaupten zum Beispiel, dass Spiritualität gegen Alkohol- und Suchtprobleme schütze (Clay 2003). Viele dieser Menschen können dem Alkohol entsagen, weil sie zu den Lebensweisen ihrer Vorfahren zurückkehren, indem sie sich wie früher ernähren, sich in der Natur aufhalten, an Treffen nordamerikanischer Indianer, den so genannten Pow-Wows, und anderen Zeremonien teilnehmen und sich in Kleidung und Schmuck an die Tradition halten. Die Rückkehr zu ihren spirituellen Wurzeln gibt ihnen Wohlbefinden (Clay 2003).

15 Der Schwager gibt durch die Erwähnung des jüdischen Rituals der Schiwa, in dem die Familie den Tod eines Angehörigen sieben Tage lang betrauert, allen Anwesenden unmissverständlich zu verstehen, dass noch niemand – und schon gar nicht fremde Personen – den Tod seines alzheimerkranken Bruders beklagen müsse. Es ist in der jüdischen Kultur üblich, dass die Trauernden nach der Beerdigung ins Trauerhaus zurückkehren, in dem der Verstorbene sein Leben ausgehaucht hat. Dort nehmen alle eine einfache Mahlzeit ein. Anschließend beginnt die Trauerwoche, in der die Angehörigen ständig zusammenkommen und die Schiwa abhalten, das heißt im gemeinsamen Gebet und in Andachtsübungen Trost suchen. Näheres zu jüdischen Ritualen siehe etwa de Vries 1994 (Anm. d. Übers.).

16 Derzeit leitet Leonard Pearlin das Center for the Study of Stress and Health im Fachbereich Soziologie der University of Maryland. Seine Forschungen beschäftigen sich mit

dem Zusammenhang zwischen Sozialstatus, den Stressoren, denen Menschen ausgesetzt sind, und Gesundheit und Wohlbefinden.

17 1950 wurde ein weiterer Teil von Eriksons Identität – seine politische Orientierung – auf die Probe gestellt, als Senator Joseph McCarthy verlangte, dass Professoren einen Loyalitätseid auf ihre politische Einstellung leisten sollten. Statt sich dem Druck zu beugen, verließ Erikson die Berkeley University. Danach arbeitete und lehrte er zehn Jahre an einer Privatklinik in Massachusetts. Diesem Einschnitt folgte eine zehnjährige Lehrtätigkeit an der Harvard University. 1970 wurde er emeritiert, was eine neuerliche Modifikation der Identität mit sich brachte; er starb 1994.

18 Doktrin im Amerika des 19. Jh., wonach die Vereinigten Staaten den göttlichen Auftrag hatten, ihr Territorium und ihren Einfluss auf dem nordamerikanischen Kontinent auszudehnen (Anm. d. Übers.).

19 Bengtson et al. (2002) sehen das Ambivalenzkonzept als Ergänzung zu Konflikt- und Solidaritätskonzepten. Die Normvorstellungen gehen jedoch auseinander. Pillemer und Lüscher (2004) sehen Ambivalenz im Hinblick auf intergenerationelle Beziehungen als etwas Normales an und behaupten, dass sich Verhaltensprobleme und individuelle Störungen aufgrund der Unfähigkeit entwickeln können, konstruktiv mit Ambivalenz (verglichen mit Defiziten in der Solidarität) umzugehen.

20 Kling, Seltzer und Ryff (1997) haben untersucht, ob pflegende Eltern eines geistig behinderten erwachsenen Kindes sich besser fühlen, wenn ihre Arbeit emotionsorientiert ist, oder ob ihr Wohlbefinden bei einer problemorientierten Vorgehensweise größer ist. Eltern, die problemorientiert vorgingen, gaben langfristig mehr positive Veränderungen an. Festgestellt werden geschlechts- und persönlichkeitsbezogene Unterschiede und die Tatsache, dass der Erfolg einer Intervention von der Art der Probleme abhängt. Die problemorientierte Bewältigung wird eher mit umweltbezogener Beherrschbarkeit und Lebenssinn assoziiert. Die emotionsorientierte Bewältigung wird im Hinblick auf umweltbezogene Beherrschbarkeit eher mit abnehmendem Wohlbefinden, abnehmender Selbstakzeptanz und Depression assoziiert. Laut Thoits (1994) sind problemorientierte »Bewältiger« möglicherweise psychische Aktivisten, die ihr Schicksal selbst in die Hand nehmen wollen. Kling, Seltzer und Ryff (1997) geben aber zu bedenken, dass das Leben bestimmte Herausforderungen stellen könnte, die sich einer aktivistischen Orientierung verschließen. Dabei denke ich an den Umgang mit Opfern von Genozid, eines Tsunami oder von Terrorismus. Aber auch wenn an Beherrschbarkeit ausgerichtete und aktive Bewältigung nicht immer ausreichend ist, scheint das Gefühl der Beherrschbarkeit – unabhängig vom therapeutischen Modell – für die Entwicklung von Resilienz wichtig zu sein. Die Ergebnisse, wie Kling, Seltzer und Ryff (1997) sie bei pflegenden Eltern geistig behinderter Kinder erzielt haben, sind ähnlich den Befunden, wie sie bei Partnern von Alzheimerpatienten festgestellt wurden: dass nämlich das Gefühl geringer Beherrschbarkeit (in Verbindung mit einer hohen Grenzambiguität) depressive Symptome bei den Pflegepersonen ankündigte (Boss et al. 1990; Caron, Boss & Mortimer 1999). Fazit: Das therapeutische Repertoire muss sowohl kognitiv orientierte als auch emotionsbasierte Fertigkeiten beinhalten.

21 Laut Erdelyi (2001) hat Freud vor der Schlussfolgerung gewarnt, wonach Verdrängung ein ausschließlich bewusster Prozess sei: »Aus Freuds Sicht konnte abwehrende Verdrängung bewusst oder unbewusst sein.« (S. 762) Cramer (2001) ist anderer Meinung: »Die Merkmale des Zustandes der Unbewusstheit und der Nichtintentionalität sind ent-

scheidend dafür, wie Abwehrmechanismus definiert und dieser Prozess von anderen Anpassungsmethoden abgegrenzt wird.« (S. 763) Dessen bin ich mir aber nicht sicher. In der Behandlung traumatisierter Menschen, die eher Stressmanagement als Psychoanalyse brauchen, hat sich die Vernachlässigung des Unterschieds zwischen bewusst und unbewusst nicht spürbar nachteilig auf die therapeutische Arbeit ausgewirkt. In diesem Arbeitsbereich liegt der Fokus darauf, wie unbeweglich die Klienten sind, und weniger auf der Frage, ob diese Unbeweglichkeit auf Verdrängung oder Intention zurückzuführen ist.

22 Dazu ein Beispiel: Ich hatte ein älteres Ehepaar in Behandlung. Die Frau klagte, dass ihr alzheimerkranker Mann allzu oft Sex mit ihr haben wolle. Ich bat sie, ihren Mann zur nächsten Sitzung mitzubringen, womit sie einverstanden war. Zu diesem Termin kam ich eine halbe Stunde zu spät! Schlimmer noch: Den darauf folgenden Termin hatte ich gänzlich vergessen. Ethisch gesehen, konnte ich nichts anderes tun, als die Frau anzurufen und ihr mitzuteilen, dass ich ihr keine Hilfe sei und ihr empfehlen wolle, sich eine andere Therapeutin oder einen Therapeuten zu suchen, die beziehungsweise der für das Thema Sexualität und Alzheimer-Krankheit kompetenter sei. Nachdem ich in der Peergroup mein Problem besprochen hatte, wurde mir klar, dass ich aufgrund meines fortgeschrittenen Alters eine gewisse Angst vor einer Behinderung wie etwa einer Demenz habe und einfach nicht weiß, wie dieses Paar mit seiner Sexualität umgehen sollte. Da ich zu Therapiesitzungen selten zu spät komme und diese auch nicht einfach vergesse, war mein Verhalten ein Signal dafür, dass meine Ambivalenz gegenüber der therapeutischen Arbeit mit diesem Paar und diesem Thema problematisch war.

23 In der Fachliteratur ist das Ablösungskonzept ursprünglich an der Person (meistens am Kind) veranschaulicht worden, die sich ablöst, die Beziehungen zu anderen Menschen aufbaut und die Bezugsperson schließlich nicht mehr braucht (Ainsworth 1985; Bowlby 1976, 1983; Papalia & Olds 1992). Seit einigen Jahren versucht man, die Bindungstheorie und Erwachsenenbindung in familiendynamischen Kontexten anzuwenden (Mikulincer & Florian 1999). Inzwischen werden nicht nur Mutter-Kind-Interaktionen unter bindungstheoretischen Aspekten betrachtet, sondern auch die Bindung unter Erwachsenen (Main 1995; Wampler et al. 2003).

In der Entwicklungspsychologie definiert man Bindung als eine »aktive, liebevolle, wechselseitige Beziehung zwischen zwei Personen (meistens Kind und Elternteil), in der die Interaktion die Verbindung verstärkt und stärkt« (Papalia & Olds 1992, S. 555).

24 Obwohl sich John Bowlby (1976, 1983) in seiner Arbeit nicht auf den uneindeutigen Verlust bezieht, hat er Gedanken über den Verlustschmerz im Kontext der Bindung eingeführt. Auch Kübler-Ross (1971) schreibt über das beharrliche Weiterbestehen von Bindungen in Beziehungen und über das Bedürfnis mancher Menschen, sterbenden Angehörigen zu sagen, dass sie gehen (also sterben) dürften, wenn sie wollten. Ohne eine solche Erlaubnis muss der sterbende Mensch vielleicht länger leiden, damit er länger für die Person da ist, die sich mit ihm verbunden fühlt. Es ist ganz natürlich, dass der Mensch sich gegen Trennungen wehrt.

25 Bowens (1978) Verschmelzungskonzept impliziert z. B., dass man von signifikanten Anderen sehr abhängig ist, will man die eigenen Überzeugungen und Entscheidungen bestätigt haben. Laut Bowen werden nur wenige Überzeugungen isoliert von einem Beziehungskontext gebildet oder aufrechterhalten: »Das solide Selbst nimmt nicht an der Verschmelzung teil. Das solide Selbst sagt: ›Das bin ich, das meine ich, dafür stehe ich,

und das werde ich in einer bestimmten Situation tun oder nicht tun.‹ Das solide Selbst besteht aus klar definierten Überzeugungen, Meinungen, Auffassungen und Lebensprinzipien (…), die durch einen Prozess rationaler Begründung und sorgfältiger Überlegung der in der Wahl enthaltenen Alternativen auf der Basis der eigenen Lebenserfahrungen integriert worden sind .« (S. 365)

Doch Bowen hat nicht bedacht, dass es unmöglich ist, sich aus Bindungen zu lösen, die ohne Zutun des Klienten unklar und undefiniert sind. Klar definierte Überzeugungen, Meinungen und Auffassungen über den Status eines Angehörigen, der vielleicht tot ist, vielleicht aber auch noch lebt, kommen bei ihm nicht vor. In solchen Fällen ist es sogar psychisch gesunden Menschen unmöglich, ein klares und solides Selbstgefühl zu haben. Ein Mann, der eine sichere Bindung an seine Frau hatte und sich von ihr abgrenzen konnte, zieht sich vermutlich emotional stark zurück, wenn er sie physisch oder psychisch verlieren würde. Vielleicht behandelt er dann seine Kinder überängstlich, oder er löst sich von ihnen völlig ab. In Fällen traumatischer und uneindeutiger Verluste sind frühe Interventionen notwendig, um solche Beziehungsprozesse zu stoppen, die dysfunktional werden können.

26 An einem Sonntag im Dezember des Jahres 1817 schrieb der Dichter John Keats an seine Brüder, dass er sich mit Freunden darüber unterhalten habe, »welche Qualität macht einen ›Man of Achievement‹ (Mann der Vollendung) vor allem in der Literatur aus, von der Shakespeare so enorm viel besaß – ich meine die *negative capability*, d.h. die Fähigkeit, in Ungewissheiten, Geheimnissen und Zweifeln zu leben, ohne gereizt nach Fakten und Vernunft suchen zu müssen. Coleridge z. B. würde seine Unfähigkeit, sich mit Halbwissen zufrieden zu geben, überwinden, wenn er aus der Durchdringung des Mysteriums einen fein säuberlich getrennten Wahrheitsgehalt einfangen würde.« (Forman 1935, S. 72)

27 Schopenhauer sei überzeugt, so Luepnitz, dass der menschliche »Wille« eine permanente Quelle des Leidens sei und es folglich kein Leben ohne Leiden gebe. Doch »mit Schopenhauers Willensbegriff ist nicht persönliche Handlungsbefähigung gemeint – ›ich will‹ –, sondern fast das Gegenteil: ein blindes Streben, das alle Lebewesen charakterisiert« (Luepnitz 2002a, S. 6). Unsere Zufriedenheit zögen wir dann, so Luepnitz weiter, laut Schopenhauer aus der »Ausrottung oder Transzendenz des Willens (…) Wenn wir uns der Kunst, Literatur oder Musik hingäben, sagte er, befreiten wir uns aus dem Gefängnis des Willens (…) Schopenhauer war der erste westlich geprägte Philosoph, der die vedischen und buddhistischen Texte studiert hat.« (2002a, S. 6 f.) Dazu auch Schopenhauers Werk *Die Welt als Wille und Vorstellung* (1968).

28 Ein Steuerungsmodell, das von so genannten Health Maintenance Organizations (HMO), einer Art von Krankenversicherungs- und Versorgungsprogramm, getragen wird, auf betriebswirtschaftlichen Prinzipien beruht und die Kosten der medizinischen Versorgung überschaubar halten soll (Anm. d. Übers.).

29 15 Jahre im Wachkoma liegende Patientin in Florida, bei der 2005 mit gerichtlicher Erlaubnis die Ernährungssonde entfernt wurde, was 13 Tage später zu ihrem Tod führte (Anm. d. Übers.).

30 Als ich an einem Chicagoer Krankenhaus arbeitete, geschah Folgendes: Die ebenfalls dort tätige Schweizer Psychiaterin Elisabeth Kübler-Ross bemerkte, dass Ärzte, Theologen, Pflegende und Sozialarbeiter, die es mit unheilbar kranken Patienten zu tun hatten, demoralisiert waren. Das Gefühl, in seinem Beruf versagt zu haben, führte dazu, dass sie

den Tod leugneten (selbst über das Phänomen hinaus, das Becker [1981] als die in der amerikanischen Kultur vorhandene generelle Todesleugnung bezeichnet hat). Aus den vielen Gesprächen, die Kübler-Ross mit Sterbenden führte, hat sie den Schluss gezogen, dass das von den professionellen Helfern manifestierte Unbehagen am Thema Sterben den Sterbeprozess der Patienten beeinträchtigt. Die Arbeiten von Kübler-Ross sind zwar umstritten, aber als Person hat sie sich zweifelsfrei um die Initiierung der gegenwärtigen Hospizbewegung verdient gemacht.

31 Landau (1997) beleuchtet ihre therapeutische Arbeit im Bereich HIV/Aids mithilfe der Selbstreflexion. Auch Graziano (1997), die Sozialarbeiter mit der Traumabehandlung vertraut macht, nutzt die Selbstreflexion.

32 Ich beziehe mich hier zwar auf eine von Bowens Ideen, die ich besonders schätze, habe aber einen anderen Konzeptbegriff als er. Aus meiner Sicht sind Konzepte – auch die aus Forschungsdaten entwickelten Konzepte – soziale Konstruktionen, denen man nicht blindlings anhängen sollte. Ein Konzept sollte vielmehr als Orientierung oder Landkarte dienen, nach der man seine Interventionen gestaltet – die an die Vielfalt der Menschen und der kulturellen Kontexte angepasst werden müssen (Boss 2004b). Letztlich spiegeln Konzepte den Kontext, in dem sie entwickelt worden sind. Man darf sie nicht als bare Münze nehmen. Die professionelle Beurteilung spielt immer eine wichtige Rolle, wenn ein Konzept auf die praktische Arbeit angewendet wird.

33 Näheres zu »That man Whitaker!« siehe Boss (1995).

Literatur

Abrahams, F., Stover E. & G. Peress (2001): A village destroyed, May 14, 1999: War crimes in Kosovo. Berkeley (University of California Press).

Agee, J. (1969): A death in thc family. New York (Bantam).

Ainsworth, M. D. (1985): Patterns of attachment. *Clinical Psychologist 38(2)*: 27–29.

Albom, M (1998): Dienstags bei Morrie: Die Lehre eines Lebens, 1. Aufl. München (Goldmann). [Engl. Orig. (1997): Tuesdays with Morrie: An old man, a young man, and life's greatest lesson. New York (Doubleday).]

Allende, I. (2006): Mein erfundenes Land. Frankfurt a. M. (Suhrkamp).

American Psychiatric Association (1984): Diagnostisches und Statistisches Manual Psychischer Störungen DSM-IIII, 3. Aufl. Göttingen (Hogrefe). [Engl. Orig. (1980): Diagnostic and Statistical Manual of Mental Disorders (DSM-III), 3rd. ed. Washington, DC (APA).]

American Psychiatric Association (2003): Diagnostisches und Statistisches Manual Psychischer Störungen DSM-IV-TR, 4. Aufl., Textrevision. Göttingen (Hogrefe). [Engl. Orig. (2000): Diagnostic and Statistical Manual of Mental Disorders (DSM-IV-TR), 4th ed., Text Revision. Washington, DC (APA).]

Andersen, T. (Hg.) (1994): Das reflektierende Team: Dialoge und Dialoge über die Dialoge, 3. Aufl. Dortmund (Verl. Modernes Lernen). [Engl. Orig. (1991): The reflecting team: Dialogues and dialogues about the dialogues. New York (Norton).]

Anderson, H. & H. Goolishian (1992): Der Klient ist Experte: Ein therapeutischer Ansatz des Nicht-Wissens. *Zeitschrift für systemische Therapie 10(3)*: 176–189. [Engl. Orig. (1992): The client is the expert: A not-knowing approach to therapy. In: S. McNamee & K. J. Gergen (Eds.): Therapy as social construction. Inquiries in social construction. Thousand Oaks, CA (Sage), S. 25–39.]

Anderson, S. (2000): Winesburg, Ohio: Eine Reihe Erzählungen aus dem Kleinstadtleben Ohios. Frankfurt a. M. (Suhrkamp). [Engl. Orig. (1921): Winesburg, Ohio: A group of tales of Ohio small town life. New York (Huebsch).]

Antonovsky, A. (1979): Health, stress, and coping: New perspectives on mental and physical well-being. San Francisco (Jossey-Bass).

Antonovsky, A. (1997): Salutogenese: Zur Entmystifizierung der Gesundheit. Tübingen (Dgvt-Verlag). [Engl. Orig. (1987): Unraveling the mystery of health: How people manage stress and stay well. San Francisco (Jossey-Bass).]

Armour, M. P. (2002): Journal of family members of homicide victims: A qualitative study of their posthomicide experience. *American Journal of Orthopsychiatry 72(3)*: 372–382.

Armstrong, K. R., Lund, P. E., McWright, L. T & V. Tichenor (1995): Multiple stressor debriefing and the American Red Cross: The East Bay Hills fire experience. *Social Work 40(1)*: 83–90.

Barry, H. J., Barry, H., III & E. Lindemann (1965): Dependency in adult patients following early maternal bereavement. *Journal of Nervous and Mental Disease 140(3)*: 196–206.

Bayley, J. (2000): Elegie für Iris. Frankfurt a. M. (Büchergilde Gutenberg). [Engl. Orig. (1999): Elegy for Iris, 1st ed. New York (St. Martin's Press).]

Beardslee, W. (2003): When a parent is depressed: How to protect your children from the effects of depression in the family. Boston (Little, Brown).

Becker, E. (1981): Dynamik des Todes: Die Überwindung der Todesfurcht, 1. Aufl. München (Goldmann). [Engl. Orig. (1973) The denial of death. New York (Free Press).]

Becvar, D. S. (2001): In the presence of grief: Helping family members resolve death, dying, and bereavement issues. New York (Guilford).

Bengtson, V. L., Giarrusso, R., Mabry, J. B. & M. Silverstein (2002): Solidarity, conflict, and ambivalence: Complementary or competing perspectives on intergenerational relationships? *Journal of Marriage and the Family 64*: 568–576.

Berger, P. L. & H. Kellner (1965): Die Ehe und die Konstruktion der Wirklichkeit. *Soziale Welt 16*: 220–235. [Engl. Orig. (1964): Marriage and the construction of reality. *Diogenes 64*: 1–25.]

Berger, P. L. & T. Luckmann (1970): Die gesellschaftliche Konstruktion der Wirklichkeit. Frankfurt a. M. (Fischer). [Engl. Orig. (1966): The social construction of reality: A treatise in the sociology of knowledge, 1st ed. Garden City, NY (Doubleday).]

Bird, I. L. (1960): A lady's life in the Rocky Mountains. Norman, OK (University of Oklahoma Press).

Bisson, J. I., Jenkins, P. L., Alexander, J. & C. Bannister (1997): Randomised controlled trial of psychological debriefing for victims of acute burn trauma. *British Journal of Psychiatry 171(July)*: 78–81.

Bixler, M. T. (1992): Winds of freedom. The story of the Navajo code talkers of World War II. Darien, CT (Two Bytes).

Blackburn, J. A., Greenberg, J. S. & P. Boss (1987): Coping with normative stress from loss and change: A longitudinal study of rural widows. *Journal of Gerontological Social Work 11(1–2)*: 59–70.

Bleuler, E. (1910): Zur Theorie des schizophrenen Negativismus. Psychiatrisch-Neurologische Wochenschrift 12.

Bleuler, E. (1911): Dementia praecox oder Gruppe der Schizophrenien. Leipzig/Wien (Deuticke).

Blumer, H. (1969): Symbolic interactionism: Perspective and method. Englewood Cliffs, NJ (Prentice-Hall).

Blumstein, O. (2001): The production of selves in personal relationships. In: J. O'Brien & P. Kollock (Eds.): The production of reality: Essays and readings on social interaction, 3rd ed. Thousand Oaks, CA (Pine Forge Press), S. 296–308.

Bonanno, G. A. (2004): Loss, trauma, and human resilience: Have we underestimated the human capacity to thrive after extremely aversive events? *American Psychologist 59(1)*: 20–28.

Bonanno, G. A., Field, N. P., Kovacevic, A. & S. Kaltman (2002): Self-enhancement as a buffer against extreme adversity: Civil war in Bosnia and traumatic loss in the United States. *Personality and Social Psychology Bulletin 28(2)*: 184–196.

Bonanno, G. A. & D. Keltner (1997): Facial expressions of emotion and the course of conjugal bereavement. *Journal of Abnormal Psychology 106(1)*: 126–137.

Bonanno, G. A., Noll, J. G., Putnam, F. W., O'Neill, M. & P. K. Trickett (2003): Predicting the willingness to disclose childhood sexual abuse from measures of repressive coping and dissociative tendencies. *Child Maltreatment, 8(4)*: 302–318.

Bonanno, G. A., Papa, A. & K. O'Neill (2001): Loss and human resilience. *Applied and Preventive Psychology, 10(3)*: 193–206.

Bonanno, G. A., Wortman, C. B. & R. M. Nesse (2004): Prospective patterns of resilience and maladjustment during widowhood. *Psychology and Aging 19(2)*: 260–271.

Boss, P. (1972, November): Father absence in intact families. In: Research and Theory Section. Vortrag an der Jahrestagung der National Council on Family Relations, Toronto, Kanada.

Boss, P. (1975): Psychological father presence in the missing-in-action (MIA) family: Its effects on family functioning. Proceedings: Third Annual Joint Medical Meeting Concerning POW/MIA Matters. San Diego, CA (Naval Health Research Center, Center for Prisoner of War Studies), S. 61–65.

Boss, P. (1977): A clarification of the concept of psychological father presence in families experiencing ambiguity of boundary. *Journal of Marriage and the Family 39(1)*: 141–151.

Boss, P. (1980a): Boundary ambiguity intervention for families of the Iranian hostages. In: C. Figley (Ed.): Mobilization: Part I: The Iranian crisis. Final report of the task force on families of catastrophe. West Lafayette, IN (Purdue University, Family Research Institute).

Boss, P. (1980b): Normative family stress: Family boundary changes across the life-span. *Family Relations 29*: 445–450.

Boss, P. (1980c): The relationship of psychological father presence, wife's personal qualities and wife/family dysfunction in families of missing fathers. *Journal of Marriage and the Family, 42(3)*: 541–549.

Boss, P. (1983a): Family separation and boundary ambiguity. *The International Journal of Mass Emergencies and Disasters 1*: 63–72.

Boss, P. (1983b): The marital relationship: Boundaries and ambiguities. In: C. Figley & H. McCubbin (Eds.): Stress and the family: Vol. 1. Coping with normative transitions. New York (Brunner/Mazel), S. 26–40.

Boss, P. (1986): Psychological absence in the intact family: A systems approach to the study of fathering. *Marriage and Family Review 10(1)*: 11–39.

Boss, P. (1987): Family stress. In: M. B. Sussman & S. K. Steinmetz (Eds.): Handbook of marriage and the family. New York (Plenum), S. 695–723.

Boss, P. (1992): Primacy of perception in family stress theory and measurement. *Journal of Family Psychology 6*: 113–119.

Boss, P. (1993a): Boundary ambiguity: A block to cognitive coping. In: A. P. Turnbull & M. Patterson (Eds.): Cognitive coping, families, and disability. Baltimore, MD (Brookes), S. 257–270.

Boss, P. (1993b): Die Konstruktion von Chronizität: Der uneindeutige Verlust. *System Familie 6(3)*: 161–170.

Boss, P. (1993c): The experience of immigration for the mother left behind: The use of qualitative feminist strategies to analyze letters from my Swiss grandmother to my father. *Marriage and Family Review 19(3)*: 365–378.

Boss, P. (1993d): The reconstruction of family life with Alzheimer's disease: Generating theory to understand family stress from ambiguous loss. In: P. Boss, W. Doherty, R. LaRossa, W. Schumm & S. Steinmetz (Eds.): Sourcebook of family theories and methods: A contextual approach. New York (Plenum), p. 163–166.

Boss, P. (1995): That man Whitaker! *Family Therapy Networker. July–August*: 56–58.

Boss, P. (1996): They did it quietly: The meaning of immigration for women. In: H. Ryhner

(Ed.): Jubiläumsbuch 150 Jahre New Glarus: America's little Switzerland erinnert sich [150 years anniversary of New Glarus, Wisconsin: America's little Switzerland remembers]. Glarus (Tschudi AG), S. 34–102.

Boss, P. (2000): Leben mit ungelöstem Leid: Ein psychologischer Ratgeber. München (Beck). [Engl. Orig. (1999): Ambiguous loss: Learning to live with unresolved grief. Cambridge, MA (Harvard University Press).]

Boss, P. (2002a): Ambiguous loss in families of the missing. *The Lancet 360*: 39–40.

Boss, P. (2002b): Family stress management: A contextual approach, 2nd ed. Thousand Oaks, CA (Sage).

Boss, P. (2004a): Ambiguous loss. In: F. Walsh & M. McGoldrick (Eds.): Living beyond loss: Death in the family, 2nd ed. New York (Norton), S. 237–246.

Boss, P. (2004b): Ambiguous loss research, theory, and practice: Reflections after 9/11. *Journal of Marriage and Family 66(3)*: 551–566.

Boss, P. (2004c): Integrity and survival in families and communities. Moderation der Podiumsdiskussion (Video). www.grovesconference.org.

Boss, P. (2005): Uneindeutiger Verlust: Arbeiten mit Familien von Vermissten. *Familiendynamik 30(1)*: 44–50. [Engl. Orig. (2002): Ambiguous loss: Working with families of the missing. *Family Process 41*: 14–17.]

Boss, P., Beaulieu, L., Wieling, E., Turner, W. & S. LaCruz (2003): Healing loss, ambiguity, and trauma: A community-based intervention with families of union workers missing after the 9/11 attack in New York City. *Journal of Marital and Family Therapy 29(4)*: 455–467.

Boss, P., Caron, W. & J. Horbal (1988): Alzheimer's disease and ambiguous loss. In: C. S. Chilman & E. W. Nunnally (Eds.): Chronic illness and disability. Families in trouble series, Vol. 2. Thousand Oaks, CA (Sage), S. 123–140.

Boss, P., Caron, W., Horbal, J. & J. Mortimer (1990): Predictors of depression in caregivers of dementia patients: Boundary ambiguity and mastery. *Family Process 29(3)*: 245–254.

Boss, P. & Coudon, B. (2002): Ambiguous loss from chronic physical illness: Clinical interventions with individuals, couples and families. *Journal of Clinical Psychology 58(11)*: 1351–1360.

Boss, P. & J. Greenberg (1984): Family boundary ambiguity: A new variable in family stress theory. *Family Process 23(4)*: 535–546.

Boss, P., Greenberg, J. & D. Pearce-McCall (1990): Measurement of boundary ambiguity in families. (Minnesota Agricultural Experiment Station Bulletin No. 593–1990: Item No. Ad-SB-3763). St. Paul. MN (University of Minnesota).

Boss, P. & Kaplan, L. (2004): Ambiguous loss and ambivalence when a parent has dementia. In: K. Pillemer & K. Lüscher (Eds.): Intergenerational ambivalences: New perspectives on parent-child relations in later life. Oxford, UK (Elsevier), S. 207–224.

Boss, P. & C. Mulligan (Eds.) (2003): Family stress: Classic and contemporary readings. Thousand Oaks, CA (Sage).

Boss, P., Pearce-McCall, D. & J. Greenberg (1987): Normative loss in mid-life families: Rural, urban, and gender differences. *Family Relations 36(4)*: 437–443.

Boss, P. & J. P. Weiner (1988): Rethinking assumptions about women's development and family therapy. In: C. J. Falicov (Ed.): Family transitions: Continuity and change over the life cycle. Guilford family therapy series. New York (Guilford), S. 235–251.

Bowen, M. (1978): Family therapy in clinical practice. New York (Aronson).

Bowlby, J. (1976): Trennung: Psychische Schäden als Folge der Trennung von Mutter und

Kind. München (Kindler). [Engl. Orig. (1973): Separation: Anxiety and anger. New York (Basic Books).]

Bowlby, J. (1983): Verlust, Trauer und Depression. Frankfurt a. M. (Fischer). [Engl. Orig. (1980): Loss: Sadness and depression. Vol. 3. Attachment and loss series. New York (Basic Books).]

Bruyn, S. T. H. (1966): The human perspective in sociology. The methodology of participant observation. Englewood Cliffs, NJ (Prentice-Hall).

Bulman, R. J. & C. B. Wortman (1977): Attributions of blame and coping in the »real world«: Severe accident victims react to their lot. *Journal of Personality and Social Psychology 35(5)*: 351–363.

Burgess, A. W. & L. L. Holmstrom (1979): Rape, crisis and recovery. Bowie, MD (Brady).

Burgess, E. W. (1968): The urban community: selected papers from the Proceedings of the American Sociological Society, 1925. New York (Greenwood).

Burke, P. J. (1991): Identity process and social stress. *American Sociological Review 56(6)*: 836–849.

Burke, P. J. & D. C. Reitzes (1991): An identity theory approach to commitment. *Social Psychology Quarterly 54(3)*: 239–251.

Burton, L. M. (2001): One Step forward and two steps back: Neighborhood and adolescent development. In: A. Booth & A. C. Crouter (Eds.): Does it take a village? Community effects on children, adolescents, and families. Mahwah, NJ (Erlbaum), S. 149–159.

Burton, L. M. & R. I. Jarrett (2000): In the mix, yet on the margins: The place of families in urban neighborhood and child development research. *Journal of Marriage and the Family 62(4)*: 1114–1135.

Burton, L M, Winn, D., Stevenson, H. & S. L. Clark (2004): Working with African American clients: Considering the «homeplace« in marriage and family therapy practices. *Journal of Marital and Family Therapy 30(4)*: 397–410.

Calaprice, A. (Ed.) (2000): The expanded quotable Einstein. Princeton, NJ (Princeton University Press).

Campbell, C. L. & A. S. Demi (2000): Adult children of fathers missing in action (MIA): An examination of emotional distress, grief, and family hardiness. *Family Relations 49(3)*: 267–276.

Caron, W., Boss, P. & J. Mortimer (1999): Family boundary ambiguity predicts Alzheimer's outcomes. *Psychiatry: Interpersonal and Biological Processes 62(4)*: 347–356.

Carroll, J. S., Boss, P. & N. Buckmiller (2003, November): Family boundary ambiguity: A 30-year review of research, measurement, and theory. Poster session, Jahrestagung des National Council on Family Relations (NCFR), Vancouver, BC, Kanada.

Carter, B. & M. McGoldrick (1999): The expanded family life cycle: Individual family, and social perspectives, 3rd ed. Boston (Allyn and Bacon).

Clay, R. (2003): The secret of the 12 steps. *Monitor on Psychology 34(11)*: 50–51.

Collins, J. (2000): Heidegger and the Nazis. New York (Totem).

Conger, R. D., Rueter, M. A. & G. H. J. Elder (1999): Couple resilience to economic pressure. *Journal of Personality and Social Psychology 76(1)*: 54–71.

Cooper, S. H. (2000): Objects of hope: Exploring possibility and limit in psychoanalysis. Hillsdale, NJ (Analytic).

Cousins, N. (1981): Der Arzt in uns selbst: Anatomie einer Krankheit aus der Sicht der Betroffenen, 1. Aufl. Reinbek b. Hamburg (Rowohlt). [Engl. Orig. (1979): Anatomy of an illness as perceived by the patient: Reflections on healing and regeneration. New York (Norton).]

Cowan, P. A. (1991): Individual and family life transitions: A proposal for a new definition. In: P. A. Cowan & E. M. Hetherington (Eds.): Family transitions: Advances in family research series. Hillsdale, NJ (Erlbaum), S. 3–30.

Cramer, P. (2001): The unconscious status of defense mechanisms. *American Psychologist 56(9)*: 762–763.

Crawford, M (1993): Identity, »passing« and subversion. In: S. Wilkinson & C. Kitzinger (Eds.): Heterosexuality. London (Sage), S. 43–45.

Dahl, C. M. & P. Boss (2005): The use of phenomenology for family therapy research: The search for meaning. In: D. H. Sprenkle & F. P. Piercy (Eds.): Research methods in family therapy, 2nd ed. New York (Guilford), S. 63–84.

Danieli, Y. (1985): The treatment and prevention of long-term effects and intergenerational transmission of victimization: A lesson from Holocaust survivors and their children. In: C. R. Figley (Ed.): Trauma and its wake. New York (Brunner/Mazel), S. 295–313.

Davies, J. (Sprecher) (2003): Breaking up is hard to do: A relational reconsideration of the termination process. (Kassettenaufnahme Nr. D3903-G47). Washington, DC (American Psychological Association).

Dickerson, V. C. (2004): Young women struggling for an identity. *Family Process 43(3)*: 337–348.

Dingfelder, S. (2003): Tibetan Buddhism and research psychology: A match made in nirvana? *Monitor on Psychology 34(11)*: 46–48.

De Vries, S. Ph. (1994): Jüdische Riten und Symbole. 7. Aufl. Wiesbaden (Fourier).

DiNicola, V. F. (1997): A stranger in the family: Culture, families, and therapy. New York (Norton).

Dittmann, M. (2003): Struggling to keep the faith. *Monitor on Psychology 34(11)*: 52–53.

Ebaugh, H. R. F. (2001): Creating the ex-role. In: J. O'Brien & P. Kollock (Eds.): The production of reality: Essays and readings on social interaction, 3rd ed. Thousand Oaks, CA (Pine Forge Press), S. 330–345.

Ekman, P. (2004): Emotionen lesen: Wie Sie Emotionen erkennen und richtig interpretieren, 1. Aufl. München u. a. (Elsevier, Spektrum, Akad. Verl.). [Engl. Orig. (2003): Emotions revealed: Recognizing faces and feelings to improve communication and emotional life. New York (Times Books).]

Eliot, T. S. (2004): The hollow men. In: M. Ferguson, M. J. Salter & J. Stallworthy (Eds.): The Norton anthology of poetry, 5th ed. New York (Norton) [1927 erstmals veröffentlicht].

Elkind, D. (1998): All grown up and no place to go: Teenagers in crisis, rev. ed. Reading, MA (Addison-Wesley).

Erdelyi, M. H. (2001): Defense processes can be conscious or unconscious. *American Psychologist 56(9)*: 761–762.

Erikson, E. H. (1957): Kindheit und Gesellschaft. Zürich u. a. (Pan-Verl.). [Engl. Orig. (1950): Childhood and society, 1st ed. New York (Norton).]

Erikson, E. H. (1970): Jugend und Krise: Die Psychodynamik im sozialen Wandel. Stuttgart (Klett). [Engl. Orig. (1968): Identity, youth, and crisis, 1st ed. New York (Norton).]

Everly, G. S. (1989): A clinical guide to the treatment of the human stress response. New York (Plenum).

Everly, G. S. & J. T. Mitchell (1992): The prevention of work-related post-traumatic stress: The critical incident stress debriefing process (CISD). Second APA/NIOSH Conference on Occupational Stress, Washington, DC.

Everly, G. S. & J. T. Mitchell (2003): Critical incident stress management (CISM): Individual crisis intervention and peer support. Ellicott City, MD (International Critical Incident Stress Foundation, Inc.).

Fadiman, A. (2000): Der Geist packt dich, und du stürzt zu Boden: Ein Hmong-Kind, seine westlichen Ärzte und der Zusammenprall zweier Kulturen. Berlin (Berlin-Verlag). [Engl. Orig. (1997): The spirit catches you and you fall down: A Hmong child, her American doctors, and the collision of two cultures, 1st ed. New York (Farrar, Straus, and Giroux).]

Falicov, C. J. (1988): Family transitions: Continuity and change over the life cycle. New York (Guilford).

Falicov, C. J. (1998): Latino families in therapy: A guide to multicultural practice. New York (Guilford).

Farley, R. (Ed.) (1993): Women of the native struggle: Portraits and testimony of Native American women. New York (Orion).

Feigelson, C. (1993): Personality death, object loss, and the uncanny. *International Journal of Psycho-Analysis 74(2)*: 331–345.

Ferreira, A. (1966): Family myths. *Psychiatric Research Reports 20*: 85–90.

Festinger, L. (1978): Theorie der kognitiven Dissonanz. Bern u. a. (Huber). [Engl. Orig. (1957): A theory of cognitive dissonance. Evanston, IL (Row, Peterson).]

Figley, C. R. (1978): Stress disorders among Vietnam veterans: Theory, research, and treatment. New York (Brunner/Mazel).

Figley, C. R. (Ed.) (1985): Trauma and its wake. New York (Brunner/Mazel).

Figley, C. R. (1989): Helping traumatized families, 1st ed. San Francisco (Jossey-Bass).

Figley, C. R. (1995): Compassion fatigue: Coping with secondary traumatic stress disorder in those who treat the traumatized. New York (Brunner/Mazel).

Firestone, R. W., Firestone, L. A. & J. Catlett (2003): Psychotherapy: Past, present, and future? In: R. W. Firestone & L. A. Firestone (Eds.): Creating a life of meaning and compassion: The wisdom of psychotherapy. Washington, DC (American Psychological Association), S. 347–365.

Fishbane, M. D. (2001): Relational narratives of the self. *Family Process 40(3)*: 273–291.

Ford, F. R. & J. Herrick (1974): Family rules: Family lifestyles. *American Journal of Orthopsychiatry 44(1)*: 61–69.

Forman, M. H. (Ed.) (1935): The letters of John Keats, 2nd ed. New York (Oxford University Press).

Fossum, M. A. & M. J. Mason (1986): Facing shame. New York (Norton).

Framo, J. L. (Ed.) (1972): Family interaction: A dialogue between family researchers and family therapists. New York (Springer).

Frankl, V. E. (1971): Ärztliche Seelsorge, 8., durchgeseh. Aufl. Wien (Deuticke).

Frankl, V. E. (1977): ... trotzdem Ja zum Leben sagen: Ein Psychologe erlebt das Konzentrationslager. München (Kösel).

Fravel D. L. & P. Boss (1992): An in-depth interview with the parents of missing children. In: J. F. Gilgun, K. Daly & G. Handel (Eds.): Qualitative methods in family research. Thousand Oaks (Sage), S. 126–145.

Fravel, D. L., McRoy, R. G & H. D. Grotevant (2000): Birthmother perceptions of the psychologically present adopted child: Adoption openness and boundary ambiguity. *Family Relations 49(4)*: 425–433.

Freud, S. (1917): Trauer und Melancholie. In: D. Simon (1988): Sigmund Freud, Essays II, Auswahl 1915–1919, S. 102–120. (Verlag Volk und Welt).

Friedman, S. & M. T. Fanger (1991): Expanding therapeutic possibilities: Getting results in brief psychotherapy. New York (Lexington Books/Mcmillan).

Garmezy, N. (1985): Stress-resistant children: The search for protective factors. In: J. E. Stevenson (Ed.): Recent research in developmental psychopathology. Oxford, UK (Pergamon), S. 213–233.

Garmezy, N. (1987): Stress, competence, and development: Continuities in the study of schizophrenic adults, children vulnerable to psychopathology, and the search for stress-resistant children. *American Journal of Orthopsychiatry 57(2)*: 159–174.

Garmezy, N. & A. S. Masten (1986): Stress, competence, and resilience: Common frontiers for therapist and psychopathologist. *Behavior Therapy 17*: 500–521.

Garmezy, N., Masten, A. S. & A. Tellegen (1984): The study of stress and competence in children: A building block for developmental psychopathology. *Child Development 55*: 97–111.

Garmezy, N. & M. Rutter (1985): Acute reactions to stress. In: M. Rutter & L. Hersov (Eds.): Child psychiatry: Modern approaches, 2nd ed. Oxford, UK (Blackwell Scientific Press), S. 152–176.

Garwick, A. W., Detzner, D. & P. Boss (1994): Family perceptions of living with Alzheimer's disease. *Family Process 33(3)*: 327–340.

Gates, R. D., Arce de Esnaola, S., Kroupin, G., Stewart, C. C., van Dulmen, M., Xiong, B. & P. Boss (2000): Diversity of new American families: Guidelines for therapists. In: W. C. Nichols, M. A. Pace-Nichols, D. S. Becvar & A. Y. Napier (Eds.): Handbook of family development and intervention. Wiley series in couples and family dynamics and treatment. New York (Wiley), S. 299–322.

Gaugler, J. E., Zarit, S. H. & L. I. Pearlin (2003): The onset of dementia caregiving and its longitudinal implications. *Psychology and Aging 18(2)*: 171–180.

Gergen, K. J. (1994): Realities and relationships: Soundings in social construction. Cambridge, MA (Harvard University Press).

Gergen, K. J. (2001): Social construction in context. London (Sage).

Gilgun, J. F. (1994): Hand into glove: The grounded theory approach and social work practice research. In: E. A. Sherman & W. J. Reid (Eds.): Qualitative research in social work. New York (Columbia University Press), S. 115–125.

Gilgun, J. F., Daly, K. & G. Handel (1992): Qualitative methods in family research. Newbury Park (Sage).

Gilligan, C. (1984): Die andere Stimme: Lebenskonflikte und Moral der Frau. München (Piper). [Engl. Orig. (1982): In a different voice: Psychological theory and women's development. Cambridge, MA (Harvard University Press).

Goffman, E. (1969): Wir alle spielen Theater: Die Selbstdarstellung im Alltag. München (Piper). [Engl. Orig. (1959): The presentation of self in everyday life. Garden City, NY (Doubleday).]

Goffman, E. (1977): Rahmen-Analyse: Ein Versuch über die Organisation von Alltagserfahrungen, 1. Aufl. Frankfurt a. M. (Suhrkamp). [Engl. Orig. (1974): Frame analysis: An essay on the organization of experience. New York (Harper & Row).]

Goldberger, L. & S. Breznitz (1993): Handbook of stress: Theoretical and clinical aspects, 2nd ed. New York (Free Press).

Goldner, V. (1985): Feminism and family Therapy. *Family Process 24(1)*: 31–47.

Goldner, V., Penn, P., Sheinberg, M. & G. Walker (1990): Love and violence: Gender paradoxes in volatile attachments. *Family Process 29(4)*: 343–364.

Gouldner, A. W. (1974): Die westliche Soziologie in der Krise. Reinbek b. Hamburg (Rowohlt). [Engl. Orig. (1970): The coming crisis of Western sociology. New York (Basic Books).]

Graziano, R. (1997): The challenge of clinical work with survivors of trauma. In: J. R. Brandell (Ed.): Theory and practice in clinical social work. New York (Free Press), S. 380–403.

Groopman, J. (2004, January 26): The grief industry. *The New Yorker*: 31–32.

Gubrium, J. F. & J. A. Holstein (1993): Phenomenology, ethnomethodology, and family discourse. In: P. Boss & W. J. Doherty (Eds.): Sourcebook of family theories and methods: A contextual approach. New York (Plenum), S. 651–675.

Haber, R. (1990): From handicap to handy capable: Training systemic therapists in use of self. *Family Process 29(4)*: 376– 84.

Handel, G. (1967): The psychosocial interior of the family: A sourcebook for the study of whole families. Chicago (Aldine).

Hardy, K. V. & T. A. Laszloffy (1995): The cultural genogram: Key to training culturally competent family therapists. *Journal of Marital and Family Therapy 21(3)*: 227–237.

Hare-Mustin, R. T. (1978): A feminist approach to family therapy. *Family Process 17(2)*: 181–194.

Hauser, S. T. (1999): Understanding resilient outcomes: Adolescent lives across time and generations. *Journal of Research on Adolescence 9(1)*: 1–24.

Hauser, S. T., DiPlacido, J., Jacobson, A. M., Willett, J. & C. Cole (1993): Family coping with an adolescent's chronic illness: An approach and three studies. *Journal of Adolescence 16(3)*: 305–329.

Havel, V. (1990): Fernverhör: Ein Gespräch mit Karel Hvízd'ala. Reinbek bei Hamburg (Rowohlt).

Hawley, D. R. & L. DeHaan (1996): Toward a definition of family resilience: Integrating lifespan and family perspectives. *Family Process 35(3)*: 283–298.

Henry, J. (1971): Pathways to madness, 1st ed. New York (Random House).

Herman, J. L. (1992): Trauma and recovery. New York (Basic Books).

Hess, R. D. & G. Handel (1975): Familienwelten: Kommunikation und Verhaltensstile in Familien. Düsseldorf (Pädagogischer Verlag Schwann). [Engl. Orig. (1959): Family worlds: A psychosocial approach to family life. Chicago (University of Chicago Press).]

Hetherington, E. M. & E. A. Blechman (1996): Stress, coping, and resiliency in children and families. Mahwah, NJ (Erlbaum).

Hill, R. (1949): Families under stress: Adjustment to the crises of war separation and return. Oxford, UK (Harper).

Hill, P. C. & K. I. Pargament (2003): Advances in the conceptualization and measurement of religion and spirituality: Implications for physical and mental health research. *American Psychologist 58(1)*: 64–74.

Hobfoll, S. E. & C. D. Spielberger (1992): Family stress: Integrating theory and measurement. *Journal of Family Psychology 6(2)*: 99–112.

Imber-Black, E. (1995): Geheimnisse in Familien und in der Familientherapie – Ein Überblick. In: Imber-Black, E. (Hg.): Geheimnisse und Tabus in Familie und Familientherapie. Gekürzte Ausg. Freiburg (Lambertus), S. 9–41. [Engl. Orig. (1993): Secrets in families and family therapy: An overview. In: E. Imber-Black (Ed.): Secrets in families and family therapy. New York (W. W. Norton), S. 3–28.]

Imber-Black, E. & J. Roberts (1993): Vertrauen und Geborgenheit: Familienrituale und alte Bräuche neu entdeckt. Düsseldorf (Econ-Verlag). [Engl. Orig. (1992): Rituals for our times: Celebrating, healing and changing our lives and our relationships, 1st ed. New York (HarperCollins Publishers).]

Imber-Black, E, Roberts, J. & R. A. Whiting (Hg.) (1993): Rituale: Rituale in Familien und Familientherapie, 1. Aufl. Heidelberg (Carl-Auer-Systeme). [Engl. Orig. (1988): Rituals in families and family therapy, 1st ed. New York (W.W. Norton).]

Jackson, D. (1965): Family rules: The marital quid pro quo. *Archives of General Psychiatry 12*: 589–594.

Johnson, S. M. (1996): The practice of emotionally focused marital therapy: Creating connection. New York (Brunner/Mazel).

Johnson, S. M. (2002): Emotionally focused couple therapy with trauma survivors: Strengthening attachment. New York (Guilford).

Jordan, K. (2003): Supervision bulletin: Trauma supervision. *Family Therapy Magazine 2(5)*: 41–44.

Kagitcibasi, C. (1983): How does the traditional family in Turkey cope with disasters? *International Journal of Mass Emergencies and Disasters 1(1)*: 145–152.

Kaplan, L. & P. Boss (1999): Depressive symptoms among spousal caregivers of institutionalized mates with Alzheimer's: Boundary ambiguity and mastery as predictors. *Family Process 38(1)*: 85–103.

Keiley, M. K., Dolbin, M., Hill, J. Karuppaswamy, N., Liu, T., Natrajan, R., Poulsen, S., Robbins, N. & P. Robinson (2002): The cultural genogram: Experiences from within a marriage and family therapy training program. *Journal of Marital and Family Therapy 28(2)*: 165–178.

Kersting, K. (2003): Religion and spirituality in the treatment room. *Monitor on Psychology 34(11)*: 40–42.

Kiecolt-Glaser, J. K., Dura, J. R., Speicher, C. E., Trask, O. J. & R. Glaser (1991): Spousal caregivers of dementia victims: Longitudinal changes in immunity and health. *Psychosomatic medicine 53(4)*: 345–362.

Kiecolt-Glaser, J. K., Glaser, R., Williger, D., Stout, J., Messick, G., Sheppard, S., Bonnell, G., Bruner, W., Ricker, D. & S. C. Romisher (1985): Psychosocial enhancement of immunocompetence in a geriatric population. *Health Psychology 4*: 25–41.

Kirmayer, L. J., Boothroyd, L. J., Tanner, A., Adelson, N. & E. Robinson (2000): Psychological distress among the Cree of James Bay. *Transcultural Psychiatry 37(2)*: 35–56.

Klein, M. (1984): Love, guilt, and reparation and other works 1921–1945 (the writings of Melanie Klein, vol. 1). New York (Free Press).

Kleinman, A. & B. Good (1985): Culture and depression: Studies in the anthropology and cross-cultural psychiatry of affect and disorder. Berkeley (University of California Press).

Kling, K. C., Seltzer, M. M. & Ryff, C. D. (1997): Distinctive late-life challenges: Implications for coping and well-being. *Psychology and Aging 12(2)*: 288–295.

Kluckhohn, F. R. & F. L. Strodtbeck (1961): Variations in value orientation. Westport, CT: Greenwood.

Kobasa, S. C., Maddi, S. R. & S. Kahn (1982): Hardiness and health: A prospective study. *Journal of Personality and Social Psychology 42(1)*: 168–177.

Kohut, H. (1972): Thoughts on narcissism and narcissistic rage. *Psychoanalytic Study of the Child, 27. Febr:* 360–400.

Kollock, P. & J. O'Brien (1994): The production of reality. Thousand Oaks, CA (Pine Forge Press).

Kroeger, B. (2003): Passing: When people can't be who they are. Cambridge, MA (Pine Forge Press).

Kübler-Ross, E. (1971): Interviews mit Sterbenden. Stuttgart (Kreuz-Verlag). [Engl. Orig. (1969): On death and dying. New York (Macmillan).]

Kurtz, D.C. & J. Boardman (1971): Greek burial customs. Ithaca, NY (Cornell University Press).

Kushner, H.S. (1986): Wenn guten Menschen Böses widerfährt. Gütersloh (Gütersloher Verlagshaus Mohn). [Engl. Orig. (1981): When bad things happen to good people. New York (Schocken).]

Landau, J. (1981): Link therapy as a family therapy technique for transitional extended families. *Psychotherapeia 7(4)*: 382–390.

Landau, J. (1997): Whispers of illness: Secrecy versus trust. In: S.H. McDaniel, J. Hepworth & W.J. Doherty (Eds.): The shared experience of illness. New York (Basic Books), S.13–22.

Landau, J. & J. Saul (2004): Facilitating family and community resilience in response to major disaster. In: F. Walsh & M. McGoldrick (Eds.): Living beyond loss: Death in the family, 2nd ed. New York (Norton), S.285–309.

Lasch, C. (1980): Das Zeitalter des Narzissmus. München (Steinhausen). [Engl. Orig. (1978): The culture of narcissism: American life in an age of diminishing expectations, 1st ed. New York (Norton).]

Lazarus, R.S. (1966): Psychological stress and the coping process. New York (McGraw-Hill).

Lerner, M.J. (1971): Observers evaluation of a victim: Justice, guilt, and veridical perception. *Journal of Personality and Social Psychology 20(2)*: 127–135.

Lerner, M.J. & C.H. Simmons (1966): Observer's reaction to the »innocent victim«: Compassion or rejection? *Journal of Personality and Social Psychology 4(2)*: 203–210.

Lettke, F. & Lüscher, K. (2002): Generationenambivalenz – Ein Beitrag zum Verständnis von Familie heute. *Soziale Welt 53(4)*: 437–466.

Leys, R. (2000): Trauma: A genealogy. Chicago (University of Chicago Press).

Liebow, E. (1967): Tally's corner: A study of Negro streetcorner men. Boston (Little, Brown).

Lindemann, E. (1985): Symptomatologie und Therapie bei akuter Trauer. In: Ders.: Jenseits von Trauer: Beiträge zur Krisenbewältigung und Krankheitsvorbeugung. Göttingen (Verlag f. Med. Psychologie im Verl. Vandenhoeck u. Ruprecht), S.43–58. [Engl. Orig. (1944): Symptomatology and management of acute grief. *American Journal of Psychiatry 101*: 141–148.]

Lipchik, E. (1993): »Both/and« solutions. In: S. Friedman (Ed.): The new language of change: Constructive collaboration in psychotherapy. New York (Guilford), S. 25–49.

Lipchik, E. (2002): Beyond technique in solution-focused therapy: Working with emotions and the therapeutic relationship. New York (Guilford).

London, L. (1995): Dealing with the pain of apartheid's past: South Africa's truth and reconciliation commission. In: M. Marcussen & F. Rasmussen (Eds.): Rehabilitation and Research Centre for Torture Victims (RCT) and International Rehabilitation Council for Torture Victims (IRCT) 1995 annual report. Copenhagen, Denmark (Author), S. 7–8.

Luepnitz, D. A. (2002a): Schopenhauer's porcupines: Intimacy and its dilemmas: Five stories of psychotherapy. New York (Basic Books).

Luepnitz, D.A. (2002b): The family interpreted: Feminist theory in clinical practice. New York (Basic Books).

Lüscher, K. (2004): Conceptualizing and uncovering intergenerational ambivalence. In: K. Pillemer & K. Lüscher (Eds.): Intergenerational ambivalences: New perspectives on parent-child relations in later life. Oxford, UK (Elsevier), S. 23–62.

Lüscher, K. & G. Heuft (2007): Ambivalenz – Belastung – Trauma. *Psyche LXI (3)*: 218–251.

Main, M. (1995): Recent studies in attachment: Overview, with selected implications for clinical work. In: S. Goldberg, R. Muir & J. Kerr (Eds.): Attachment theory: Social, developmental, and clinical perspectives. Hillsdale, NJ (Analytic), S. 407–474.

Mandela, N. (2004): Meine afrikanischen Lieblingsmärchen. München (Beck). [Engl. Orig. (2002): Nelson Mandela's favorite African folk-tales. New York (Norton).]

Mandler, G. (1993): Thought, memory, and learning: Effects of emotional stress. In: L. Goldberger & S. Breznitz (Eds.): Handbook of stress: Theoretical and clinical aspects, 2nd ed. New York (Free Press), S. 40–55.

Maslow, A. (1961): Peak experiences as acute identity experiences. *American Journal of Psychoanalysis 21*: 254–262.

Masten, A. S. (2001): Ordinary magic: Resilience processes in development. *American Psychologist 56(3)*: 227–238.

Matsakis, A. (1996): Vietnam wives: Facing the challenges of life with veterans suffering posttraumatic stress, 2nd ed. Lutherville, MD (Sidran).

Mayou, R. A., Ehlers, A. & M. Hobbs (2000): Psychological debriefing for road traffic accident victims: Three-year follow-up of a randomised controlled trial. *British Journal of Psychiatry 176(June)*: 589–593.

McAdoo, H. P. (1995): Stress levels, family help patterns, and religiosity in middle- and working-class African American single mothers. *Journal of Black Psychology 21(4)*: 424–449.

McCubbin, H. I. (1979): Integrating coping behavior in family stress theory. *Journal of Marriage and the Family 41*: 237–244.

McCubbin, M. A. & H. I. McCubbin (1993): Families coping with illness: The resiliency model of family stress, adjustment, and adaptation. In: C. Danielson, B. Hamel Bissell, & P. Winstead-Fry (Eds.): Families, health, and illness. St. Louis, MO (Mosby), S. 21–64.

McGoldrick, M., Gerson, R. & S. Shellenberger (2002): Genogramme in der Familienberatung. Bern u.a. (Huber). [Engl. Orig. (1999): Genograms: Assessment and intervention, 2nd ed. New York (Norton).]

Mead, G. H. (1956): The social psychology of George Herbert Mead, eingel. und hrsg. von A. L. Strauss. Chicago (University of Chicago Press).

Meadows, W. C. (2002): The Comanche code talkers of World War II, 1st ed. Austin (University of Texas Press).

Mendelsohn, H. & A. Ferber (1972): Is everybody watching? In: A. Ferber, M. Mendelsohn & A. Napier (Eds.): The book of family therapy. New York (Science House), S. 431–444.

Merleau-Ponty, M (1966): Phänomenologie der Wahrnehmung. Berlin (de Gruyter & Co.).

Merleau-Ponty, M. (2003): Das Primat der Wahrnehmung. Frankfurt a. M. (Suhrkamp).

Middleton, W., Moylan, A., Raphael, B., Burnett, P. & N. Martinek (1993): An international perspective on bereavement related concepts. *Australian and New Zealand Journal of Psychiatry, 27(3)*: 457–463.

Mikulincer, M. & V. Florian (1999): The association between parental reports of attachment style and family dynamics, and offspring's reports of adult attachment style. *Family Process 38(2)*: 243–257.

Miller, J. (2002): Affirming flames: Debriefing survivors of the World Trade Center attack. *Brief Treatment and Crisis Intervention 2(1)*: 85–94.

Miller, W. R. & C. E. Thoresen (2003): Spirituality, religion, and health: An emerging research field. *American Psychologist 58(1)*: 24–35.

Mitchell, J. T. (1983): When disaster strikes: The critical incident stress debriefing process. *Journal of Emergency Medical Services 8*: 36–39.

Mitchell, J. T. & G. S. Everly (1998): Stressbearbeitung nach belastenden Ereignissen (SBE): Ein Handbuch zur Prävention psychischer Traumatisierung in Feuerwehr, Rettungsdienst und Polizei. Edewecht, Wien (Stumpf und Kossendey). [Engl. Orig. (1993): Critical incident stress debriefing (CISD): An operations manual for the prevention of traumatic stress among emergency services and disaster workers. Ellicott City, MD (Chevron Publishing).]

Mitchell, J. T. & G. S. Everly (2000): Critical incident stress management and critical incident stress debriefings: Evolutions, effects and outcomes. In: B. Raphael & J. P. Wilson (Eds.): Psychological debriefing: Theory, practice and evidence. New York (Cambridge University Press), S. 71–90.

Mitchell, J. T. & G. S. Everly (2003): Critical incident stress management (CISM): Group crisis intervention. Ellicott City, MD (International Critical Incident Stress Foundation, Inc.).

Mortimer, J., Boss, P., Caron, W & J. Horbal (1992): Measurement issues in care-giver research. In: B. D. Lebowitz, E. Light & G. Niederehe (Eds.): Alzheimer's disease and family stress. New York (Springer), S. 370–384.

Murry, V. M., Brown, P. A., Brody, G. H., Cutrona, C. E. & R. L. Simons (2001): Racial discrimination as a moderator of the links among stress, maternal psychological functioning, and family relationships. *Journal of Marriage and the Family 63(4)*: 915–926.

Newman, L. S. (2001): Coping and defense: No clear distinction. *American Psychologist 56(9)*: 760–761.

Nichols, M. P. & R. C. Schwartz (2004): Family therapy: Concepts and methods, 6th ed. Boston (Allyn and Bacon).

Norris, F. H., Friedman, M. J., Watson, P. J., Byrne, C. M., Diaz, E. & K. Kaniasty (2002): 60,000 disaster victims speak: Part I. An empirical review of the empirical literature, 1981–2001. *Psychiatry: Interpersonal and Biological Processes 65(3)*: 207–239.

O'Brien, J. & P. Kollock (Eds.) (2001): The production of reality: Essays and readings on social interaction, 3rd ed. Thousand Oaks, CA (Pine Forge Press).

Olds, S. (1992): The father, 1st ed. New York (Knopf).

Olson, D. H. & J. DeFrain (2003): Marriages and families: Intimacy, diversity, and strengths, 4th ed. New York (McGraw-Hill).

Orwell, G. (1984): 1984. Berlin (Ullstein). [Engl. Orig. (1949): 1984. New York (Harcourt Brace).]

Osterweis, M., Solomon, F., Green, M. & Institute of Medicine. Committee for the Study of Health Consequences of the Stress of Bereavement. (1984): Bereavement: Reactions, consequences, and care. Washington, DC (National Academy Press).

Papalia, D. E. & S. W. Olds (1992): Human development, 5th ed. New York (McGraw-Hill).

Papalia, D. E., Olds, S. W. & R. D. Feldman (2004): Human development, 9th ed. New York (McGraw-Hill).

Pargament, K. I. (1997): The psychology of religion and coping: Theory, research, and practice. New York (Guilford).

Parker, R. (1995): Mother love, mother hate: The power of maternal ambivalence. New York (Basic Books).

Patterson, J. M. & A. W. Garwick (1994): Levels of meaning in family stress theory. *Family Process 33(3)*: 287–304.

Pearlin, L. (1995): Some conceptual perspectives on the origins and prevention of social stress. In: Socioeconomic conditions, stress and mental disorders: Toward a new synthesis of research and public policy collection. Bethesda, MD (National Institute of Mental Health, S. 1–35. [http://www.mhsip.org/nimhdoc/socioeconomh_home2.htm.]

Pearlin, L. I., Menaghan, E. G., Lieberman, M. A. & J. T. Mullan (1981): The stress process. *Journal of Health and Social Behavior 22(4)*: 337–356.

Pearlin, L. I. & M. F. Pioli (2003): Personal control: Some conceptual turf and future directions. In: S. H. Zarit & L. I. Pearlin (Eds.): Personal control in social and life course contexts. Societal impact on aging. New York (Springer), S. 1–21.

Pearlin, L. I., Pioli, M. F. & A. E. McLaughlin (2001): Caregiving by adult children: Involvement, role disruption, and health. In: R. H. Binstock (Ed.): Handbook of aging and the social sciences, 5th ed. San Diego, CA (Academic), S. 238–254.

Pearlin, L. I & C. Schooler (1978): The structure of coping. *Journal of Health and Social Behavior 19(1)*: 2–21.

Philipse, J. (1998): Heidegger's philosophy of being: A critical interpretation. Princeton, NJ (Princeton University Press).

Piers, M. W., & G. M. Landau (1979): Erikson, Erik H. In: D. Sils (Ed.): International encyclopedia of social sciences, Vol. 18. New York (Free Press), S. 172–176.

Pillemer, K. A. & K. Lüscher (2004): Intergenerational ambivalences: New perspectives on parent-child relations in later life. Oxford, UK (Elsevier).

Pillemer, K. & Suitor, J. J. (2002): Explaining mother's ambivalence toward their adult children. *Journal of Marriage and the Family 64(3)*: 602–613.

Polanski, R. (Regisseur/Produzent), Benmussa, R. (Produzent) & A. Sarde (Produzent) (2002): Der Pianist [Kinofilm]. Universal City, CA (Focus Features).

Pollner, M. & L. McDonald-Wikler (1985): The social construction of unreality: A case study of a family's attribution of competence to a severely retarded child. *Family Process 24(2)*: 241–254.

Posttraumatic Stress Disorder (PTSD) Alliance (2005): Myths and facts about PTSD. [http://www.sidran.org/ptsdmyths.html, 25. August 2005].

Powell, L. H., Shahabi, L. & C. E. Thoresen (2003): Religion and spirituality: Linkages to physical health. *American Psychologist 58(1)*: 36–52.

Psathas, G. (1973): Phenomenological sociology: Issues and applications. New York (Wiley).

Rando, T. A. (1993): The increasing prevalence of complicated mourning: The onslaught is just beginning. *Omega: Journal of Death and Dying 26(1)*: 43–59.

Ree, J. (1999): Heidegger. New York (Routledge).

Reiss, D. (1981): The family's construction of reality. Cambridge, MA (Harvard University Press).

Reiss, D., Neiderhiser, J. M., Hetherington, E. M. & R. Plomin (2000): The relationship code: Deciphering genetic and social influences on adolescent development. Cambridge, MA (Harvard University Press).

Reiss, D. & M. E. Oliveri (1991): The family's conception of accountability and competence: A new approach to the conceptualization and assessment of family stress. *Family Process 30(2)*: 193–214.

Resick, P. A. (2001): Stress and trauma. Philadelphia (Psychology Press).

Rettig, K. D. & C. M. Dahl (1993): Impact of procedural factors on perceived justice in divorce settlements. *Social Justice Research 6(3)*: 301–324.

Riskin, J. (1963): Methodology for studying family interaction. Archives of General Psychiatry 8(4): 343–348.

Rober, P. (1999): The therapist's inner conversation in family therapy practice: Some ideas about the self of the therapist, therapeutic impasse, and the process of reflection. *Family Process 38(2)*: 209–228.

Rolland, J. (1994): Families, illness, and disability: An integrative treatment model. New York (Basic Books).

Rolland, J. (2004): Family legacies of the Holocaust: My journey to recover the past. In: F. Walsh & M. McGoldrick (Eds.): Living beyond loss: Death in the family, 2nd ed. New York (Norton), S. 423–427.

Rose, S., Brewin, C. R., Andrews, B. & M. Kirk (1999): A randomized controlled trial of individual psychological debriefing for victims of violent crime. *Psychological Medicine 29(4)*: 793–799.

Rosenwald, G. C. & R. I. Ochberg (Eds.) (1992): Storied lives: The cultural politics of self-understanding. New Haven, CT (Yale University Press).

Saul, J. (2003): Promoting community recovery in lower Manhattan after September 11, 2001. *Bulletin of the Royal Institute for Inter-Faith Studies 5(2)*: 69–84.

Schopenhauer, A. (1968): Die Welt als Wille und Vorstellung, 2 Bde. Stuttgart/Frankfurt a. M. (Cotta – Insel).

Schulz, R. & S. Beach (1999): Caregiving as a risk factor for mortality: The caregiver health effects study. *Journal of the American Medical Association 282(23)*: 2215–2219.

Schütz, A. (1960): Der sinnhafte Aufbau der sozialen Welt. Eine Einleitung in die verstehende Soziologie; 2., unveränd. Aufl. Wien (Springer). [Engl. (1967): The phenomenology of the social world. Evanston, IL (Northwestern University Press).]

Schütz, A. (1967): On phenomenology and social relations: selected writings. Chicago (University of Chicago Press).

Schütz, A. (1971): Gesammelte Aufsätze I: Das Problem der sozialen Wirklichkeit. Nijhoff (Den Haag). [Engl. (1962): Collected papers: Volume 1. The problem of social reality. The Hague (Nijhoff).]

Seeman, T. E., Dubin, L. F. & M. Seeman (2003): Religiosity/spirituality and health. A critical review of the evidence for biological pathways. *American Psychologist 58(1)*: 53–63.

Seligman, M. E. P. (1986): Erlernte Hilflosigkeit. Weinheim (Beltz), 3., veränd. Aufl. [Engl. Orig. (1975): Helplessness: On depression, development, and death: with a new introduction by the author. New York (W. H. Freeman).]

Seligman, M. E. P. (2001): Pessimisten küßt man nicht: Optimismus kann man lernen. München (Droemer Knaur). [Engl. Orig. (1991): Learned optimism. New York (Knopf).]

Seligman, M. E. P. & M. Csikszentmihalyi (2001): »Positive psychology: An introduction«: Reply. *American Psychologist 56(1)*: 89–90.

Sexton, L. G. (1997): Auf der Suche nach meiner Mutter. Frankfurt a. M. (Fischer TB-Verlag). [Engl. Orig. (1994): Searching for Mercy Street: My journey back to my mother, Anne Sexton, 1st ed. Boston (Little Brown).]

Shapiro, E. R. (1994): Grief as a family process: A developmental approach to clinical practice. New York (Guilford).

Sheinberg, M. & P. Fraenkel (2000): The relational trauma of incest: A family-based approach to treatment. New York (Guilford).

Sifton, E. (2003): The serenity prayer: Faith and politics in times of peace and war. New York (Norton).

Sluzki, C. E. (1990): Disappeared: Semantic and somatic effects of political repression in a family seeking therapy. *Family Process 29(2)*: 131–143.

Sluzki, C. E. (2004): Hin und zurück: Back to where we came from. In: F. Walsh & M. McGoldrick (Eds.): Living beyond loss: Death in the family, 2nd ed. New York (Norton), S. 428–432.

Sluzki, C. E. & F. N. Agani (2003): Small steps and big leaps in an era of cultural transition: A crisis in a traditional Kosovar Albanian family. *Family Process 42(4)*: 479–484.

Speck, R. V. & C. L. Attneave (1973): Family networks, 1st ed. New York (Pantheon).

Sprang, G. (1999): Post-disaster stress following the Oklahoma City bombing: An examination of three community groups. *Journal of Interpersonal Violence 14(2)*: 169–183.

Sroufe, A. (2002): Attachment in developmental perspective. *Journal of Infant, Child, and Adolescent Psychotherapy 2(4)*: 19–25.

Stacey, J. (1998): Brave new families: Stories of domestic upheaval in late-twentieth-century America. Berkeley (University of California Press).

Stanton, A. (Regie und Drehbuch), L. Unkrich (Regie) (2003): Findet Nemo [Kinofilm]. USA. Produktion: Pixar Animation Studios/Walt Disney Pictures.

Steinglass, P., Bennett, I. A., Wolin, S. J. & D. Reiss (1987): The alcoholic family. New York (Basic Books).

Strang, S. & P. Strang (2001): Spiritual thoughts, coping and »sense of coherence« in brain tumor patients and their spouses. *Palliative Medicine 15(2)*: 127–134.

Stroebe, M. & W. Stroebe (1991): Does »grief work« work? *Journal of Consulting and Clinical Psychology 59(3)*: 479–482.

Stryker, S. (1990): Symbolic interactionism: Themes and variations. In: M. Rosenberg & R. H. Turner (Eds.): Social psychology: Sociological perspectives. New Brunswick, NJ (Transaction Publishers), S. 3–29.

Styron, W. (1991): Sturz in die Nacht: Die Geschichte einer Depression. Köln (Kiepenheuer und Witsch). [Engl. Orig. (1990): Darkness visible: A memoir of madness. New York (Random House).]

Taylor, J. M., Gilligan, C. & A. M. Sullivan (1995): Between voice and silence. Women and girls, race and relationship. Cambridge, MA (Harvard University Press).

Terr, L. C. (1985): Remembered images and trauma: A psychology of the supernatural. *Psychoanalytic Study of the Child 40*: 493–533.

Thoits, P. A. (1994): Stressors and problem-solving: The individual as psychological activist. *Journal of Health and Social Behavior 35(2)*: 143–160.

Till, E. (Regie und Drehbuch), G. Jones (Drehbuch) (2000): Bonhoeffer – Die letzte Stufe. [Kinofilm] Deutschland/Kanada/USA. Produktion: NFP teleart/ORB/Norflick Prod.

True, F. & L. Kaplan (1993): Depression within the family: A systems perspective. In: H. S. Koplewicz & E. Klass (Eds.): Depression in children and adolescents. Monographs in clinical pediatrics, Vol. 6. Langhorne, PA (Harwood Academic Publishers/Gordon), S. 45–54.

Turnbull, A. P., Patterson, J. M., Behr, S. K., Murphy, D. L., Marquis, J. G. & M. J. Blue-Banning (Eds.) (1993): Cognitive coping, families, and disability. Baltimore, MD (Brookes).

van der Kolk, B. A. (2002): The assessment and treatment of complex PTSD. In: R. Yehuda (Ed.): Treating trauma survivors with PTSD. Washington, DC (American Psychiatric Press), S. 127–156.

van der Kolk, B. A., McFarlane, A. C. & L. Weisaeth (Eds.) (1996): Traumatic stress: The effects of overwhelming experience on mind, body, and society. New York (Guilford Press).

Waller, W. W. (1938): The family, a dynamic interpretation. New York (Gordon).

Wallis, C. (2005, January 17): The new science of happiness. *Time: A2–A9*.

Wallis, V. (1998): Zwei alte Frauen: eine Legende von Verrat und Tapferkeit. München (Heyne). [Engl. Orig. (1993): Two old women. Seattle, WA (Epicenter).]

Walsh, F. (1996): The concept of family resilience: Crisis and challenge. *Family Process 35*: 261–281.

Walsh, F. (1998): Strengthening family resilience. New York (Guilford).

Walsh, F. (1999): Spiritual resources in family therapy. New York (Guilford).

Walsh, F. (2003): Family resilience. A framework for clinical practice. *Family Process 42(1)*: 1–18.

Walsh, F. (2004): Spirituality, death, and loss. In: F. Walsh & M. McGoldrick (Eds.): Living beyond loss: Death in the family, 2nd ed. New York (Norton), S. 182–210.

Walters, M., Carter, B., Papp, P. & O. Silverstein (1988): The invisible web: Gender patterns in family relationships. New York (Guilford).

Wampler, K. S., Shi, L., Nelson, B. D. & T. G. Kimball (2003): The adult attachment interview and observed couple interaction: Implications for an intergenerational perspective on couple therapy. *Family Process 42(4)*: 497–515.

Waters, M. (1994): Modern sociological theory. Thousand Oaks, CA (Sage).

Waters, R. (2005): After the deluge: Is disaster mental health serving tsunami survivors? *Psychotherapy Networker 29(3)*: 17–18.

Weber, M. (1969): Die protestantische Ethik I (hrsg. J. Winckelmann), 2., durchges. u. erw. Aufl. München, Hamburg (Siebenstern).

Weigert, A. J. (1991): Mixed emotions: Certain steps toward understanding ambivalence. Albany (State University of New York Press).

Weingarten, K. (1994): The mother's voice: Strengthening intimacy in families, 1st ed. New York (Harcourt, Brace).

Welter-Enderlin, R. (1996): A view from Europe: Gender in training and continuing education of family therapists. In: K. Weingarten & M. L. Bograd (Eds.): Reflections on feminist family therapy training. New York (Haworth), S. 53–74.

Whitaker, C. A. (1989): Midnight musings. New York (Norton).

Whitaker, C. A. & T. P. Malone (1981): The roots of psychotherapy. New York: Brunner/Mazel.

White, M. (Sprecher) (1989): Escape from bickering (Video#AAMFT19719/V008). Alexandria, VA (American Association for Marriage and Family Therapy).

White, M. (1995): Reauthoring lives: Interviews and essays. Adelaide, Australia (Dulwich Centre Publications).

White, M. & D. Epston (1990): Die Zähmung der Monster: Literarische Mittel zu therapeutischen Zwecken, 1. Aufl. Heidelberg (Carl-Auer-Systeme). [Engl. Orig. (1990): Narrative means to therapeutic ends, 1st ed. New York (Norton).]

Wiens, T. W. & P. Boss (2006): Maintaining family resilience before, during and after military separations. In: T. W. Britt, A. B. Adler & C. A. Castro (Eds.): Military life: The psychology of serving in peace and combat. Vol. 3. Military family. Westport, CT (Praeger), S. 13–38.

Wilson, J. P. (1989): Trauma, transformation, and healing: An integrative approach to theory, research, and post-traumatic therapy. New York (Brunner/Mazel).

Wolin, S. & S. Wolin (1993): The resilient self: How survivors of troubled families rise above adversity. New York (Villard).

Wood, B. L., Klebba, K. B. & B. D. Miller (2000): Evolving the biobehavioral family model: The fit of attachment. *Family Process 39(3)*: 319–344.

Wortman, C. B. & R. C. Silver (1989): The myths of coping with loss. *Journal of Consulting and Clinical Psychology* 57: 349–357.

Wright, L. M. (1997): Suffering and spirituality: The soul of clinical work with families. *Journal of Family Nursing* 3: 3–14.

Wright, L. M., Watson, W. L. & J. M. Bell (1996): Beliefs: The heart of healing in families and illness. New York (Basic Books).

Wright, M. O. & A. S. Masten (2005): Resilience processes in development: Fostering positive adaptation in the context of adversity. In: S. Goldstein & R. Brooks (Eds.): Handbook of resilience in children. New York (Kluwer Academic/Plenum), S. 17–37.

Zarit, S. H., Pearlin, L. I. & K. W. Schaie (2003): Personal control in social and life course contexts. New York (Springer).

Register